妇科古典医籍精选导读

读经典 做临床系列

张金环 章 迅 韩江余 衣标美 主编

中国健康传媒集团
中国医药科技出版社

内 容 提 要

本书为《读经典　做临床系列》丛书之一，精选《妇人大全良方》《傅青主女科》《妇科玉尺》三本妇科经典著作原文，并加以导读，介绍古籍的成书背景、作者生平及学术特点，对中医妇科临床有重要参考价值。

本书适合中医药临床、教学、科研人员参考，也可供中医药爱好者参阅。

图书在版编目（CIP）数据

妇科古典医籍精选导读／张金环等主编 . —北京：中国医药科技出版社，2024.3

（读经典　做临床系列）

ISBN 978 - 7 - 5214 - 4443 - 8

Ⅰ . ①妇…　Ⅱ . ①张…　Ⅲ . ①中医妇科学 – 中医典籍 – 汇编　Ⅳ . ①R271.1

中国国家版本馆 CIP 数据核字（2023）第 247630 号

美术编辑　陈君杞
版式设计　南博文化

出版　**中国健康传媒集团**｜中国医药科技出版社
地址　北京市海淀区文慧园北路甲 22 号
邮编　100082
电话　发行：010 - 62227427　邮购：010 - 62236938
网址　www.cmstp.com
规格　710×1000mm $^1/_{16}$
印张　16 $^1/_4$
字数　289 千字
版次　2024 年 3 月第 1 版
印次　2024 年 3 月第 1 次印刷
印刷　天津市银博印刷集团有限公司
经销　全国各地新华书店
书号　ISBN 978 - 7 - 5214 - 4443 - 8
定价　**45.00 元**

获取新书信息、投稿、为图书纠错，请扫码联系我们。

编　委　会

古籍为中华民族悠久历史文化的宝贵遗产，对其整理和利用，对赓续中华文明血脉、弘扬民族传统精神、增强国家文化软实力、建设社会主义文化强国具有重要意义。中医药学文明古老，历史悠久，流传至今仍具有无限的生命力和巨大的影响力。中医古籍繁若星辰，浩如烟海，蕴含着丰富的古代医家思想及临床治验精髓，是中医药学传承的载体和源泉。

鉴于中医古典医籍存世数量巨大，收录情况散杂，亟待我们去挖掘、整理、提炼、运用，遂至浩瀚医书中精选甄别，编《读经典　做临床系列》20卷，以冀发挥中医古籍的文献与临床价值，以解今人望洋之叹、临证之惑，促进中医古籍文献与临床医学的融会贯通，推动中医药事业的传承发展。

根据中医药学术的发展情况以及医学分科的细化，本丛书精选《素问》《灵枢》《伤寒》《金匮》及温病、诊法、本草、医方、医理、医案、针灸、推拿、养生等相关经典医籍原文，又立足临床，分内科、外科、妇科、骨科、儿科、五官科，共计20册。每册选取古医籍品种不超过5种，爬罗剔抉，或全书点校收录，或选点部分卷次，均保留原书行文及体例，博览约取的同时，尽可能为读者还原古籍原貌，呈现学术发展的源流脉络。同时，每种医籍之前设有导读一篇，从成书背景、作者生平、学术特点等方面系统介绍，提纲挈领，帮助读者把握整体框架，满足个性化需求，提高中医古籍阅读效率，从而激发阅读兴趣，增进品读趣味，走进字里行间，感受古籍魅力。

由衷希望本书的出版，可以助力读者在浩瀚书海中掌舵前行，熟习相关古籍基本知识，汲取学术精华为临床所用，从而改善中医古籍临床运用不足之现象，为中医药学的继承发展推波助澜。疏漏不足之处难免，敬请广大读者批评指正。

中国医药科技出版社

2023 年 12 月

　　中医经典是中医之本，熟读经典、勤于临床是中医临床人才打牢基础、提高能力之必需。《读经典　做临床系列》丛书根据中医古籍品种分类，精选古籍原文，并加以导读，帮助读者掌握中医最基本和核心的理论与方法，提高学习、领会、研究经典的水准，学会将古人的经验精华应用于现代临床实践。

　　中医妇科学是中医学重要组成部分之一，它是在中医学的形成和发展中逐渐建立和充实起来的。夏、商、周时代，中医妇产科学已有了萌芽，文献中便有关于难产、种子和胎教理论的记载。《史记·楚世家》和《史记·夏本记》都有关于难产的记载。约在公元前11世纪成书的《诗经》中载药50余种，其中有一些重要的妇产科用药。战国时代成书的《黄帝内经》奠定了中医学的理论基础，提出了妇女的解剖、月经生理、妊娠诊断等基本理论，还初步论述了一些妇女疾病的病理，如血崩、月事不来、带下、不孕、肠覃、石瘕等，并记载了治疗血枯经闭的调经种子方——四乌贼骨一藘茹丸。马王堆汉墓出土的文物中有《胎产书》，约成书于公元前2世纪，是现存最早的妇产科专著。又据《汉书·艺文志》记载有《妇人婴儿方》（公元前26年）。张仲景在《伤寒论》序中自称撰用《胎胪药录》，《隋志》记载有《张仲景疗妇人方》1卷，可惜都已散佚，现存的只有张仲景所著《金匮要略》中的妇人三篇。与张仲景同代的医学家华佗是我国著名的外科专家，他发明了麻醉药（麻沸散）、创伤药（神膏），并成功地进行了摘除死胎的手术。唐代，妇产科发展的重要特征是出现了我国现存理论较完备的产科专著，即昝殷的《经效产宝》，围绕妊娠、分娩、产后等病证详论证治，全书3卷，41门，载371方，每门前有短论，后有附方，对后来产科发展有一定指导作用。宋代，在妇产科方面成就最大的是陈自明和他的著作《妇人大全良方》。陈自明于公元1237年著成《妇人大全良方》，该书作为一部杰出的妇科专著，风行300多年，对后世医家也有巨大影响。傅山的《傅青主女科》是明末清初妇科的代表作，书中辨证以肝、脾、肾三脏立论，论述平正扼要，理法严谨，方药简效，更有独到见解，影响久远。清代沈金鳌撰《妇科玉尺》，根据"气为血帅"的基础理论，提出妇女病多先为气病，后及血病的见解。该书内容选论亦较精要，是一部颇有影响的实用妇科专著。

为继承前贤智慧，让中医古籍在现代焕发新的生命力，本书精选《妇人大全良方》《傅青主女科》《妇科玉尺》三本理论成熟且系统全面的妇科经典著作原文，并加以导读，对古籍成书背景、作者生平及学术特点加以介绍，以期为中医妇科临床提供有力参考。

编者

2023 年 12 月

妇人大全良方 （节选）

傅青主女科（节选）

目
录

妇科玉尺 （节选）

妇人大全良方（节选）

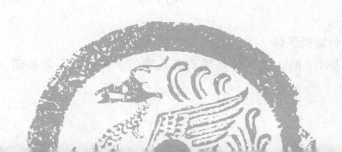

导读

成书背景

《妇人大全良方》是中国现存最早、具有系统性的妇产科专著。又名《妇人良方大全》《妇人良方集要》，简称《妇人良方》，24 卷。宋代陈自明撰于嘉熙元年（1237）。书中引录南宋前与妇产科有关的医书近 30 种。该书在编写体例上分门列病，每门又分若干病证，分述各病的病因、证候及治法。在论治方面，书中涉及妇人在不同生理阶段的各种疾病 200 余种，总结出"产前先安胎、产后先补益"等治疗大法。该书还保存了大量已佚的中医妇产科文献及其他佚书中的有关资料，在中医妇产科发展史上起了承上启下的重要作用。

作者生平

陈自明（1190—1270），南宋医学家，字良甫，一作良父，晚年自号药隐老人，抚州临川（今属江西）人。陈自明出身于中医世家，从小随父学医。于嘉熙年间（1237—1240）任建康（今南京）明道书院医学教授之职时，我国中医妇产科尚不完备，也没有专著。医书《大方脉》对妇产科内容虽有涉及，但内容简略，或有论无方，或有方无论，医家难以为据。陈自明认为"医之术难，医妇人尤难，医产中数症，则又险而难"，因此，他潜心钻研中医妇产科，遍览医籍，博采众长，结合家传验方进行整理，于嘉熙元年（1237）编成我国历史上最早的一部妇产科专著——《妇人大全良方》。

学术特点

1. 以五色辨带下病
陈氏认为带下的病因不仅是风邪客入胞门，而且与人体脏腑、经络有关。

并根据带下的五色与五脏之关系认为："若伤足厥阴肝经，色如青泥；伤手少阴心经，色如红津；伤手太阴肺经，色如白涕；伤足太阴脾经，黄如烂瓜；伤足少阴肾经，黑如虾血。人有带脉，横绕腰间，如束带之状，病生于此，故名为带。"这种以颜色来辨妇人带下病证的方法成为后世诊断妇女带下病的先驱。

2. 提倡晚婚，反对多产

《素问·上古天真论》指出："男子二八，肾气盛，天癸至，精气溢泻，阴阳和，故能有子……女子二七而天癸至，任脉通，太冲脉盛，月事以时下，故有子。"陈氏却认为："男虽十六而精通，必三十而娶，女虽十四而天癸至，必二十而嫁，必欲阴阳完实，然后交而孕，孕而育，育而子坚壮强寿。今未笄之女，天癸始至，已近男色，阴气早泄，未完而伤，未实而动，是以交而不孕，孕而不育，育而子脆不寿。"故陈氏特别强调"合男女必当其年"。同时，对妇女多孕多产指出"虚人产众，则血枯杀人"，又说"若产育过多……血气已伤"，患病"尤难治"。这在当今社会也有一定的指导意义。

3. 合理堕胎，提倡优生

《妇人大全良方》专设胎教一门，从精神、饮食、起居等各方面对孕妇提出要求。陈氏认识到，若孕妇患有某些疾病，或调理失宜，而致脏腑虚损，气血不足，不能供养胎儿，当审因论治，治其宿疾。在妊娠身体衰弱时，陈氏指出应权衡轻重缓急，采取断然措施，中断妊娠，实行人工流产，认为"若气血虚弱，无以滋养，其胎终不能成也，宜下之，以免其祸"。但反对用峻烈和毒副作用较大的药物堕胎，认为"若服水银、虻虫、水蛭之类，不惟孕不复怀，且祸在反掌"。当时已有的妇科论著只是一些零散的治疗经验，不成系统，妇产分离。对此，陈自明评之为"纲领散漫而无统，节目谆略而未备。医者尽于简易，不能深求遍览"。有鉴于此，陈氏遍览古代医著，加上个人丰富的临床经验，总结了当时妇产科的成就，著成《妇人大全良方》，从而为我国妇产科学的形成打下基础。

《妇人大全良方》全书分为调经、众疾、求嗣、胎教、妊娠、坐月、产难、产后8门，24卷，266论，1118方，48例医案。本书精选《妇人大全良方》中与现代妇科临床相关性较大的部分内容，主要涉及调经、妊娠、产后等篇章。这些篇章涵盖了女性生理、病理、诊断、治疗、预防等方面的诊疗思路及方药，精选内容旨在提高实用性，使现代临床工作者能够借鉴古人的智慧，为患者提供更优质的诊疗服务。

序

世之医者，于妇人一科，有《专治妇人方》、有《产宝方》。治以"专"言，何专攻也；方以"宝"言，爱重之也。盖医之术难，医妇人尤难，医产中数体则又险而难。彼其所谓《专治》者、《产宝》者，非不可用也。纲领散漫而无统，节目谆略而未备。医者尽于简易，不能深求遍览。有才进一方不效，辄束手者；有无方可据，揣摩臆度者；有富贵家鄙药贱，而不服者；有贫乏人惮药贵，而无可得服者；有医之贪利以贱代贵，失其正方者。古云：看方三年，无病可治；治病三季，无药可疗。又云：世无难治之病，有不善治之医；药无难代之品，有不善代之人，此之谓也。

仆三世学医，家藏医书若干卷。既又遍行东南，所至必尽索方书以观。暇时闭关净室，翻阅涵泳，究极未合，采摭诸家之善，附以家传经验方，秤而成编。始自调经，讫于产后，凡八门，门数十余体，总二百六十余论。论后有药，药不惟其贵贱，惟其效。纲领节目，灿然可观。庶几病者随索随见，随试随愈。

仆于此编，非敢求异昔人也，盖亦补其偏而会其全，聚于散而敛于约，期更无憾云。愚者千虑，必有一得。君子毋以人废言。

时嘉熙元年八月良日建康府明道书院医谕临川陈自明良父序

纲 目

凡八门

调经门　凡医妇人，先须调经，故以为初。

众疾门　经脉不调，众疾生焉，故以次之。

求嗣门　众疾既无，须知求嗣，故以次之。

胎教门　求嗣已明，须知胎教，故以次之。

妊娠门　胎教已明，须知妊娠疾病，故以次之。

坐月门　妊娠疾病已明，须知坐月，故以次之。

产难门　坐月已明，须知产难，故以次之。

产后门　产难已明，须知产后疾病，故以次之。

卷之一

调经门

凡医妇人，先须调经，故以为初。

月经绪论第一

岐伯曰："女子七岁肾气盛，齿更发长，二七天癸至，任脉通，太冲脉盛，月事以时下。"天，谓天真之气降；癸谓壬癸，水名，故云天癸也。然冲为血海，任主胞胎，肾气全盛，二脉流通，经血渐盈，应时而下。所以谓之月事者，平和之气，常以三旬一见，以像月盈则亏也。若遇经脉行时，最宜谨于将理。将理失宜，似产后一般受病，轻为宿疾，重可死矣。盖被惊则血气错乱，经脉斩然不行，逆于身则为血分、痨瘵等疾。若其时劳力，则生虚热，变为疼痛之根。若恚怒气逆，气逆则血逆，逆于腰腿，则遇经行时腰腿痛重，过期即安也。逆于头、腹、心、肺、背、胁、手足之间，则遇经行时，其证亦然。若怒极则伤肝，而有眼晕、胁痛、呕血、瘰疬、痈疡之病，加之经血渗漏于其间，遂成窍穴，淋沥无有已也。凡此之时，中风则病风，感冷则病冷，久而不愈，变证百出，不可言者，所谓犯时微若秋毫，感病重如山岳，可不畏哉！

精血篇第二 齐光禄大夫《褚澄遗书》

饮食五味，养髓、骨、肉、血、肌肤、毛发。男子为阳，阳中必有阴，阴中之数八，故一八而阳精升，二八而阳精溢。女子为阴，阴中必有阳，阳中之数七，故一七而阴血升，二七而阴血溢。皆饮食五味之实秀也。方其升也，智虑开明，齿牙更始，发黄者黑，筋弱者强，暨其溢也。凡充身体、手足、耳目之余，虽针芥之历，无有不下。凡子形肖父母者，以其精血尝于父母之身，无所不历也。是以父一肢废，则子一肢不肖其父；母一目亏，则子一目不肖其母。然雌鸟牝兽，无天癸而成胎，何也？鸟兽精血往来尾间也。精未通，而御女以通其精，则五体有不满之处，异日有难状之疾。阴已痿而思色以降其精，则精不出而内败，小便道涩而为淋。精已耗而复竭之，则大小便道牵疼，愈疼则欲大小便，愈便则愈疼。女人天癸既至，逾十年无男子合，则不调；未逾十年，思男子合，亦不调。不调则旧血不出，新血误行或溃而入骨，或变而之肿，或虽合而难子。合男子多则沥枯虚人；产乳众则血枯杀人。观其精血，思过半矣。

《产宝方》序论第三

大率治病，先论其所主。男子调其气，女子调其血。气血，人之神也，不可不谨调护。然妇人以血为基本，气血宣行，其神自清。所谓血室，不蓄则气和；血凝结，则水火相刑。月水如期，谓之月信。不然血凝成孕，此乃调燮之常。其血不来，则因风热伤于经血，故血不通。或外感风寒，内受邪热，脾胃虚弱，不能饮食。食既不充，荣卫抑遏，肌肤黄燥，面无光泽，时发寒热，腹胀作痛，难于子息。子脏冷热，久而劳损，必挟带下，便多淋沥，忽致崩漏。经云：腹中如块，忽聚忽散，其病乃瘕。血涸不流而搏，腹胀，时作寒热，此乃成瘕。或先后爽期，虽通而或多或寡，究病之源，盖本于此。

王子亨方论第四

论曰：经者常候，谓候其一身之阴阳愆伏，知其安危。故其来必以月，太过不及，皆为不调。过于阳则前期而来，过于阴则后时而至。其有乍多乍少，断绝不行，崩漏不止，亦由阴阳衰盛，寒热为邪，详说于下。

月水不调方论第五

夫妇人月水不调者，由劳伤气血致体虚，风冷之气乘也。若风冷之气客于胞内，伤于冲任之脉，损手太阳、少阴之经。冲任之脉皆起于胞内，为经络之海。手太阳小肠之经，手少阴心之经也，此二经为表里，主上为乳汁，下为月水。然则月水是经络之余，若冷热调和，则冲脉、任脉气盛，太阳、少阴所生之血，宣流依时而下。若寒温乖适，经脉则虚。若有风冷，虚则乘之，邪搏于血。或寒或温，寒则血结，温则血消。故月水乍多乍少，故为不调也。

紫石英丸出《本事方》 治妇人病。多是月经乍多乍少，或前或后，时发疼痛，医者一例呼为经病。不曾说是阴胜阳、是阳胜阴，所以服药少得有效。盖阴气胜阳，则胞寒气冷，血不运行。经所谓天寒地冻，水凝成冰，故令乍少而在月后。若阳气胜阴，则血流散溢。经所谓天暑地热，经水沸溢，故令乍多而在月前。当知阴阳，调其气血，使不相胜，以平为福。

紫石英　禹余粮　人参　龙骨　川乌　官桂　桑寄生　杜仲　五味子　远志　泽泻　当归　石斛　苁蓉　干姜各一两　川椒　牡蛎　甘草各半两

上为细末，炼蜜丸如梧桐子大。每服三五十丸，空心米饮吞下。《指迷方》同。

加减吴茱萸汤 治冲任衰弱，月候愆期，或前或后，或崩漏不止，赤白带下，小腹急痛，每至经脉行时头眩，饮食减少，气满心忪。肌肤不泽，悉皆主之。出张氏方

吴茱萸半两 麦门冬 干姜 白茯苓 牡丹皮 南木香 苦梗各三钱 甘草三钱半 当归半两 北细辛一钱半 防风 官桂各一分 半夏七钱

上㕮咀，每服四大钱。水一盏半，生姜五片，枣子一枚，煎至七分，去渣，空心温服。

治妇人、室女经脉不调，脐腹冷痛，恶心，腹常胀满，至晚则增，宜服小乌沉汤，吞下艾煎丸。见《和剂局方》

姜黄散 治血脏久冷，月水不调，脐腹刺痛。出《专治妇人方》

川姜黄成片子者，四两 蓬莪术 红花 桂心 川芎各一两 延胡索 牡丹皮当归各二两 白芍药三两

上为细末，每服一钱。水半盏，酒半盏，煎至七分，热服。

桃仁散 治妇人月水不调，或淋沥不断，断后复来，状如泻水，四体虚羸，不能饮食，腹中坚痛，不可行动，月水或前或后，或经月不来，举体沉重，唯欲眠睡，多思酸物。

桃仁 粉草 半夏各一两 赤芍药 生地黄各三两 泽兰叶 川牛膝 当归桂心 牡丹皮 人参 蒲黄 川芎各二两

上为粗末，每服五大钱。水盏半，姜三片，煎七分，空心，去滓温服。

月水不通方论第六

夫妇人月水不通者，由劳伤血气致令体虚，受风冷邪气客于胞内，伤损冲任之脉，并手太阳、少阴之经，致胞络内血绝不通故也。冲任之脉，起于胞内，为经脉之海。手太阳小肠之经也，手少阴心之经也。此二经为表里，主上为乳汁，下为月水。风冷伤其经血，血性得温则宣流，得寒则涩闭。既为风冷所搏，血结于内，故令月水不通也。又云：肠中鸣则月水不来，病本在胃，胃气虚，不能消化水谷，使津液不生血气故也。所以《梅师方》单用厚朴，其理可见。再出《易简方》。又云：醉以入房，则内气竭绝伤于肝，使月水衰少不来。所以尔者，肝藏于血，劳伤过度，血气枯竭于内也。又先唾血及吐血、下血，谓之脱血，名曰血枯，亦月水不来也。所以尔者，津液减耗故也。但益津液，其津自下也。

诊于肾脉微涩者，是月水不通也。又左手关后、尺内浮为阳绝，无膀胱脉也，月水则闭。又肝脉沉而急，隐之亦然。时小便难，苦头眩痛、腰背痛，足寒时疼，月水不来，恐得之时有所堕坠也。月水不通，久则血结于内生块，变为血瘕，亦作血癥，血水相并，壅涩不通，脾胃虚弱，变为水肿也。所以然者，脾候身之肌肉，象于土，土主克消于水。水血既并，脾气衰弱，不能克消，故水气流溢，浸渍肌肉，故肿满也。

《产宝方》论

论曰：经脉不通日久，此非细事，实为沉病。若是室女经脉不通，初因贪食酸咸之物，遂致血脉干涸，变成劳疾。若因经脉正行，误食热面、生冷、房室，遂成此疾。腹内颗块，误认为胎，时日稍深，必见困笃。

《养生必用》论经病第七

初虞世云：女子十四，天癸至，任脉通，月事以时下，故令有子。天癸者，物之自然。月者，以月至；经者，有常也。其来不可过与不及、多与少，反此皆谓之病。不行尤甚，百疾生焉。血既不能滋养百体，则发落面黄，身羸瘦。血虚则发热，故身多热，水不足则燥气燔，燥气燔则金受邪，金受邪则肺家嗽，嗽则肺痈、肺痿必矣。医见经不行，则用虻虫、水蛭等行血药，见热则用除热诸寒药，实出妄意，就中不行，以药行之，为害滋大。经水枯竭，则无以滋养，其能行乎？譬犹索万金于乞丐之人，虽捶楚并下，不可得也。但服以养气益血诸药，天癸自行。又有一种妇人盛实，月经瘀闭，利则行之，自有证候，学者宜审焉。

当归散　治血脉不通。

当归　穿山甲灰炒　蒲黄各半两，炒　辰砂一钱　麝香少许

上为细末研停，每服二钱，热酒调下。如不吃酒，薄荷、醋汤亦可。

琥珀散　治心膈迷闷，腹脏撮痛，气急气闷，月信不通等疾。

天台乌药二两　当归　莪术各一两

上为细末，每服二钱，温酒调下，服后以食压之。大忌生冷、油腻等物。若产后诸疾，用炒姜、酒调下。已上出《妇人经验方》

《救急》疗妇人月经不调，或一月不来，或隔月不来，或多或少，脐下绞痛，面色萎黄，四体虚吸，羸瘦不能食方。

当归　川牛膝　牡丹皮　桃仁各一两半　大黄　芎䓖　土瓜根　芍药　朴硝

桂心　虻虫去翅足，炒　水蛭各半两，炒

上咬咀。以水九升，煮取三升，分温五服。忌如常法。

疗月经不通，腹中痛。见《产宝》方

牛膝六分　大黄　桃仁去皮尖，双仁，炒　细辛各五分　川芎　当归各四分　水蛭三分，糯米炒黄

上为末，炼蜜丸如梧桐子大。每服二十丸，空心温酒下。

治月水不通。出《梅师方》，已试有验

厚朴姜汁炙香，细切

不以多少，浓煎去滓，空心温服。

治妇人经候不来数月，脐腹疠痛，或有一块上下相拄，饮食减少，腹满恶心，大便秘涩者，宜服《局方》北亭丸。用石菖蒲、马鞭草煎汤送下三四十丸，两服必通。

万病丸　治女人月经瘀闭，月候不来，绕脐寒疝痛彻，及产后血气不调，腹中生瘕，结而不散，及癥瘕等病。

干漆杵碎，炒令大烟出，烟头青白，如此一时久　牛膝去苗，酒浸一宿，焙，各一两

上为末，以生地黄汁一升入二味药末，银石器内慢火熬，俟可丸，即丸如梧桐子大。空心米饮或温酒下二丸，日再，勿妄加，病去止药。

红花当归散　治妇人血脏虚竭，或积瘀血，经候不行或断续不定，时作腹痛，腰胯重疼，攻刺小腹紧硬，及室女月经不通，并宜服之。

红花　当归尾　紫葳　牛膝　甘草　苏木捶碎，细剉，各二两　白芷　桂心各一两半　赤芍药九两　刘寄奴去梗，五两

上为细末。空心，热酒调三钱服，食前临卧再服。若血久不行，浓煎，红花酒调下。孕妇休服。一名凌霄花散。

鳖甲丸　治妇人月经不调，肌肉黄瘁，胁下积气结硬，时发刺痛，渐成劳状。出《博济方》

鳖甲去裙，醋炙　桂心　三棱醋煮，急炒　牡丹皮　牛膝去苗，炒　诃子肉　琥珀　大黄煨　土瓜根　桃仁去皮尖、双仁，麸炒

上各等分为细末，丸如梧桐子大。煎桃仁汤送下十五丸，破血癥、气块尤妙。

桃仁煎　治月水不调，阻滞不通。出《博济方》

大黄炮　朴硝　桃仁去皮尖、双仁，麸炒。各二两　虻虫一两，去足翅，炒黑用

上为细末，用醋五升，入银石器内慢火熬成膏，可丸，丸如梧桐子大。当日晚不需吃食，五更初以温酒吞下一丸，至明日午际，取下如赤豆汁，或似鸡肝、虾蟆衣。其病下了，即一丸分作二服，未下再服，候鲜红即住服。仍以调气汤散补之。

室女月水不通方论第八

论曰：夫冲任之脉起于胞内，为经脉之海。手太阳小肠之经，手少阴心之经也，二经为表里。心主于血，上为乳汁，下为月水也。女子十四而天癸至，肾气全盛，冲任流通，经血既盈，应时而下，名之月水，常以三旬而一见，谓之平和也。若愆期者，由劳伤血气壅结，故令月水不通也。

治妇人、室女月候不通、疼痛，或成血瘕。**通经丸**

桂心　青皮　大黄煨　川椒　莪术　川乌泡，去皮　干漆碎之，炒令烟尽　当归　桃仁去皮尖、双仁，麸炒　干姜各等分

上为细末，分为四分。用一分以米醋熬成膏，和余份药末成剂，臼中治之。丸如梧桐子大，晾干。每服二十丸，淡醋汤下至三十丸，温酒亦得，空心食前服。

治室女月水不调。出《圣惠方》

雄鼠屎一两，烧存性，为细末。空心温酒调下一钱，神效。

室女经闭成劳方论第九

寇宗奭曰，夫人之生，以气血为本。人之病，未有不先伤其气血者。世有室女、童男，积想在心，思虑过当，多致劳损。男子则神色先散，女子则月水先闭，何以致然？盖忧愁思虑则伤心，心伤则血逆竭，血逆竭则神色先散而月水先闭也。火既受病，不能荣养其子，故不嗜食。脾既虚，则金气亏，故发嗽。嗽既作，水气绝，故四肢干。木气不充，故多怒、鬓发焦、筋痿。俟五脏传遍，故卒不能死者，然终死矣，此一种于劳中最难治。盖病起于五脏之中，无有已期，药力不可及也。若或自能改易心志，用药扶接，如此则可得九死一生。举此为例，其余诸劳，可按脉与证而治之。

张氏云：室女月水久不行，切不可用青蒿等凉药。医家多以为室女血热，故以凉药解之。殊不知血得热而行，冷则凝，《养生必用方》言之甚详，此说大有理，不可不知。

若经候微少，渐渐不通，手足骨肉烦疼，日渐赢瘦，渐生潮热，其脉微数，

此由阴虚血弱，阳往乘之，少水不能灭盛火，火逼水涸，亡津液。当养血益阴，慎无以毒药通之，宜柏子仁丸、泽兰汤。

柏子仁丸

柏子仁炒，别研　牛膝　卷柏各半两　泽兰叶　续断各二两　熟地黄三两

上为细末，炼蜜丸如梧桐子大。空心饮下三十丸。

泽兰汤

泽兰叶三两　当归　芍药各一两　甘草半两

上为粗末，每服五钱。水二盏煎至一盏，去滓温服。

治室女荣卫不调，经候凝滞，或时头目昏闷，上膈积涎，肢体不利，五心虚烦，饮食进退，多困少力。**沉香鳖甲散**《博济方》

沉香　甘草炙　槟榔各三分　木香一两　鳖甲一两半　常山　当归　柴胡　人参　半夏　桂心　生地黄　白茯苓　青皮　陈皮各一两

上为细末，每服二钱。水一盏，生姜三片，煎至七分，温服，空心，日三服。

金花散　治室女骨蒸热劳。

藿香　零陵香　延胡索　芍药　白芷　川芎　当归　桂心各一分　莲子心　晚蚕蛾各二分

上为细末，温酒调下一钱，日二服。

劫劳散　治心肾俱虚，劳嗽二三声，无疾。遇夜发热，热过即冷，时有盗汗，四肢倦怠，体劣黄瘦，饮食减少，夜卧恍惚，神气不宁，睡多异梦。此药能治微嗽有唾，唾中有红线，名曰肺痿。若上件疾不治，便成羸劣之疾。

白芍药六两　绵黄芪　甘草　人参　当归　半夏　白茯苓　熟地黄　五味子　阿胶各二两，炒

上哎咀，每服三大钱。水盏半，生姜十二片，枣三个，煎至九分，无时温服，日进三服。

陈总领日华云：乡人杨元鼎女及笄，病证甚危，一岁之间，百药俱试，无有效者。亦尝从余求治法，无有应之者。偶遇名医得此方，只一料遂除根，专录此方传人。

资血汤　治妇人血热气虚，经候涩滞不通，至使血聚，肢体麻木，浑身疼痛，烦倦，或室女年及，经脉未行，日渐黄瘦，将成劳疾，切不可便投红花破硬等药，他日为患也。若是前证，则憎寒发热，五心烦躁，饮食减少，宜服此

药，滋养而通利之。

马鞭草　荆芥穗各四两　桂心　枳壳　川芎　当归　赤芍药各二两　牡丹皮一两

上为粗末，每服四钱。乌梅一个，水二盏，同煎至一盏，去滓，空心食前，日四服。有此证服至半月，经脉自通。此方至妙，不可轻视，非一二服便见特达之效而鄙之。仍服后，素有诸疾，因此药皆去矣。

麦煎散　治少男、室女骨蒸，妇人血风攻疰，四肢心胸烦壅。出《苏沈良方》

鳖甲　大黄煨　常山　赤茯苓　柴胡　白术　当归　干漆炒，令烟尽　生地黄　石膏各一两　甘草半两

上为细末，每服二钱。水一盏，小麦五十粒，煎至六分。食后临卧时温服。有虚汗加麻黄根一两。此黄州吴判官方。治骨热黄瘦，口臭，肌热，盗汗极效。麦煎散甚多，此方吴君宝之如希世之珍，其效可知。

鳖甲煎丸　治男子、妇人、童男、室女五劳七伤，传疰飞尸、尸注，六极，骨蒸，肺痿黄瘦，虚劳无力，肌肉不生；妇人血蒸，五心烦热，血风劳气，室女月闭黄瘦，气块腹痛，经脉不调，干嗽，咽膈不利，癥瘕积块，脸赤，口疮。已上等疾，无不效验。

黄芪　柴胡　枳壳　知母　白茯苓　沉香　人参　附子　木香　升麻　肉桂　胡黄连　杏仁　当归　常山　羌活　京三棱　乌梅肉　安息香明者，同胡桃肉细研

上十九味修制了，各秤一两为末。用活鳖一个，重十两或半斤者，以河水养七日，须逐日换新水；用童子小便五升，无灰酒五升，银石器内慢火熬百沸。先更入桃柳枝，东南上者各剉三合，乌梅五十个拍破。此三味用棉裹，同鳖煎煮至一半，去桃柳枝等三味，鳖烂取去，将肉研如膏，骨并壳焙干为末，再入汁中熬如漆色，或更入酒少许，此在临时斟酌，盛放瓷器中。搜和前药入臼中，杵千下，丸如梧桐子大。丈夫、妇人十五岁以上二十丸至三十丸，温酒下；妇人荆芥酒下。所煮膏子须契勘多少，勿令剩却，但少些子不妨，却别熬酒。若膏剩，恐鳖不全故也。凡服此药，恐热，三日更须服八仙饮子，一服解之。

八仙饮子

常山　白术　秦艽　洪州鬼臼　赤芍药　甘草　紫苏　银州柴胡

上等分，洗净为粗末。每服半两，水一碗，乌梅肉二个，葱白、薤白、桃、柳、槐枝各七寸，同煎至一盏，去滓温服，滓并煎。

茅香饮子 治女子经脉不行，胸膈满闷，身体麻木，或有寒热证候。

厚朴　牡丹皮　茅香　藿香　甘草各三钱　陈皮　生半夏　麦芽　当归　苍术炒，各半两　赤芍药三分

上咬咀，每服半两。水一大盏，姜三片，煎服。

热甚，加北柴胡三钱半。罗宅大师传，有效。

血枯方论第十 出骆龙吉方

《腹中论》曰：有病胸胁支满者，妨于食。病至则先闻腥臊臭，出清液，四肢清，目眩，时时前后血，病名曰血枯。此得之年少时，有所大脱血；若醉入房中，气竭肝伤，故月事衰少不来也。注云：夫藏血受天一之气，以为滋荣者也。其经上贯膈，布胁肋，今脱血失精，肝气已伤，故血枯涸而不荣；胸胁满，以经络所贯然也；妨于食，则以肝病传脾胃；病至则先闻腥臊臭，出清液，则以肝病而肺乘之；先唾血，四肢清，目眩，时时前后血，皆肝病血伤之证也。

治妇人血枯，胸膈四肢满，妨于食饮，病至闻腥臊臭气，先唾血，出清液，或前后泄血，目眩转，月事衰少不来。**乌贼鱼骨丸**。岐伯方

乌贼鱼骨去甲，四两　茜茹一两

上为末，以雀卵和成剂，丸如小豆大。每服五丸，加至十丸，以鲍鱼煎汤下，以饭压之。

治妇人胸胁支满，闻腥臊臭气，唾血目眩，不能饮食，泄血不已，日久血枯。**苁蓉丸**

苁蓉酒浸　熟地黄　白茯苓　菟丝子制　附子炮　当归炒　白石英研　五味子　禹余粮制，研　乌贼鱼骨去甲，各一两　人参半两

上为末，炼蜜为丸如梧桐子大。酒下二三十丸，米汤亦可。空心，日中、临卧各一服。

治妇人先有所脱血，或醉入房劳伤，故月事衰少不来。宜**干地黄汤**

干地黄　泽兰叶　白茯苓　人参　五味子　附子炮　禹余粮制　当归

上等分，为粗末，每服三钱。姜五片，水一盏，煎至七分，空心温服。

磁石丸 治妇人阴气衰弱，血枯不荣，月事不来。

磁石制，研　白茯苓　附子炮　干地黄　人参　当归

上各一两为细末，炼蜜丸如梧桐子大。酒下三十丸，米汤亦可。空心，日中、临卧各一服。

月水不利 不流利也 方论第十一

夫妇人月水不利者，由劳伤血气，致令体虚而受风冷，客于胞内，损伤冲任之脉，手太阳、少阴之故也。冲任之脉，为经脉之海，皆起于胞内。手太阳小肠之经、手少阴心之经也，此二经为表里，主下为月水。风冷客于经络，搏于血气，血得冷则壅滞，故令月水来不宣利也。诊其脉，寸口弦，苦腹痛，主月水不利，孔窍生疮。又肝脉沉，是厥阴经也。沉为阴，主月水不利，腰腹痛。尺脉滑，血气实，经络不利。又尺脉来而断绝者，月水不利也。寸关调如故，而尺脉绝不至者，月水不利也。当患小腹引腰痛，气滞上攻胸膈也。

白薇丸　治妇人月水不利，四肢羸瘦，吃食减少，渐觉虚乏，故令无子。

白薇　柏子仁　白芍药　当归　桂心　附子　萆薢　白术　吴茱萸　木香　细辛　川芎　槟榔各半两　熟地黄二两　牡丹皮一两　紫石英一两　人参三分　石斛　白茯苓　泽兰叶　川牛膝各三分

上为细末，炼蜜为丸如梧桐子大。每服三十丸，空心，晚食前温酒吞下。

疗女人脐下憋，逆气胀满，月经不利，血气上攻，欲呕不得睡。出《产宝方》

当归四钱　干漆三钱，炒令烟尽

上为细末，炼蜜丸如梧桐子大。空心，温酒下十五丸。

牡丹散　治妇人月水不利，脐腹疼痛，不欲饮食。

牡丹皮　川大黄炒，各一两　赤茯苓　生地黄　桃仁　当归　桂心　赤芍药　白术各三分　石韦去毛　木香各半两

上㕮咀，每服三大钱。水一盏，姜三片，煎七分，去滓，空心温服。

治妇人月水不利，脐腹疗痛。**牛膝散**

牛膝一两　桂心　赤芍药　桃仁　延胡索　当归　牡丹皮　川芎　木香各三分

上为末，每服方寸匕，温酒调下，食前。

月水行或不行心腹刺痛方论第十二

论曰：夫妇人月经来腹痛者，由劳伤气血，致令体虚，风冷之气客于胞络，损于冲任之脉，手太阳、少阴之经。冲脉、任脉皆起于胞内，为经脉之海也。手太阳小肠之经、手少阴心之经也，此二经为表里，主下为月水。其经血虚，则受风冷。故月水将行之际，血气动于风冷，风冷与血气相击，故令痛也。亦可就第七卷第十五论寻方。

若经道不通，绕脐寒疝痛彻，其脉沉紧。此由寒气客于血室，血凝不行，结积血为气所冲，新血与故血相搏，所以发痛。譬如天寒地冻，水凝成冰，宜温经汤及桂枝桃仁汤、万病丸。方见第一卷第七论。

温经汤方

当归　川芎　芍药　桂心　牡丹皮　莪术各半两　人参　甘草　牛膝各一两

上㕮咀，每服五钱。水一盏，煎至八分，去滓温服。

桂枝桃仁汤

桂枝　芍药　生地黄各二两　桃仁制，五十个　甘草一两

上为粗末，每服五钱。水二盏，姜三片，枣一个，煎至一盏，去滓温服。

若经候顿然不行，脐腹疠痛，上攻心胁欲死；或因不行，结积渐渐成块，脐下如覆杯，久成肉癥，不可复治。由惊恐、忧思、意所不决，气郁抑而不舒，则乘于血，血随气行，滞则血结。以气主先之，血主后之，宜服桂枝桃仁汤。不瘥，宜地黄通经丸。已成块者，宜万病丸。方见前

地黄通经丸

熟地黄三两　虻虫去头、足、翅，炒　水蛭用糯米同炒黄，去糯米　桃仁制，各五十个

上为细末，炼蜜丸如梧桐子大。空心温酒下五丸，未知，加至七丸。

琥珀散　治妇人月经壅滞，每发心腹脐疠痛不可忍，及治产后恶露不快，血上抢心，迷闷不省，气绝欲死。出《本事方》

三棱　莪术　赤芍药　牡丹皮　刘寄奴　当归　熟地黄　桂心　甘菊花真蒲黄炒，各一两，细剉

上前五味，用乌豆一升，生姜半斤切片，米醋四升同煮，豆烂为度，焙干。入后五味，同为细末，每服三钱。空心，食前温酒调下。

一方不用菊花、蒲黄，却用乌药、延胡索亦佳。予家之秘方也。

若是寻常血气痛，只一服。产后血冲心，二服便下，常服尤佳。前后救人，急切不少。此药易合，宜多合以救人。乌豆一升，约用五两。

又一方

延胡索　当归各等分

上二味为粗末，每服三钱。姜三片，水一大盏，煎至七分，去滓，稍热服。

陈氏方有桂，名如神汤，最治腰痛。《雷公炮炙论》只用延胡索一味，治心痛。

仆详此方，大能治血气腰腹痛，药简功专，治疾有效。

荜拨丸　治妇人无时月水来，腹痛。

荜拨盐炒，去盐为末　蒲黄各一两，炒

上为细末，炼蜜丸如梧桐子大。每服三四十丸，食后用盐米饮吞下。

月水不断方论第十三

夫妇人月水不断者，由损伤精血，冲任脉虚损故也。冲任之脉，为经脉之海。手太阳小肠之经也，手少阴心之经也。此二经为表里，主下为月水。若劳伤经脉，冲任气虚，故不能制经血，令月水不断也。凡月水不止而合阴阳，则冷气入于脏，令人身体、面目萎黄，亦令绝子不产也。

若经候时行时止，或淋沥不断，腹中时痛，其脉沉细。此因寒热邪气客于胞中，冲任不调，此非虚弱，盖邪气伏留，滞于血海，譬如有积之人，下利不定，有所去即愈。宜**牡丹丸**

牡丹皮　牡蒙　附子炮　大黄蒸　䕡茹炒　苦梗　茯苓各半两　当归　制厚朴　吴茱萸　川椒炒出汗　人参　川芎　北柴胡　桂心　干姜各半两　细辛一两半　虻虫五十个，去头、足、翅，炒

上为细末，炼蜜丸如梧桐子大。空心温酒下十丸；未知，渐加至二十丸，以知为度。

治妇人月水不断，口干心烦，四肢羸瘦，饮食无味，渐加乏弱。**续断丸**

川续断　当归　乌贼骨　黄芪　牛角鰓烧　五味子　甘草　龙骨煅，研　赤石脂　熟地黄各一两　地榆半两　艾叶　附子　干姜　川芎各三分

上为末，炼蜜丸如梧桐子大。每服三十丸，食前温酒下。

治妇人久冷，月水不断，面色萎黄，四肢瘦弱，心神虚烦，饮食减少。**禹余粮丸**

禹余粮二两　鹿角胶三分，粉炒　紫石英　续断　赤石脂　熟地黄　川芎各一两　干姜　黄芪　艾叶　柏叶炒　当归炒　人参　白茯苓各半两

上为末，炼蜜丸梧桐子大。每服三十丸，空心米饮下。

治妇人血海虚损，月水不断。**牡蛎丸**

牡蛎粉　赤石脂　代赭石各一两　阿胶　川芎　当归　鹿茸　续断　干姜各三分　甘草一分

上为末，炼蜜丸如梧桐子大。每服三十丸，食前温酒下。

疗经血不止。

黄芩五分　当归　柏叶　蒲黄各四分　生姜三分　艾叶一分　生地黄二十四分
伏龙肝十二分

上咬咀，用水二升，煎取八合，分为二服。

疗经血不止。歌曰出《妇人经验方》，已试有效：

妇人经血正淋漓，旧瑞莲蓬烧作灰；

热酒一杯调八字，自然安乐更无疑。

又一方

莲蓬壳　拒霜花

上二味等分为末，每服二钱，空心米饮调服。

妇人杀血心痛方论第十四

凡妇人血崩心痛甚者，名杀血心痛，小产血过多而心痛甚者亦然。

乌贼鱼墨，炒，醋汤调下。此鱼腹内有墨汁，遇见人过，必吐其黑，以蔽其身。

崩暴下血不止方论第十五

论曰：夫妇人崩中者，由脏腑伤损冲脉、任脉，血气俱虚故也。冲任之脉为经脉之海，血气之行，外循经络，内荣脏腑。若无伤损，则阴阳和平而气血调适，经下依时。若劳动过多，致脏腑俱伤，而冲任之气虚，不能约制其经血，故忽然暴下，谓之崩中暴下。诊其寸口脉微迟，尺脉微弦。寸口脉微迟，为寒在上焦但吐尔。今尺脉微弦，如此即小腹痛，引腰脊痛者，必下血也。

若经候过多，遂致崩漏，色明如水下，得温则烦，甚者至于昏闷。其脉数疾小为顺，大甚者逆。此由阴阳搏，为热所乘，攻伤冲任。血得热则流散，譬如天暑地热，则经水沸溢。阳伤于阴，令人下血，当补其阴。宜服小蓟汤、阿茄陁丸。

小蓟汤

小蓟茎叶洗，切，研，取汁一盏　生地黄汁一盏　白术半两，剉

上三件，入水一盏，煎至一半，去滓温服。

阿茄陁丸

胡椒　紫檀　郁金　茜根　小檗皮乃山石榴皮也

上等分为细末，滴水丸如梧桐子大。阿胶汤化下二丸。

琥珀散　治崩暴下血。陈总领方

赤芍药　香附子　荷叶枯　男子发皂荚水洗　当归　棕榈炒焦　乌纱帽是漆纱

头巾，取其阳气冲上故也

上等分，除棕外，其余并切粗片，新瓦上煅成黑炭，存性三分，为细末。每服三五钱，空心，童子小便调下。如人行十里，再进一服，不过七八服即止。如产后血去多，加米醋、京墨、麝少许。余亲戚黄守正卿为和剂局日，内子凌夫人忽苦此疾，危殆，百药不效，偶得此方，旋即安愈。

张声道云：大率治血崩先用此。譬如治病，有积不先去之，徒服断下药，一时暂止，久则毒气愈深，甚至危殆。血崩乃经脉错乱，不循故道，淖溢妄行，一二日不止，便有结瘀之血，凝成窠臼；更以药涩住，转见增剧。宜先以五积散加醋煎，投一二服。次服灵脂散及顺气药，去故生新，自能平治，此切当之说。

五灵脂散 治妇人血山崩，及治丈夫脾积气。张氏云：治血崩诸药不能止者妙。好五灵脂炒令烟尽为末，每服一钱，温酒调下，此药兼能解药毒及蛇、蝎、蜈蚣咬，涂伤处立愈。

一方 每服三钱，水、酒、童便各半盏，煎至八分，通口服，名抽刀散。治产后有病，服三服，散恶血。或心腹胁肋、脚痛不可忍者，或只用童子小便尤佳。或中风，即入草乌头半钱重，同煎，此邓知县方。张氏云：亦治肠风下血，如不能饮酒者，煎乌梅柏叶汤调下。如心烦口干渴者，加蒲黄炒，减半用。一方烧存性，霹雳酒调下。然此药气恶难吃，烧之存性极妙。

又一方 五灵脂十两为末，水五大盏，煎至三盏，去滓澄清，再煎成膏。入神曲二两，为末和丸如梧桐子大。每服二三十丸，温酒下。

荆芥散 治妇人崩中，连日不止。夏太君娘娘方

用荆芥穗于灯盏，多着灯心、好麻油点灯，就上烧荆芥焦色，为细末。每服三钱，童便调下。

独圣散 治妇人血出崩不止。出《经验方》

防风 去叉芦

上不以多少为细末，酒煮，白面清调下二钱，空心食前，日二服。更以面作糊，酒投之极验。

已上三方似非止血之药，如灵脂、荆芥、防风，皆是去风之药，然风为动物，冲任经虚，被风所伤，致令崩中暴下。仆因览许学士《伤寒脉歌》曰：脉浮而大，风伤荣。荣，血也。而用此药，方悟古人见识深奥如此矣！

一方

熟艾 如鸡子大 阿胶 半两 干姜 一钱

上为粗末，用水五盏先煮艾、姜，至二盏半，入胶消烊，温分二服，空心服，一日服尽。

又方

牛角鳃　乌贼骨各一分　麝香一钱

上为细末，入麝香令停，酒调下一钱匕，一日二三服。

神应散　治妇人血崩不止。

桂心，不拘多少，甘锅内煅，微存性。

为末，每服一二钱，米饮调下。

又方　治崩中下血。出《本事方》

黄芩，不以多少，为细末。每服一钱，霹雳酒调下。

许学士云：崩中多是用止血药、补血药。此治阳乘于阴，前所谓天暑地热，经水沸溢是也。近朝有王御医值夜唤起，忽有一宫女，血如山崩，其时暑月，药笥中只有大顺散两帖，用冷水调服，旋即奏效，以此知医药杂变。金华散妙。

金华散　治妇人血室有热，崩下不止，服温药不效者。

延胡索　瞿麦穗　当归　干葛　牡丹皮各一两　石膏二两　桂心别为末，三分
蒲黄半两　威灵仙三分

上为细末，每服二钱。水一盏，煎至六分，空心温服，日二服。

凡血崩之疾，亦有阴阳冷热之不同，不可一概用药。仆常疗一妇人崩漏暴下，诸医投姜、桂、附子等药，服之愈甚。召余诊之，六脉紧数，遂用此药兼《局方》龙脑鸡苏丸，数服即安。《本事方》单用黄芩者，亦此意也。

如圣散　治妇人血山崩。

棕榈　乌梅各一两　干姜一两五分，并烧过存性

上为细末，每服二钱。乌梅酒调下，空心食前服。久患者不过三服即愈。

一方　用乌梅烧灰为末，乌梅汤调下。

一方　用棕榈烧存性为末，汤破酒令淡，调下三钱，空心服。

一方　用棕榈、白矾煅为末，酒调三钱服。

治妇人血崩屡效方

当归　白芍药　干姜　棕榈各等分

上各煅存性，碾为细末，秤过，醋汤调，以有节朱箸左搅四十九转，食前服。

《千金翼》治妇人崩中，去血不止。

大小蓟根一斤，用酒一斗，渍五宿，任意服之。《千金方》有白茅根六两半，酒煮服。

缩砂散　治血崩。

新缩砂仁不以多少，于新瓦上炒香，为细末，米饮调下三钱。

一方　用益智炒为细末，盐米饮调下。

如神散　治妇人血崩不止，赤白带下。

香附子　赤芍药各等分

上为细末，每服二钱。盐一捻，水一盏，煎至七分，温服，无时候，日二服。十服见效。

一方　用香附子去毛，炒焦为细末，用极热酒调下二钱，放温服。不过两服立愈。昏迷甚者，三钱匕；如山崩不可止者，亦能解之，米饮调亦可。

许学士云：治下血不止，或成五色崩漏。常服资血调气，是妇人仙药也。已上并出《妇人经验方》

煮附丸　治妇人、室女一切血气、经脉不调，脐腹疼痛，面色萎黄，心忪乏力，腹胀胁痛，头晕恶心，饮食减少，崩漏带下，大肠便血，积聚癥瘕，并皆治之。虔心服饵，自见其功尔。已上三方，大同小异。出《产宝》方

香附子不以多少，先擦去毛，用好醋煮出，焙碾为末，醋煮糊为丸如梧桐子大。每服三十丸，米饮送下，无时候。妇人数堕胎，由气不下降，所以胎气不固，此药尤妙。一方有艾，同煮亦好。

治血崩方　夏枯草为细末。每服二钱，米饮调下，无时候。

治崩中下血不止，小腹痛。

芍药一两半，炒黄　柏叶六两，微炒

上水一升，煎取六合，入酒五合，再煎取七合，空心分为二服。

一方为细末，酒调二钱。

一方有鹿角胶，等分，炒燥为细末。酒调服方寸匕。治白带，脐腹疼痛，面黄瘦悴。出《千金》《圣惠方》

治崩中下血久不止，或赤或黑，脐下痛。

侧柏炒　芍药　龟甲炙　桑耳各六分　干地黄　黄芪　续断各五分　当归炒　艾叶　牛角䚡煅，各四分　禹余粮十分

上为末，炼蜜丸如梧桐子大。每服三十丸。煎黄芪汤，空心下。

治崩中昼夜不止，医不能治。

芎藭一两　生地黄汁二合

先用酒五升，煮芎藭一升，去滓。下地黄汁，再煎三二沸，分为三服。不耐者渐进。《小品方》无地黄汁。不饮酒者，水煮亦可。

一方　丁香二两为细末。用酒三升，煮取一升，空心顿服。《必效方》用丁香百颗，酒煎服。《梅师方》同

治忽患崩中血不止，结作血片，如鸡肝色、碎烂。

芎藭十二分　阿胶　青竹茹各八分　续断　地榆　小蓟根各十分　当归六分　生地黄　伏龙肝各十二分

上用水九升，煮取三升，去滓，分作三服。先服此药，后服**补药丸子**。

阿胶　鳖甲　川芎　当归　赤石脂　丹参各六分　续断　甘草　鹿茸各五分　龙骨十一分　龟甲十分　地榆四分　乌贼骨八分

上为末，炼蜜丸如梧桐子大。空心，酒下二十丸，日二服。常煮小蓟汁，服之尤佳。

治崩中泄血无度，经年淋沥，并黄瘦骨立。

芍药　白芷　黄芪　龟甲　川芎　乌贼骨各八分　干地黄　牡蛎　五色龙骨　干姜各十分　桂心六分　附子五个，炮

上为细末，空心，酒调方寸匕。

又一方

白芷　牡蛎　龙骨　芍药　赤石脂　阿胶　当归　川芎　龟甲　乌贼骨　人参各六分　艾叶四分　干地黄八分　诃子四分　干姜　黄芪各五分

上为细末，空心，酒调方寸匕。

竹茹丸　治妇人崩中、赤白带下。邓元老方

当归　白术　青木香　蚕蜕煅　墨棕刷煅　川山甲煅，各一两　地榆　竹茹　川芎　白茯苓　粉草　血余煅　牡蛎煅　绵子煅，各半两　熟地黄四两　赤石脂煅，各三两

上七味煅，药用绵子裹定，入瓶子内，用盐泥固济，用炭则半煅存性，却同前药碾为细末，炼蜜丸如梧桐子大。每服四十丸，空心，温酒吞下。

经验方　治崩暴下血。

百草霜二钱、狗胆汁一处拌停，分作两服，当归酒调下。

如圣无比散　治血山崩。

晚蚕沙一两　伏龙肝半两

同为细末，酒调二钱匕。

《千金方》治崩中去血不止。《千金翼》无茅根。

白茅根二斤　小蓟根五斤，一方无小蓟根

上二味细切，用酒五升，煮取四升，去滓，分温四服。

妇人崩中，无问久近，悉皆治之。

伏龙肝一斤　小蓟根　桑寄生　续断　地榆　艾叶各三两　阿胶　当归　赤石脂　厚朴各二两　生姜五两

上十一味切，以水一斗，煮取三升，绞去滓，分作三服。忌如常法。

崩中带下方论第十六

论曰：崩中带下者何？答曰：其患有五。夫病之中人，皆有受处，因起之候，须尽心讲究。窃寻方书，唯言带下有色之与形，此不参先贤医中之理也。且五崩是妇人极重之患，疗之最难。后之学者，莫识其源。殷幼习医方，济众服饵，当极济人之道，偏以思虑于兹弥久，其功颇有精妙。夫此病者，起于风气、寒热之所伤；或产后早起，不避风邪，风邪之气入于胞门；或中经脉，流传脏腑而发下血，名为带下。若伤足厥阴肝之经，其色则青如泥色；若伤手少阴心之经，其色赤如红津；若伤手太阴肺之经，其色则白形如涕；若伤足太阴脾之经，则其色黄如烂瓜；若伤足少阴肾之经，则其色黑如衃血；此为其因也。

问曰：风邪气之中，是人皆受之，何为妇人独患此病？答曰：五脏六腑男女虽同，其中细微各有差别。缘妇人有胞门、子脏，风冷中之则为所病，若男子则为他病矣。

又问：何以名为带下？复有冷热者何？答曰：脉有数经，名字不同，奇经八脉，有带在腰，如带之状，其病生于带脉之下。其有冷热者，即随其性也。又号崩中者，二带之下别名也。诸君子有留心于医，存志备者，以此推之，万不失一。

崩中漏下生死脉方论第十七

论曰：夫妇人崩中漏下者，由劳伤血气，冲任之脉虚损故也。冲脉、任脉为经脉之海，皆起于胞内。而手太阳小肠之经也，手少阴心之经也，此二经上为乳汁，下为月水。妇人经脉调适，则月水依时。若劳伤冲任，气虚不能制其经脉，血非时而下，淋沥而不断，谓之漏下也。

致五脏伤损，五脏之色，随脏不同。若五脏皆虚损者，则其色随血下。诊其脉寸口弦而大，弦则为脏，大则为芤；脏则为寒，芤则为虚。虚寒相搏，其脉为牢，妇人即半产而漏下。又云：尺脉急而弦大，风邪入少阴之经，女子漏自下赤。又漏下赤白不止，脉小虚滑者生，脉大紧实数者死也。又漏血下赤白，日下血数斗，脉急疾者死，迟者生也。又云：尺寸脉虚者漏血，漏血脉浮，不可治也。

若经候过多，其色瘀黑。甚者崩下，吸吸少气，脐腹冷极则汗出如雨，尺脉微小，由冲任虚衰，为风冷客乘胞中，气不能固，可灸关元百壮。在脐下当中三寸。**宜鹿茸丸**

鹿茸燎去毛，酥炙　赤石脂　禹余粮制，各一两　艾叶　柏叶　附子炮，各半两　熟地黄洗，焙　当归　续断各二两

上为细末，酒糊丸如梧桐子大。空心，温酒下三十丸。

柏叶散　治妇人崩中漏下，不问年月远近。

柏叶　续断　川芎　当归　生干地黄　鳖甲　龟甲各一两半　禹余粮二两半　阿胶　赤石脂　牡蛎　地榆　艾叶　鹿茸各一两

上为末，每服二钱，食前粥饮调下。

一方有丹参，如鹿茸数。炼蜜丸如梧桐子大。每服三四十丸，空心，温酒吞下。

益母草散　治赤白、恶露下不止。

益母草，开花时采，阴干为细末，空心温酒调二钱，日三服。

疗带下赤白，年月深久不差。

干姜半两　白芍药二两

上各炒黄色，同为末。空心，米饮调二钱，日二服。

张氏方

干姜　芍药等分

又云：加香附子等分　甘草减半

上各炒黄色，同为末。空心，米饮调下方寸匕。

白芷散　治妇人赤白带下。

白芷一两　海螵蛸二个，烧　胎发一团，煅

上为细末，空心，温酒调下二钱。

乳香散　治赤白带下。

草果一个，去皮，入乳香一小块，用面饼裹，火炮焦黄留性，取出和面用之

上为细末，每服二钱。陈米饮调下。重者三钱。

破故纸散 治赤白带下。

破故纸　石菖蒲等分，并剉炒

上为末。每服二钱，用菖蒲浸酒调，温服。更入斑蝥五分，去翅、头、足，糯米同炒黄，去米。

搐鼻香 治子宫久冷，赤白带下。

牡蛎煅　黄狗头骨煅　紫梢花　韶脑　母丁香　蛇床子　破故纸　桂心等分

上为细末，炼蜜丸如鸡头大。临事用一粒。

白矾丸 治妇人血脏久冷，赤白带下，补虚进食，暖血海。

北矾四两，枯　大附子二个，二两　黄狗头骨灰四两

上为末，粟米粥为丸，如梧桐子大。每服三十丸，醋汤吞下，或饭饮亦可。空心，日三服。忌生冷毒物。

伏龙肝散 治妇人赤白带下，久患不差，肌瘦黄瘁，多困乏力。

棕榈不以多少，烧灰，火燃急以盆盖，阴令火住　伏龙肝于锅灶直下去取赤土，炒令烟尽　屋梁上尘悬长者如绳，以灶头虚空中者，炒令烟尽，于净地出火毒

上三味等分，碾和令停，入龙脑、麝香少许。每服二钱，温酒调下，淡醋汤亦可。患十年者，半月可安。

一亲戚，妇人年四十五，经年病崩漏不止，面黄肌瘦，发黄枯槁，语言声嘶，服诸药无效。召仆诊之，六脉微濡。问之服何药，云：凡是当归、川芎涩血诸品、丹药，服之皆不作效。仆遂合《博济方》伏龙肝散，兼白矾丸，服之愈。

茯苓散 治妇人血海不调，因虚冷成积，经络无定，赤白带下，崩中不止，面色萎黄，胎气多损。三方出《博济》

白茯苓　青木香　杜仲　菖蒲　干地黄　柏子仁　秦艽　青皮　菟丝子
诃子皮　当归　艾叶　青石脂　五加皮　牛角鰓　乌贼骨等分

上为末，每日空心，以糯米粥一盏，将一匙粥摊温，抄药一钱，相合吃下，后吃余粥。或有胎息，用鲤鱼糯米粥下。

治冷白带下。

桑寄生　芍药　柏叶各四分　桑耳　禹余粮各六分　吴茱萸　干地黄各八分
乌贼骨五分

上为细末，空心，用饭饮调下二钱匕。

治白崩中不绝。

牡蛎 禹余粮 鳖甲各六分 黄皮 阿胶 乌贼骨 续断 白芷各四分 当归 赤石脂各六分 白石脂 龙骨各五分

上为末，炼蜜丸如梧桐子大。每服四十丸，空心温酒下。

治带下。

茅花一握，炒 棕榈炭三寸 嫩莲叶三张 甘草一钱

上为细末，空心，酒调方寸匕。

治赤白带下，骨立者。崔元弼方

地榆一斤，洗，剉

用水三升，煮至一半，去滓，再煎如稠饧，绞滤，空心服三合，日二服。

《圣惠方》治漏下五色，亦治呕血。

地榆三两，剉。"本草"注云：地榆主带下十二病。一曰多赤，二曰多白，三曰月水不通，四曰余蚀，五曰子脏坚，六曰子门僻，七曰合阴阳患痛，八曰小腹寒痛，九曰子门闭，十曰子宫冷，十一曰梦与鬼交，十二曰五脏不足。

用醋一升，煮十余沸，去滓，食前稍热服一合。

治妇人漏下不断方。

乱发皂荚水洗，烧，为细末

空心，温酒调下一钱。

又一方 鹿角烧灰，细研，食前，温酒调下二钱。

又一方 桃仁烧灰，细研，食前，温酒调下二钱。

千金温经汤 治女人曾经小产，或带下三十六病。腹胀唇口干，日暮发热，小腹急痛，手足烦热，大腑不调，时时泄利，经脉不调，久不怀孕。

吴茱萸三两 白芍药 当归 芎劳各二两 麦门冬去心 半夏各二两半 人参 阿胶粉炒 牡丹皮去心 甘草 桂心各一两

上为粗末，每服三钱。水一盏，姜五片，煎七分，去滓，空心，食前温服。忌生冷、羊肉、生葱、海藻、菘菜等。《千金方》同

紫金散 治冲任虚损，月水过多，崩漏带下，淋沥不断，腰腹重痛。凡是五色带疾，并皆治之。男六德续添

禹余粮煅赤，酽醋中淬，如此者七次，细研，水飞挹干，秤三两 赤石脂煅 龙骨煅，石器研，各一两 白芍药 川芎 附子 熟地黄 当归各一两 干姜炮 肉桂各半两

上为细末，每服二钱。入麝香少许，米饮调下，空心，食前，一日二服。

文仲治妇人崩中漏下，青黄赤白，使人无子方。

禹余粮煅，研　**赤石脂**煅，研　**牡蛎**煅，研　**桂心**　**乌贼骨**去皮　**伏龙肝**炒，研

上等分为末，温酒调下方寸匕，日二服。忌生葱。

又一方

鹿茸酥炙　**当归**各二两　**蒲黄**半两，炒

上三味为末，温酒调下五分匕，日三服。

又一方　京墨为末二匕。若烧露蜂房为末，三指撮，酒调服。

又一方　常炙猪肾食之。

《千金》疗妇人白崩中方

干地黄四两　**芎䓖**　**阿胶**　**桂心**　**赤石脂**　**小蓟根**各二两　**伏龙肝**七枚，如鸡子大

上七味切，以酒六升、水四升，煮取三升，去滓，入胶令烊，分为三服，日三服。《千金翼》有白马通汁二升，用白石脂。

沉香牡丹丸　治妇人血海久虚，经候不利，赤白带下，血气冲心，多发刺痛，四肢困顿。《博济方》

沉香三分　**牡丹皮**去心　**赤芍药**　**当归**　**桂心**　**川芎**　**黄芪**去芦，蜜炙　**人参**　**茯苓**　**山药**　**白芷**　**橘红**　**吴茱萸**泡七次，炒　**白巴戟**去心　**木香**　**牛膝**酒洗，去瓤，麸炒　**肉豆蔻**　**制厚朴**　**生干姜**　**白龙骨**各半两

上为末，炼蜜丸如梧桐子大。每服二十丸，空心，温酒下。若心腹痛，煎白芷酒下。

《广济》治带下病方。

芍药七两，熬令黑，为末，每服三钱匕，以酒调下。

《千金》治带下方　脉数者可用。

枸杞根一斤　**生地黄**五斤

上二味，以酒一斗煮取五升，分为三服。

白芷暖宫丸　暖血海，实冲任。治子宫虚弱，风寒客滞，因而断绪不成孕育。及数尝堕胎，或带下赤白，漏下五色，头目虚晕，吸吸少气，胸腹苦满，心下烦悸，脐腹刺痛，连引腰背，下血过多，两胁牵急，呕吐不食，面色青黄，肌肤瘦瘁，寝常自汗。

禹余粮制，一两　白姜炮　芍药　白芷　川椒制　阿胶粉炒　艾叶制　川芎各三分

上为末，炼蜜丸如梧桐子大。每服四十丸，米饮下。或温酒、醋汤亦得。常服温补胞室，和养血气，光泽颜色，消散风冷，退除百病，自成孕育，性平不热。

竹茹丸　治妇人赤白带下。方见崩暴下血不止方

地黄丸　治妇人月经不调，每行数日不止，兼有白带，渐渐瘦瘁，饮食少味，累年无子。庞安常方

熟地黄一两一分　山茱萸　芜荑仁各一两　干姜三分　白芍药微炒　代赭石各一两　白僵蚕　厚朴各三分

上为细末，炼蜜为丸如梧桐子大。空心，温酒下五十丸，日三服。

许学士云：凡妇人有白带是第一病，令人不产育，宜速治之。此扁鹊过邯郸，闻贵妇人有此病，所以专为带下医也。

妇人白浊白淫方论第十八

论曰：夫妇人小便白浊、白淫者，皆由心肾不交养，水火不升降；或由劳伤于肾，肾气虚冷故也。肾主水而开窍在阴，阴为溲便之道，胞冷肾损，故有白浊、白淫，宜服《局方》金锁正元丹。或因心虚而得者，宜服平补镇心丹、降心丹、威喜丸。若因思虑过当，致使阴阳不分，清浊相干而成白浊者，然思则伤脾故也。宜用四七汤吞白丸子，此药极能分利。方见《简易方》。更宜小乌沉汤，每帖加茯苓一钱重，益智二十枚，去壳，碾盐，煎服。

治血脏久冷，腹胀疼痛，小便浓白如泔。**姜黄散**

片子姜黄二两　大附子炮，一两　赤芍药　柳桂　红兰子　三棱各半两　牡丹皮　芫花醋浸，炒　木香　郁李仁去皮　没药各一分

上为细末，每服一钱，酒煎服。如腹痛用当归、没药为末，以水七分，酒三分，同煎至七分，热服。

妇人天癸过期经脉不调方论第十九

许学士云：妇人天癸过期而经脉不调，或三四月不行，或一月再至，腰腹疼痛。《素问》云：七损八益，谓女子七七数尽，而经脉不依时者，血有余也，不可止之。但令得依时，不腰痛为善。宜服**当归散**

当归　川芎　白芍药　黄芩　白术各半两　山茱萸肉两半

上为细末，空心食前，温酒调下二钱，日三。如冷者去黄芩，加桂心一两。

茱萸鹿茸丸　补气固血，治本脏因虚生寒，月经行多，或来不及期，腹痛怯风，脏腑不和。

鹿茸　五味子　苁蓉　杜仲　赤石脂各一两　吴茱萸　附子　干姜　黑龙骨　肉豆蔻　白茯苓各半两　干地黄一两半

上为末，酒煮，面糊为丸如梧桐子大。空心食前，热米饮吞下五七十丸。一月后血气已安，去龙骨，加沉香半两，可以常服。中年已后妇人，最宜服此药。

妇人血分水分肿满方论第二十

夫妇人肿满，若先因经水断绝，后至四肢浮肿，小便不通，名曰血分。水化为血，血不通则复化为水矣，宜椒仁丸。若先因小便不利，后身面浮肿，致经水不通，名曰水分。宜服葶苈丸。

治血分。**椒仁丸**

椒仁　甘遂　续随子去皮，研　附子　郁李仁　黑牵牛　五灵脂碎，炒　当归　吴茱萸　延胡索各半两　芫花醋浸一宿，炒黄　石膏各一分　信砒　胆矾各一钱　斑蝥糯米炒黄，去米不用　虻青各三十枚，去头、足、翅，糯米炒黄

上为细末，面作糊为丸，如豌豆大。每服一丸，橘皮汤下。

治经脉不利，即为水。水流走四肢，悉皆肿满，名曰血分。其候与水相类，医作水治之，非也。宜此方。《养生必用方》

人参　当归　大黄湿纸裹，三斗米下蒸，米熟去纸，切，焙　桂心　瞿麦穗　赤芍药　白茯苓各半两　葶苈炒，别研，一分

上为末，炼蜜丸如梧桐子大。空心，米饮下十五至二三十丸。

治水分。**葶苈丸**王氏《指迷方》

葶苈炒，别研　续随子去壳，各半两，研　干笋末，一两

上为末，枣肉丸如梧桐子大。每服七丸，煎扁竹汤下。如大便利者，减续随子、葶苈各一分，加白术半两。

又有肠覃、胕胀、脾气、血气、血蛊、水蛊、石蛊、血瘕。此数证亦与肿相类。并见后拾遗门。出二十四卷

卷之十二

妊娠门

胎教已明，须知妊娠疾病，故以次之。凡妊娠诸病，但忌毒药，余当对证依法治之。

妊娠随月数服药及将息法第一

《千金》：妊娠一月，名始胚。饮食精熟，酸美受御，宜食大麦，毋食腥辛，是谓才正。

又妊娠一月，足厥阴脉养，不可针灸其经。足厥阴内属于肝，肝主筋及血。一月之内，血行否涩，不为力事，寝心安静，毋令恐畏。

又妊娠一月，阴阳所合为胎。寒多为痛，热多卒惊，举重腰痛，腹满胞急，卒有所下，当预安之。宜服**乌雄鸡汤方**

乌雄鸡一只，治如食法　吴茱萸一升　茯苓　阿胶各二两　生姜　甘草各一两　人参　芍药　白术各三两　麦门冬五合，去心

上十味细切，以水一斗二升煮鸡下药，煮取三升，内酒三升，并胶烊尽，取三升。去滓，温服一升，日三服。

又　若曾伤一月胎者，当预服**补胎方**

北细辛一两　防风二两　乌梅一升　吴茱萸五合　干地黄　白术各一两　大麦五合　生姜四两

上㕮咀，以水七升煮取三升，去滓，分温三服。若寒多者，倍细辛、茱萸。热多渴者，去细辛、茱萸，加瓜蒌根二两。若有所思去大麦，加柏子仁三合。

一方有人参一两。忌生米、芜荑、桃李、雀肉等物。

妊娠二月名始膏。毋食辛臊，居必静处。男子勿劳，百节疼痛，是谓胎始结。

又妊娠二月，足少阳脉养，不可针灸其经。足少阳内属于胆，胆主精。二月之时，儿精成于胞里，当谨护勿惊动。

又妊娠二月，始阴阳踞经，有寒多坏不成，有热即萎。卒中风寒，有所动摇，心满、脐下悬急，腰背强痛，卒有所下，乍寒乍热。**艾汤**主之方

丹参三两 当归 人参 麻黄去节 艾叶 阿胶炙，各二两 甘草一两，炙 大枣十二枚，擘 生姜六两

上九味切，以酒三斗，水一斗，内药煮减半。去滓，内胶，煎取三升，分温三服。忌海藻、菘菜。

又 若曾伤二月胎者，当预服**黄连汤**方

黄连 人参各一两 吴茱萸五合 生地黄五两 生姜三两

上五味切，以醋浆七升，分四服，日三夜一。每十日一作。若颇觉不安，加乌梅一升。加乌梅者，不用浆，直用水耳。忌猪肉、冷水、芜荑。一方加当归半两

妊娠三月名始胎。当此之时，未有定仪，见物而化。欲生男者，操弓矢；欲生女者，弄珠玑。欲子美好，数视璧玉；欲子贤良，端坐清虚。是谓外象而内感也。

又妊娠三月，手心主脉养，不可针灸其经。手心主内属于心，无悲哀，无思虑、惊动。

又妊娠三月为定形。有寒大便清，有热小便难、不赤即黄。卒惊恐、忧愁、瞋恚、顿仆，动于经脉，腹满，绕脐苦痛，腰背痛，卒有所下。**雄鸡汤**方

雄鸡一只，治如食法 甘草炙 茯苓 人参 阿胶各三两 黄芩 白术各一两 芍药四两 麦门冬去心，五合 大枣十二枚，擘 生姜一两，切

上㕮咀。以水一斗五升，煮取一半，入清酒三升，并胶再熬取三升，分三服，一日尽之，当温卧。忌海藻、菘菜、酢物、桃李、雀肉等。

一方有当归、川芎二两，无黄芩、生姜。

又 若曾伤三月胎者，当预服**茯神汤**方。

茯神 丹参 龙骨各一两 阿胶 当归 甘草炙 人参各二两 赤小豆二十一粒 大枣十二枚，擘

上㕮咀，酢浆一斗，煮取三升，分四服。七日后服一剂。腰痛者，加桑寄生三两。《深师方》有薤白二两、麻子一升。忌同前。

妊娠四月，始受水精，以成血脉。其食稻粳，其羹鱼雁，是谓成血气，以通耳目而行经络。

又妊娠四月，手少阳脉养，不可针灸其经。手少阳内输三焦，四月之时，

儿六腑顺成。当静形体，和心志，节饮食。

又妊娠四月为离经，有寒，心下温温欲呕，胸膈满，不欲食。有热小便难数，数如淋状，脐下苦急。卒中风寒，颈项强痛，寒热，或惊动，身躯、腰背、腹痛往来有时，胎上迫胸，烦不得安，卒有所下。**菊花汤**方

菊花如鸡子大，一枚　麦门冬去心，一升　麻黄去节　阿胶炙，各三两　生姜五两　甘草炙　当归　半夏洗，各二两　人参一两半　大枣十二枚，擘

细剉，以水八升煮减一半，内清酒三升，并阿胶煎取三升，分三服，温卧。当汗，以粉粉之，护风寒四五日。忌羊肉、海藻、菘菜、饧等。

又　若曾伤四月胎者，当预服**调中汤**方。

芍药四两　甘草炙　芎䓖　续断各一两　柴胡　白术各三两　乌梅一升　生李根白皮三两　当归一两半　生姜四两　厚朴炙　枳实炙，各二两

细切，以水一斗煮取三升，分四服，日三夜一。八日再服一剂。一方有半夏二两，忌海藻、菘菜、桃李、雀肉。

又妊娠五月始受火精，以成其气。晏起沐浴，浣衣居处，必厚其衣裳。朝吸天光，以避寒殃。其食稻麦，其羹牛羊，和茱萸调以五味，是谓养气，以定五脏。

又妊娠五月，足太阴脉养，不可针灸其经。足太阴内输于脾，五月之时，儿四肢成，无太饥，无甚饱，无食干燥，无自炙热，无太劳倦。

妊娠五月，毛发初生。有热，苦头眩，心乱呕吐。有寒，苦腹胀满，小便数，卒有恐怖，四肢疼痛。寒热，胎动无常处，腹痛，闷顿欲仆，卒有所下。

阿胶汤方又名旋覆花汤

阿胶四两，炙　人参一两　麦门冬去心，一升　生姜六两　吴茱萸七合　旋覆花　当归　芍药　甘草炙　黄芩各二两

上细切，以水九升煮取一升半，内清酒三升，并胶，微火煎取三升半，分为四服，日三夜一。先食后服便愈，不差更服。忌海藻、菘菜。

又　若曾伤五月胎者，当预服**安中汤**方

甘草炙　芍药各三两　当归　人参　干地黄　芎䓖各二两　五味子五合　生姜六两　麦门冬去心，一升　大麻仁五合　大枣三十五枚，擘　黄芩一两

上细末，水七升，清酒五升，煮取三升半，分四服，日三夜一。七日再服一剂。忌如前。

《小品》疗妊娠五月举动惊愕，胎动不安，下在小腹，痛引腰膂。小便疼，

下血。**安胎当归汤**

当归 阿胶 芎䓖 人参各一两 枣十二枚 艾一虎口

上细切，以酒、水各三升，合煮至三升，去滓，内胶令烊，分三服。腹中当安，小便缓也。《古今录验》《救急》同。

一方有甘草，无参、枣。

妊娠六月，始受金精以成筋。身欲微劳，无得静处，出游于野，数观走犬、马，食宜鸷鸟、猛曾之肉，是谓变腠理纽筋，以养其力，以坚背膂。

又妊娠六月，足阳明脉养，不可针灸其经。足阳明内属于胃，主其口目。六月之时，儿口目皆成，调五味，食甘美，无大饱。

又妊娠六月，卒有所动不安，寒热往来，腹内胀满，身体肿，惊怖，忽有所下，腹痛始欲产，手足烦疼。**麦门冬汤方**

麦门冬去心，一升 甘草炙 人参各一两 干地黄三两 黄芩二两 阿胶四两 生姜六两 大枣十五枚，擘

上八味切，以水七升煮减半，内酒二升，并胶，煎取三升，分三服。每如人行三四里，中间进糜粥。忌海藻、菘菜、芜荑。

又 若曾伤六月胎者，当预服**柴胡汤方**

柴胡四两 芍药一方作紫葳 白术 甘草炙，各二两 麦门冬三两去心 茯苓一两 芎䓖二两 干地黄五两 生姜六两 大枣三十枚，擘

上十味切，以水一斗煮取三升，分四服，日三夜一，中间进糜粥。勿食生冷及坚硬之物，七日更服一剂。忌海藻、菘菜、芜荑、桃、李、雀肉等。

一方有黄芩二两。

《集验》疗妊娠六七月，胎不安常处。**旋覆花汤**。亦名阻病。

旋覆花一两 厚朴 白术 枳壳 黄芩 茯苓各三两 半夏炒，一方无 芍药 生姜各二两

上细切，以水一斗煮取二升半，先食分五服，日三夜二。忌羊肉、饧、醋、桃李、雀肉。《千金》同。

妊娠七月，始受水精以成骨。劳身摇肢，无使定止，动作屈伸，以运血气。自此后，居处必燥，饮食避寒，常食粳稻，以密腠理，是谓养骨而坚齿。

又妊娠七月，手太阴脉养，不可针灸其经。手太阴内属于肺，肺主毛皮。七月之时，儿毛皮已成。无大言，无号哭，无薄衣，无洗浴，无寒饮。

又妊娠七月，忽惊恐摇动，腹痛卒有所下，手足厥冷，脉若伤寒，烦热腹

満，短气，常苦颈项腰背强。**葱白汤方**

葱白长三四寸，十四枚　半夏洗，切，炒　麦门冬去心，各一升　生姜八两　甘草炙　当归　黄芪各三两　阿胶四两　人参一两半　黄芩一两　旋覆花一把

上十一味切，以水八升煮减半，内酒三升并胶煎取四升，温服一升，日三夜一，温卧当汗出。若不出者，加麻黄二两煮，服如前法。若秋后勿强责汗。忌羊肉、饧、海藻、菘菜等。

杏仁汤　若曾伤七月胎者，当预服。

杏仁去双仁，皮尖，碎　甘草炙　钟乳研　干姜各二两　麦门冬去心　吴茱萸各一升　五味子　粳米各五合　紫菀一两

上九味切，以水八升煮取三升半，分四服，日三夜一，中间进食，七日服一剂。忌海藻、菘菜。

妊娠八月，始受土精以成肤革。和心静息，无使气极，是谓密腠理、光泽颜色。

又妊娠八月，手阳明脉养，不可针灸其经。手阳明内属于大肠，大肠主九窍。八月之时，儿九窍皆成。无食燥物，无辄失食，无忍大起。

芍药汤　又妊娠八月，中风寒有所犯触，身体尽痛，乍寒乍热，胎动不安，常苦头眩痛，绕脐下寒，时时小便，白如米汁，或青或黄，或使寒栗，腰背苦冷痛，而目视茫茫。

芍药四分　人参　当归　甘草炙，各三两　白术一两　厚朴二两，炙　薤白切，一升　生姜切，四两

上八味切，以水五升、酒四升合煮，取三升，分三服，日再夜一。忌海藻、菘菜、桃李、雀肉等。

葵子汤　若曾伤八月胎者当预服。

甘草炙　柴胡　白术各三两　厚朴　芍药各二两　葵子二升　生姜六两　大枣二十枚，擘

上八味切，以水九升煮取三升，分三服，日三，一日服一剂。忌海藻、菘菜、桃李、雀肉等。

妊娠九月，始受石精以成皮毛。六腑百节，莫不毕备。饮醴食甘，缓带自时而待之，是谓养毛发、多才力。

又妊娠九月，足少阴脉养，不可针灸其经。足少阴内属于肾，肾主续缕。九月之时，儿脉续缕皆成，无处温冷，毋着炙衣。

半夏汤 又妊娠九月，若卒下痢，腹满悬急，胎上冲，腰背痛，不可转侧，短气。

半夏洗　麦门冬去心，各五合　干姜一两　当归　吴茱萸　阿胶炙，各三两　大枣十二枚，擘

上七味切，以水九升煮取三升，去滓，内白蜜八合，微火上温，分四服，痢即止。忌生血物、饧。

猪肾汤 若曾伤九月胎者当预服。

猪肾一具　茯苓　桑寄生　干姜　干地黄　芎䓖各三两　白术四两　麦门冬一升，去心　附子中者一枚，炮　大豆三合

上十味切，以水一斗，煮肾令熟，去肾内诸药，煎取三升半，分四服，日三夜一，十日更一剂。忌猪肉、冷水、芜荑、桃李、雀肉、酢物等。

妊娠十月，五脏俱备，六腑齐通，纳天地气于丹田。故使关节、人神皆备。但俟时而生。《集验》《延年》同

妊娠恶阻方论第二

夫妊娠阻病者，按晉殷《产宝方》谓之子病。《巢氏病源》谓之恶阻。若妇人禀受怯弱，或有风气，或有痰饮，既妊娠便有是病。其状颜色如故，脉息和顺，但觉肢体沉重，头目昏眩，择食，恶闻食气，好食酸咸。甚者或作寒热，心中愦闷，呕吐痰水，胸腑烦满，恍惚不能支持。不拘初娠，但疾苦有轻有重耳。轻者，不服药亦不妨；重者须以药疗之。《千金方》有半夏茯苓汤、茯苓丸二方，专治阻病。然此二药，比来少有服者，以半夏有动胎之性。盖胎初结，虑其易散，此不可不谨也。张仲景《伤寒论》云：妇人伤风，续得寒热，发作有时，此为热入血室。有用黄龙汤者，小柴胡汤去半夏也，此盖为妊妇而设焉。王子亨则有白术散，《局方》则有人参丁香散，用之良验。然三方皆大同而小异。杨振则有人参橘皮汤，齐士明则有醒脾饮，余试之亦效。皆不用半夏动胎等药，服者知之。

白术散 治恶阻吐清水，甚害十余日粥浆不入者。

白术一两　人参半两　丁香二钱半　甘草一钱

上为细末，每服二钱。水一盏，姜五片，煎至七分温服。

人参橘皮汤 治阻病，呕吐痰水。

人参去芦　陈橘皮　白术　麦门冬去心，各一两　甘草三钱　厚朴制　白茯苓去皮，各半两

上为粗末，每服四钱。水一盏半，淡竹茹一块如弹子大，生姜三片，煎至七分，去滓，澄清温服，空心食前。

《集验》无茯苓、麦门冬、甘草。

人参丁香散 治妊娠恶阻，胃寒呕逆，翻胃吐食及心腹刺痛。

人参半两　丁香　藿香叶各一分

上为散，每服三钱。水一盏，煎至七分，去滓温服，无时。

又方

人参　丁香　柿蒂各一两　甘草　良姜各半两

上为细末，每服二钱，热汤点下，无时。

醒脾饮子 治妊妇阻病，呕逆不食，甚者中满、口中无味，或作寒热。此出王氏《博济方》。

草豆蔻以湿纸裹，灰火中煨令纸干，取出去皮用　厚朴制，各半两　干姜三分　甘草一两一分

上为细末，每服二大钱。水一大盏，枣二个，生姜三片，煎至八分，去滓呷服。病轻者只一二服便能食。旧有橘红二两，治寒热、疟痢不食、引饮，有奇效。产科医官齐士明，依旧用干姜，去橘皮，亦名醒脾饮子，治阻病极神验。宣和初在京师校勘。

保生汤 治妇人经候不行，身无病而似病，脉滑大而六部俱匀，乃是孕妇之脉也。精神如故，恶闻食臭，或但嗜一物，或大吐，或时吐清水，此名恶阻。切勿作寒病治之，宜服此药。如觉恶心呕吐，加丁香、生姜煎服。温隐居方

人参一分　甘草一分　白术　香附子　乌药　橘红各半两

上㕮咀，每服三大钱。水一盏半，姜五片，煎至七分，去滓温服，无时。或作末子调服。

《古今录验》疗恶食。

人参四两　厚朴　生姜　枳壳　甘草各二两

上切，以水六升煮，取三升，分三服。

治妊娠阻病，心中愦闷，见食呕吐，恶闻食气，肢节烦疼，身体沉重，多思嗜卧，面黄肌瘦。

人参　陈皮各八分　白茯苓　麦门冬　甘草　生姜各十二分　大枣二十个

上㕮咀，以水五升煮取二升，温分三服。忌菘菜，醋等。

凡妊娠恶食者，以所思食任意食之，必愈。

一方无枣子，有半夏、竹茹、陈皮分两。

二香散 疗妊娠胎气不安，气不升降，饮食不美，呕吐酸水，起坐觉重，宜服之。

香附子一两 藿香叶 甘草各二钱

上为细末，每服二钱。入盐少许，百沸汤点下。

《近效》方 疗妊娠恶食，心中烦愦，热闷呕吐。

青竹茹 麦门冬各三两 前胡二两 橘皮一两 芦根一握

上细切，以水一大升煮取半升，去滓。分两服，食前一服。

一方无麦门冬，用小麦三合。体热、四肢烦热者，加地骨皮。医人夏侯五录方

李茇翁先生云：若左脉弱而呕，服诸药不止者，当服理血归源药则愈。经云：无阴则呕是也

治妊娠恶阻，呕吐不止，头痛，全不入食，服诸药无效者，用此药理血归源则愈。

人参 甘草 川芎 当归 京芍药 丁香各半两 白茯苓 白术 陈皮各一两半 苦梗炒 枳壳去穣，炒，各一分 半夏泡洗七次，切，炒黄，三两

上咬咀，每服三钱重。生姜五片，枣一枚，煎。

安胎饮 治怀胎三月、四月至九个月，曰恶阻。病者心中愦闷，头重目眩、四肢沉重，懒怠不欲。热作，恶闻食气，欲啖咸酸，多睡少起，呕逆不食。或胎动不安，非时转动，腰腹疼痛。或时下血，及妊娠一切疾病，并皆治之。

甘草 茯苓 当归 熟地黄 川芎 白术 黄芪 白芍药 半夏泡洗七次，切，炒 阿胶切，粉炒 地榆各等分

上咬咀，每服三钱。水盏半，生姜四片，煎至八分，去滓温服，无时候。

一方无半夏、地榆，有人参、桑寄生。

一方无白术、黄芪、半夏、地榆，有艾叶。只是胶艾汤加白茯苓。

妊娠痰逆不思食方论第三

夫水饮停积，结聚为痰，人皆有之，少者不能发为害，多则成病，妨害饮食，乃至呕逆，妊娠之病，若呕逆甚者，伤胎也。原疾之出，皆胃气不调，或风冷乘之，冷搏于胃，故成斯病也。亦恶阻之一端。

半夏茯苓汤 治妊娠恶阻，心中愦闷，虚烦吐逆，头目昏眩，四肢怠堕，百节烦疼，痰逆呕吐，嫌闻食气，好啖咸酸，恶寒汗出，羸极黄瘦，多卧多起，不进饮食，妊妇有痰，必生阻病。《千金》以半夏茯苓汤以对之，此思邈处方妙也。

若孕妇羸弱，胎孕不牢，则动必成咎。全在医者相人强弱以投之，又何虑焉?

半夏一两，泡十次，别切，炒令黄　生姜五两　茯苓　熟地黄各三两　橘红　北细辛　人参　芍药　紫苏　川芎各一两　苦梗　甘草各半两

上㕮咀，每服四大钱。水二盏，姜七片，煎至七分，去滓，空心温服。兼服茯苓丸。

《局方》与崔氏无紫苏、细辛，有旋覆花一两。有客热烦渴、口疮，去橘皮、细辛，加前胡、知母各三两。腹冷下痢者，去地黄，加炒桂心二两。然半夏虽能动胎，若炒过则无妨。

张氏方半夏茯苓汤

半夏泡洗七次，炒黄　陈皮各二两半　白茯苓二两　缩砂仁一两　甘草四两

上㕮咀，每服四钱。水二盏，姜十片，枣一个，乌梅半个，煎至七分，食前温服。

茯苓丸　治妊娠阻病，心中烦闷，头目晕重，憎闻食气，吐逆吐痰，烦闷颠倒，四肢重弱，不自胜持，服之即效。要先服半夏茯苓汤两剂后服此药。

赤茯苓　人参　桂心　干姜　半夏泡洗七次，炒黄　橘红各一两　白术　葛根　甘草　枳壳各二两

上为细末，炼蜜为丸如梧桐子大。米饮吞下五十丸，日三服。一方有麦门冬。忌海藻、菘菜、羊肉、饧糖、桃李、雀肉、酢等。

《肘后》只五味，云妊娠忌桂。《千金》同

疗妊娠心胸支满，痰逆，不思饮食。**茯苓散**

赤茯苓　前胡　白术　紫苏叶各一两　半夏　麦门冬　人参　大腹皮各半两

上为粗末，每服四钱。水一盏，姜五片，煎至七分，去滓温服。

一方无大腹皮、人参，有大腹子、槟榔。

疗妊娠呕吐不食，兼吐痰水。

生芦根十分　橘红四分　生姜六分　槟榔二分

上切，以水二盏，煮取七合，空心热服。

疗妊娠心膈气滞，呕吐，不下饮食，心神虚烦，四肢少力。

枇杷叶　半夏　麦门冬　人参　甘草半两　诃子肉　藿香各一两　赤茯苓　枳壳　陈皮各三分

上㕮咀，每服三钱。水一盏，姜三片，枣一个，煎至七分，去滓温服。

一方无大枣、诃子。

《集验》疗妇人妊娠恶阻，呕吐不下食。

青竹茹　橘皮各三两　生姜　茯苓各四两　半夏五两

上细切，以水六升，煮取二升半，去滓，分三服。不差，频服。忌羊肉、饧、酢等物。

《古今录验》疗妊娠不饮食，或吐，春月所宜服**柴胡方**。

甘草　柴胡各二两　麻黄一两　食茱萸半两　大枣十二枚

上细切，以水六升，煮取三升，适寒温服一升，日三。疗食噎醋，除热下气，所宜多与上同。但秋、夏去茱萸，加枸杞一升；六月加小麦一升，石膏三两；秋去石膏，加甘草一两；九月去麻黄，加干姜一两；十月加川芎三分。忌海藻、菘菜。

胎动不安方论第四

凡妇人妊娠胎动，不以日月多少而常堕胎者；有虽有胎，而月信虽不多，常来而胎不损。《产宝方》云：妇人妊娠，常胎动不安者，由冲、任经虚，胞门、子户受胎不实故也。并有饮酒、房事过度，有所损动不安者。巢氏云：妇人冲任二经，挟风寒而有胎，故不以日月多寡，因误有击触而胎动者；有喜怒不常，气宇不舒，伤于心肝，触动血脉，冲任经虚，乃致胞门不固；或因登高上厕，风攻阴户，入于子宫，如此皆令胎动不安也。曾有以娠妇月信不绝，而胎不损，问产科能宗古者。答曰：妇人血盛气衰，其人必肥。既娠之后，月信常来，而胎不动，若据晚进观之，便以为漏胎。若作漏胎治之，则胎必堕；若不作漏胎治，则其胎未必堕。今推宗古之言，诚有旨也。巢氏云：妇人经闭不利，别无所苦者，是谓有子。以其经血蓄之以养胎，拥之为乳汁也。有子之后，蓄以养胎矣，岂可复能散动邪？所以然者，有娠而月信每至，是亦未必因血盛也。若谓妇人荣经有风，则经血喜动，以其风胜可也。既荣经为风所胜，则所来者非养胎之血。以此辨之，若作漏胎，治之必服保养、补胎之药。且胎不损，强以药滋之，乃所谓实实虚虚也。其胎终堕宜矣。若医者知荣经有风之理，专以一药治风，经信可止，或不服药胎亦无恙。然而有胎本不固，而因房室不节，先漏而后堕者，须作漏胎治之，此又不可不审也。亦有妇人年方壮岁，听医官言，某药可服致补暖而子，使胞门、子户为药所操搏。《巢氏病源》并《产宝方》并谓之胞门、子户，张仲景谓之血室。使新血不滋，旧血不下，设或有子，不以迟晚则必堕。中年之后，气宇渐衰，必有崩中带下之疾；或月信愆期，渐觉黄瘦，腰背不伸，五心烦热，五劳七伤之疾从此而生，不独胞门、子户风寒而生也。

故《千金翼方》有朴硝荡胞汤，正为此疾。今之医者未见有用，亦未见有知之者。又论妊娠胎动，其由有二：一因母病而胎动，但疗母疾，其胎自安。若胎不坚固自动，其母疾唯当安胎，其母自愈。一因劳役气力，或触冒冷热，或饮食不适，或居处失宜，轻者转动不安，重者便致伤堕，当以母形色察之。母面赤舌青者，儿死母活；唇口青，两边沫出者，子母俱死；面青舌赤，口中沫出者，母死子活也。

《集验方》疗妊娠二三月上至八九月，胎动不安，腹痛已有所见方。

艾叶　阿胶　当归　川芎各三两　甘草一两

上细切，以水八升，煮取三升，去滓，内胶令烊。分三服，日三。《千金》、文仲、《备急》同

《删繁》疗妇人怀妊，胎动不安。**葱豉安胎方**

香豉一升，熬　葱白一升　阿胶二两，炙

先以水三升煮葱豉，取一升，去滓入胶，再煎令烊服。一日一夜可服三四剂。《经心录》同

钩藤汤　治妊娠八九月胎动不安，心腹疼痛，面目青，冷汗出，气欲绝，此由劳动用力伤胎宫，宜急治之。

钩藤　当归　茯神　人参各一两　苦梗一两半　桑寄生半两

上为粗末，每服五大钱。水二盏，煎至一盏，去滓温服，无时候。忌猪肉、菘菜。烦热加石膏二两半；临产月加桂心一两。

始妊娠胎动不安。**护胎法**

鲤鱼二斤　粳米一升　葱一握　豉　姜

上作臛食之，每月一度。

治妊娠无故胎动不安，腹内绞痛，烦闷。《产宝》同

当归　桑寄生各四分　川芎三分　豉八分　阿胶二分　葱十四茎

上以水二升，煮取八合，下胶，空腹温分二服。一方无豉，用银器煎。《集验》无寄生、豉，有续断三分，银多少先煎，后入药。

黄芪汤　治胎动不安，腹痛下黄汁。

糯米一合　黄芪　川芎各一两

上细剉，水一大盏，煎至一盏三分，温服。

《产宝方》治胎动。

熟艾　阿胶各一两　葱白一升

上以水四升煮取一升半，分为三服。

安胎铁罩散

白药子一两　白芷半两

上为细末，每服二钱，煎紫苏汤调下。或胎热心烦闷，入沙糖少许煎。

银苎酒　治妊娠胎动欲堕，腹痛不可忍方。

苎根二两，剉　银五两　清酒一盏

上以水一大盏，煎至一大盏，去滓。分温二服。

治胎动方　《养生必用方》《救急》疗胎动去血，腰腹痛。

阿胶　川芎　当归　青竹茹各二钱

上以水十盏，内银一斤，煮至五盏，去银，入上件药三味，煮至二盏半，去滓，入胶再煎，胶烊，分温三服，空心，自早至暮尽。未效再作。

治妊娠冷热，腹内不调，致胎不安。《产宝》方

艾叶二两　当归　干姜各三两　川芎四两

上以水四升，煮取二升，分温四服，不过两剂。

寄生汤　治胎气常不安，治五个月已后胎不安。

桑寄生洗，剉　秦艽　阿胶各半两　糯米半两，作粉

上以新汲水三升，先下寄生、秦艽二味，煮至二升，去滓；次入阿胶、糯米再煮，约有一升上。分作三服，空心，食前日午服之。忌酒、醋三五日。娠妇胎气至五月已后常不安者，服之必效。顷见娠妇好饮酒，食咸酸五辛，胎必动，不可不知之。

治胎动不安

好银煮，取水

上着葱白作羹，食之佳。

又方

川芎二两　葱白一升

上以水七升煮取二升半，分温三服。

顺气饮子　产前服之安胎。

紫苏叶　木香炮　人参　草豆蔻　茯苓各一两　甘草半两　大腹子一两，如气弱者不用

上㕮咀，每服三钱。水一盏，苎根三寸，糯米少许，煎至七分，去滓温服，疗妊娠后不转动方

阿胶炙，一两　桑寄生半两

上为末，以酒一升煮五沸，下生鸡卵一枚投酒中，分温二服，空心食前一服。《小品方》无寄生，有艾叶，只用水煎。

文仲**安胎寄生汤**　疗血流下方。

桑寄生　白术各五分　茯苓四分　甘草十分

上切，以水五升煮取二升半，分三服。若人壮者，可加芍药八分，足水二升。若胎不安、腹痛，端然有所见，加干姜四分即安。忌海藻、菘菜、酢物、桃李、雀肉等。崔氏、《小品》《经心》同

治胎动不安。**秦艽汤**。出王氏《指迷方》

秦艽　阿胶炒　艾叶

上等分为粗末，每服五钱。水二盏，糯米百粒，煎至一盏，去滓温服。

《小品》疗妊娠重下，痛引腰背。**安胎止痛汤方**

当归　阿胶炙　干地黄　黄连　芍药各一两　鸡子一枚　秫米一升

上七味，以水七升，搅鸡子令相得，煮秫米令如蟹目沸；去滓内煮药，煮取三升，分四服。忌芜荑。《经心录》同

又**胶艾汤**　疗损动，母去血，腹痛方。

胶一斤，炙　艾叶一苣

上二味，以水五升，煮取二升半，分三服。《经心录》同

妊娠漏胎下血方论第五

夫妊娠漏胎者，谓妊娠数月而经水时下也。此由冲任脉虚，不能约制手太阳、少阴之经血故也。冲任之脉为经络之海，起于胞内。手太阳小肠脉也，手少阴心脉也，是二经为表里，上为乳汁，下为月水。有娠之人，经水所以断者，壅之养胎，蓄之以为乳汁也。冲任气虚则胞内泄，不能制其经血，故月水时下。亦名胞漏，血尽则人毙矣。又有因劳役，喜怒哀乐不节，饮食生冷，触冒风寒，遂致胎动。若母有宿疾，子脏为风冷所乘，气血失度，使胎不安，故令下血也。

妊娠卒然下血方论第六

夫妊娠卒然有损动，或冷热不调和，致伤于胎，故卒痛而下血。若不止之，则堕胎也。

疗妊娠三四个月，腹痛时时下血。

续断八分　艾叶　当归　干地黄各六两　竹茹　阿胶　鸡苏各四钱

上以水一升，煎取六合，去滓，空心再服。隔日更服。

疗妊娠六七个月，忽胎动下血，腹痛不可忍。

川芎八分　桑寄生四分　当归十二分

上以水一升，煎取八合，下清酒半升再煎，取八合，分三服。如人行五六里再服。

《广济》主安胎。胎病、漏血、腹痛。

当归　川芎　阿胶炙　人参各一两　大枣二十个

上切，以水三升，酒四升，煮取二升半，分三服。五日一剂，频服三四剂。无所忌。

又疗妊娠胎动腰痛及下血、安胎。

当归　川芎　苎根各三两　鹿角胶　艾叶各二两　葱白一升

上细切，以水一斗，煮取五升，空心热服。正方用银煮水煎药。又见腰痛门

疗妊娠忽下血，胎上冲心，手足逆冷。

用生艾汁二盏，入阿胶、生蜜各二钱，煎至一盏半，稍热服。如无生艾，浓煎熟艾汁。

治妊娠忽然下血，腰痛不可忍。男六德续添

鹿角锉细　当归剉，各半两

只作一服。以水三盏，煎至一半，空心，食前顿服。不过二服即安。

又方

阿胶一两，炒　艾叶灰，半两

上为细末，空心，糯米饮调下二钱。

漏胎下血不止，胞干即死，宜急治之。

生地黄汁一升　酒五合

上同煎三五沸，分三服，以止为度。

崔氏疗妊娠下血不止，血尽子死。

生干地黄为末，酒服方寸匕，日三夜一即愈。不过三服，良。

又　疗妊娠漏胞方。一方云及腹内冷者。又见《指迷方》

生干地黄五两　干姜二两半

上为末，酒服方寸匕，日再。《集验》、文仲、《经心》同。

疗妊娠无故卒然下血不绝方。

阿胶三两，用清酒一升半，煎取一升，顿服。

又方　治妊娠卒然下血，兼治胎衣不下方。

上以铁铫烧令通赤，内酒中如此者三次，候温，饮一盏。

妊娠惊胎及僵仆方论第七

夫妊娠惊胎者，是怀妊月将满，其胎神识已具，或将产之时，从高坠下，伤损胞络，致血下胎动，遂上抢心胸，气绝不醒。其母面黄赤热舌青，口无沫出者，儿死母活；唇口俱青、沫出者，子母俱死；面青舌青，沫出，母死子活。若下血不止，胞燥胎枯，令子死矣。

催生神妙佛手散一名芎劳汤　治妇人妊娠五七月，因事筑磕著胎；或子死腹中，恶露下，疼痛不已，口噤欲绝，用此药探之。若不损则痛止，子母俱安；若胎损，立便遂下。本出文仲、徐王，效神验。《胎动方》云：治血上冲，心腹满闷者，如汤沃雪。《救急》《经心》同，出《外台》。又治产前、产后体热，败血腹痛。

当归六两　川芎四两，张氏方等分

上为粗末，每服三钱。水一大盏，煎令泣泣欲干，投酒一大盏，只煎一沸，去滓温服。口噤灌之。如人行五里再服，不过三二服便生。一方云：此药治伤胎去血多，崩中去血多，金疮去血多，拔牙去血多。昏晕欲倒者，以水煎服。或先以漏血，腹内疼痛，加芍药、官桂，减半随手效。详见通用方

治妊娠因坠倒损胎，不转动，腹内疼痛，腰重及子死腹中不出，须臾三服，立下。

川芎一两

为细末，以热酒调服方寸匕，日三四服。

治妊娠因失所动，困绝。《千金方》亦治子烦

上取竹沥，饮一升立愈。

治妊娠从高坠下，腹痛下血，烦闷。

生地黄　益母草各一两　当归　黄芪各半两

上咬咀，每服四钱。水一盏，姜四片，煎至六分去滓，无时候。

《集验》疗妊娠二三月，上至七八月，顿仆失踞，胎动不安，伤损腰，腹痛欲死。若有所见，及胎奔上抢心、短气，下血不止方。

干地黄　当归　艾叶各二两　阿胶　川芎各三两

上以水七升煮取二升半，分作三服。腹痛甚加杜仲、五加皮各三两。一方无地黄，有甘草。一方无地黄，却用生姜自然汁一匙，地黄汁半合，马通半合，

煎成药去滓，入此再煎三沸，温服。一方有人参、白茯苓，水煎。

竹茹酒 治妊娠误有失坠，损筑胎疼痛。

青竹茹二合　好酒一升

煮三五沸，分作三服即安。

疗妊娠或因僵仆，胎动不安，脐腹疼痛。**秦艽汤**。出产科，方见前

疗妊娠偶有所伤，胎动不安，疼痛不可忍，兼治崩血，甚效。兼治子冒。又名子痫。**缩砂汤**

缩砂不以多少，和皮炒，令黑色。

一方用仁，熨斗内略炒，为细末，热酒调下二钱。不饮酒者，以米饮调下皆可。觉腹中热则胎已安矣。此方极效。温隐居云：神效不可尽述，仆用有效。

妊娠胎上逼心方论第八

夫妊娠将养得所，则气血调和。故儿在胎则安，当产亦易。若节适失宜，则血气乖理，儿在胎则亟动，至产育亦难。而子上逼于心者，由产难、用气力，胎动气逆，胎上冲逼于心者。凡胎上逼于心则闷绝，胎下乃苏。甚者至死也。

紫苏饮 治妊娠胎气不和，怀胎迫上，胀满疼痛，谓之子悬。兼治临产惊恐气结，连日不下。名七宝散，无芎。

当归三分　甘草一分　大腹皮　人参　川芎　陈橘皮　白芍药各半两　紫苏一两

上㕮咀，每服半两。水一盏，姜四片，葱白七寸，煎至七分，去滓，空心温服。

曾有一妇人，累日产不下，服催生药不验。许学士曰：此必坐草太早，心怀一点惧气，结而不行，然非顺不顺也。《素问》云：恐则气下。盖恐则精却，却则上焦闭，闭则气还，还则下焦胀，气乃不行矣。得此药一服便产。及妇人六七月子悬者，余用此数数有验。不十服，胎便近下。方出《本事》。

丁未六月间，罗新恩孺人黄氏有孕七个月，远出而归。忽然胎上冲心而痛，卧坐不安。两医治之无效，遂说胎已死矣。便将蓖麻子去皮研烂，加麝香调贴脐中以下之，命在垂危。召仆诊视，两尺脉沉绝，他脉平和。仆问二医者曰：契兄作何证治之？答曰：死胎也。何以知之。仆问之曰：此说出在何经？二曰无答。遂问仆曰：门下作何证治之？仆答曰：此子悬也。若是胎死，却有辨处。夫面赤舌青者，子死母活；面青舌青吐沫者，母死子活；唇口俱青者，母子俱死，是其验也。今面色不赤，舌色不青，其子未死，其证不安，冲心而痛，是胎上逼心，谓之子悬。宜紫苏饮子治，药十服，而胎近下矣。

当归汤 治妊娠胎动，荡心闷绝，烦躁口干，横生倒产，上冲下筑，迷闷，唇

口青黑，手足厥冷。产科名保安散。一方无草，有川芎、厚朴。《产宝方》有川芎。

当归　人参各一两半　阿胶一两，炒　甘草二两　连根葱白一握

上细剉，水二升，煎四味至升半，去滓，下葱再煎三合，温服一剂，分为二三服。

治胎上逼心，热痛下血。曲半斤捣碎，和热水绞取汁三中盏，无时，分温五服。

一方治胎动，腹痛连腰。用麦曲、新汲水调下。一方用神曲。大同小异。

治胎上逼心烦闷方。又治妊娠六七月已后，胎动困笃。葱白二七茎，浓煮汁饮之即安。若胎已死，服之即出，未死即安。未效再服。

治胎不顺，胎上逼心方。以乌犬血少少饮之，当下。

治妊娠遍身痛，或冲心欲死，不能饮食。

白术五两　黄芩二两　芍药四两

上水六升，煮取二升半，分为三服。缘胎有水致痛，兼易产。

文仲、葛氏疗妊娠卒胎上迫心痛方。取弩弦急带之，立愈。

妊娠忽然下黄汁如胶或如豆汁胎动腹痛方第九

疗妊娠忽然下黄汁如胶，或如豆汁，胎动腹痛。

粳米五升　黄芪六两

上以水七升，煎取二升，分为四服。

妊娠误服毒药伤动胎气方第十

夺命丸　专治妇人小产，下血至多，子死腹中。其人憎寒，手指、唇口、爪甲青白，面色黄黑。或胎上抢心，则闷绝欲死，冷汗自出，喘满不食；或食毒物；或误服草药，伤动胎气，下血不止。胎尚未损，服之可安；已死，服之可下。此方的系异人传授，至妙。

牡丹皮　白茯苓　桂心　桃仁制　赤芍药

上等分为末，以蜜丸如弹子大。每服一丸，细嚼淡醋汤送下。速进两丸，至胎腐烂腹中，危甚者立可取出。

治妇人服草药堕孕腹痛方男六德补遗

白扁豆生　去皮为细末，米饮调服方寸匕。若修制不及，浓煎服亦可。亦解男子、女子误中砒毒；亦治妇人赤白带下。要炒黄为末，米饮调下。

阿胶散　治妊娠不问月数深浅，或因顿仆，或因毒药，胎动不安，腰痛腹满。或有所下；或胎上抢心，短气力方。

熟地黄二两　白芍药　艾叶　当归　甘草　阿胶　黄芪各一两，一方有川芎

上㕮咀，每服半两。水一大盏，姜三片，枣一个，煎至七分，去滓温服，无时。

妊娠心痛方论第十一

夫妊娠心痛者，多是风邪痰饮乘于心之经络，邪气搏于正气，交结而痛也。若伤心正经而痛者，为真心痛。心为帝王之官，统领诸脏，不可受邪。邪若伤之，朝发夕死。若伤心支别络而痛者，则乍安乍甚，休作有时也。妊娠之人，或有病而痛不已者，气乘胞络，伤损子脏也，则令胎动。凡胎转移，则多不安，不安而动于血者，则血下也。

川芎当归汤　治妊娠卒心痛、气欲绝方。方出《产宝》

川芎　当归　茯苓　厚朴制，各等分

上水六升，煎取二升，分为三服。忌如前。

《雷公炮炙论》云：心痛欲死，急觅延期。

白术汤　治妊娠卒心痛，欲死不可忍者。出《古今录验》

白术二两　赤芍药二两　黄芩一两半

上切，以水六升煮，取二升半，分三服，半日令尽，微下水，令易生。忌桃李、雀肉。

《千金》疗妊娠心痛。

青竹茹一升　羊脂八两　白蜜三两

上三味合煎，每服枣核大三枚。食前顿服，日三服。

又方

青竹茹一升　酒二升

煮取一升半，去滓，分温顿服。

又方　破鸡子一枚，调酒服之。

又方　大麻子三升，研，水八升，煮取五升，分为五服。

又方

橘皮二两　豆豉二两

上为细末，炼蜜丸如梧桐子大。温水下二七丸，无时候。四方出《外台秘要》

妊娠心腹痛方论第十二

夫妊娠心腹痛者，或由宿有冷疹，或新触风寒，皆由脏虚而致发动也。邪正相击，而并于气，随气上下冲于心，则心痛；下攻于腹，则腹痛，故令心腹

痛也。妊娠而痛者，邪正二气交攻于内，若不时差者，其痛冲击胞络，必致动胎，甚则伤堕也。又云：妊娠心腹疼痛，多是风寒湿冷，痰饮与脏气相击，故令腹痛。攻伤不已，则致胎动也。

当归芍药散 治妊娠腹中绞痛，心下急痛，及疗产后血晕，内虚气乏，崩中，久痢，常服通畅血脉，不生痈疖，消痰养胃，明目益津。

白芍药半斤 当归 茯苓 白术各二两 泽泻 川芎各四两。一方川芎只两半

上为细末，每服二钱，食前温酒调服。

《元和纪用经》云：本六气经纬，元能祛风，补劳，养真阳，退邪热，缓中，安和神志，润泽容色，散邪寒、瘟瘴时气。安期先生赐李少君久饵之药，后仲景增减为妇人怀妊腹痛方。本方用芍药四两、泽泻、茯苓、川芎各一两，当归、白术各二两，亦可以蜜丸服。出《三因方》

治妊娠心腹痛，不可忍方。

盐一斤，烧令赤

上以两指取一撮，酒调服。

疗妊娠先患冷气，忽中心腹痛如刀刺。

川芎 人参 茯苓 吴茱萸 苦梗 当归各三两 厚朴制 芍药各二两

上㕮咀，以水九升，煎取三升，分三服，气下即安。

疗妊娠患腹痛，并胎动不安。

葱白切，一升 人参 厚朴 阿胶 川芎各二两 当归三两

上㕮咀，以水七升，煎取三升，分作三服。

一方有甘草，无厚朴、川芎。

香术散 治妊娠五个月已后，常胸腹间气刺满痛，或肠鸣，以致呕逆减食。此由喜、怒、忧、虑过度，饮食失节之所致。蔡元度宠人有子，夫人怒欲逐之，遂病。医官王师处此方，三服而愈。后用果验。

广中莪术一两，煨 丁香半两 粉草一分

上为细末，空心，盐汤点服一大钱，觉胸中如物按下之状。

草豆蔻散 治妊娠心腹常痛，吃食减少，四肢不和，全不入食。

草果仁想是草豆蔻 陈橘皮 干地黄 白术各一两 川芎三分 当归炒 桂心 干姜 木香各半两

上为细末，每服四钱。水一盏，枣二枚，煎至六分，热服。

阿胶散 治妊娠胎动，腹中疠痛，不思饮食。

白茯苓　白术　川芎　阿胶各三分，炒　当归炒　陈皮各一两　甘草一分

上咬咀，每服三钱。水一盏，姜三片，枣一个，煎至七分，去滓温服。

治妊娠四五月，忽心腹绞痛。

大红枣十四枚

烧存性，为末，以童子小便调下。

治妊娠胎动欲落，腹痛不可忍。

上等银一斤　茅根二升，去黑皮

以水九升，煮取二升，入清酒一升，同煎茅根，取二升，分为三服，立安。

《古今录验》疗妊娠腹内冷痛，忽胎动。

薤白一升　当归切，四两

上以水五升，煮取二升，作三服。亦将小便服。将去一炊顷出。

《千金》疗妊娠腹中痛方

生地黄三斤

捣取汁，酒一升合煎，减半，顿服愈。

妊娠中恶方论第十三

夫妊娠人忽然心腹刺痛，闷绝欲死者，谓之中恶。言邪恶之气中胎，伤于人也。所以然者，血气自养，而为精神之主，若气血不和则精神衰弱，故邪毒之气得以中之。妊娠之病，亦致损胎也。

当归散　治妊娠中恶，心腹疞痛。

当归　丁香　川芎各三两　青橘皮二两　吴茱萸半两，去梗，汤泡三次，炒黑

上为细末，无时，温酒调一钱。

又方

生干地黄一两　枳壳　木香各三分

上为细末。每服一钱，酒调下。

又方

苦梗一两，细剉，略炒　姜半两

煎服。

妊娠腰腹及背痛方论第十四

论曰：肾主腰足，因劳伤损动，其经虚则风冷乘之，则冷气乘虚入腹，则腹痛，故令腰腹相引而痛。其痛不止，多动胎气。妇人肾以系胞，妊娠而腰痛

甚者，则胎堕也。

疗妊娠气壅攻腰，痛不可忍，兼治腹痛。**当归散**

当归三两　阿胶　甘草各二两　葱白一升

上细剉，以水七升，煮取三升，去滓，分温五服。

紫酒　治妊娠腰痛如折。

大黑豆二合

炒令香熟，以酒一大盏，煮取七分，去豆，空心顿服。

通气散　治妊娠腰痛，状不可忍。此药神妙。

破故纸不以多少，瓦上炒令香熟，为末；嚼核桃肉半个，空心，温酒调下二钱。

疗妊娠腰背痛，反复不得。

鹿角长六寸，烧令赤，酒中淬，再烧再淬，以角碎为度。取酒饮之。鹿角为末服亦可。

疗妊娠腰疼痛不可忍，或连胯痛。先服此散

杜仲四两　五加皮　阿胶炙　防风　金毛狗脊　川芎　北细辛　白芍药　草薢各三两　杏仁八十枚，去皮尖，炒

上咬咀，以水九升煮取二升，去滓下胶，作三服。

疗妊娠三二月，腰痛不可忍者。次服此丸

续断　杜仲各十分　芎䓖　独活各三两　狗脊　五加皮　草薢　芍药　薯蓣　诃子肉各半两

上为末，炼蜜丸如梧桐子大。空心，酒下四十丸，日三服。

疗触动胎以致腰痛、背痛。

杜仲　五加皮　当归　芍药　人参　川芎　草薢各三两

上细剉，以水七升煮取二升半，分温三服。

疗妊娠三二月及七八月，胎动不安，或腰肚痛及下血。

川芎　当归各四两　艾叶　阿胶各二两　甘草一两

上细剉，以水五升煮取二升，去滓，分温三服。

大地黄丸　治产前产后腰腹痛，一切血疼。《信效方》治血气虚，四肢不举，骨髓热疼。

熟地黄二两　乌梅肉　当归各一两

上为细末，炼蜜丸如弹子大。每服一丸，白汤嚼下，空心。

《广济》疗妊娠胎动，腰痛及下血，安胎。方见前妊娠卒然下血方论中

小品苎根汤 疗损动胎，腰腹痛，去血，胎动向下方。

生干地黄 苎根各二两 当归 芍药 阿胶 甘草各一两

上细切，以水六升，煮取二升，去滓，内胶煎烊，分温三服。忌海藻、芜荑。

《救急》疗胎动去血，腰腹痛。方见前第四论中

妊娠小腹痛方论第十五

论曰：妊娠小腹痛者，由胞络宿有风冷，而妊娠血不通，冷血相搏故痛甚，亦令胎动也。

疗妊娠被惊恼，胎向下不安，小腹痛连腰，下血。**当归散**

当归 川芎各八分 阿胶炙 人参各六分 艾叶四分 大枣二十个 茯苓十分

上细切，以水四升煮取二升，温分三服。

妊娠心腹胀满方论第十六

夫妊娠心腹胀满者，由腹内夙有寒气，致令停饮，妊娠重因触冷饮发动，与气相干，故令心腹胀满也。

仓公下气汤 治妊娠心腹胀满，两胁妨闷，不下饮食，四肢无力。

羌活 赤芍药 甘草 槟榔 青皮 大腹皮 陈皮 赤茯苓 半夏 桑白皮 桂心各半两 紫苏茎二两

上咬咀，每服三钱重。水一盏，姜五片，枣二个，煎至七分，去滓温服，无时候。

与《局方》分心气饮大同小异，加灯心煎。

诃梨勒散 治妊娠心腹胀满，气冲胸膈，烦闷，四肢少力，不思饮食。

诃梨勒 赤茯苓 前胡各一两 陈皮 大腹皮 桑白皮各三分 枳壳 川芎 白术各半两

上为粗末，每服四钱。水一盏半，姜三片，枣二个，煎至七分，去滓温服，无时候。

治妊娠心下急，气满切痛。

赤茯苓六分 桑白皮五分 前胡四分 郁李仁 槟榔各三分

上为细末，以水一升，煮取一半，去滓，夜卧服。

《局方》枳壳散及保气散亦妙。方见十六卷第三论

紫苏散亦妙。方见前胎上逼类

卷之十三

妊娠数堕胎方论第一

夫阳施阴化，故得有胎。荣卫调和，则经养周足，故胎得安，则能成长。若血气虚损者，子脏为风寒所苦，则血气不足，故不能养胎，所以数堕胎也。其妊娠腰疼者，喜堕胎也。

《千金》疗妊娠二个月数堕胎法。

灸膝下一寸，七壮。

又方 赤小豆为末，酒调方寸匕，日二服。亦治妊娠数月，月水尚来。

《删繁方》疗妊娠怀胎数落而不结实，或冷或热，百病之源。

甘草 黄芪 人参 川芎 白术 地黄 吴茱萸各等分。一方有当归、干姜

上为末，空心，温酒调二钱。忌菘菜、桃、李、雀肉、醋物。《经心录》同

《广济》疗妇人怀妊数伤胎方

鲤鱼二斤 粳米一升

上二味如法作臛，少着盐，勿着葱、豉、醋，食之甚良。一月中须三遍作效，安稳无忌。《集验》、文仲、《备急》、崔氏、《延年》方同

经心录紫石英丸 主风冷在子宫，有子常落。或始为妇，便患心痛，乃成心疾，月水都未曾来，服之肥悦，令人有子方。

紫石英 天门冬去心 五味子各三两 乌头炮 卷柏 乌贼鱼骨 云母烧，研 禹余粮 当归 川椒如常制 桑寄生 石楠叶各一两 泽泻 杜仲 远志去心 苁蓉 桂心 甘草 石斛 人参 辛夷 柏子仁各二两

上为末，炼蜜为丸如梧桐子大。温酒下二十九至三四十九。《千金方》同

疗妊娠数堕胎。皆因气血虚损，子脏风冷，致胎不坚固，频有所伤。宜服**卷柏丸**。

卷柏 钟乳粉 鹿角胶炒 紫石英飞 阳起石飞 桑螵蛸炒 禹余粮煅，研，飞 熟地黄各一两 桂心 川牛膝 桑寄生 北五味 蛇床子 牡丹皮 杜仲 川芎 当归各三分

上为末，炼蜜丸如梧桐子大。每服三四十丸，空心，温酒吞下。

妊娠胎不长养方论第二

夫妊娠之人，有宿痾挟疾而后有娠。或有娠时，节适乖理，致生疾病，并令脏腑衰损，气力虚羸，令胎不长。故须服药，去其疾病，益其气血，以扶养胎也。

《集验》治妇人怀胎不长方

鲤鱼长一尺者，去肠、肚、鳞

以水渍没，内盐及枣，煮令熟，取汁稍稍饮之。当胎所腹上，当汗出如牛鼻状。虽有所见，胎虽不安者，十余日辄一作。此令胎长大，甚平安。

《古今录验》疗妊娠养胎。**白术散**

白术　川芎各四分　川椒炒出汗，三分　牡蛎煅，二分

上四味为细末，酒调一钱匕，日三夜一。

但苦痛，加芍药。心下毒痛，倍加川芎。吐唾不能饮食，加细辛一两，半夏大者二十枚服之。复更以浆水服之。若呕，亦以醋浆水服之。复不解者，小麦汁服之。已后其人若渴者，大麦粥服之。病虽愈，尽服之勿置。裴伏《仲景方》忌雀肉、桃李。

疗妊娠胎不长。宜服安胎和气、思食、利四肢。**黄芪散**

黄芪　白术　陈皮　麦门冬　白茯苓　前胡　人参各三分　川芎　甘草各半两

上㕮咀，每服三钱。水一盏，姜三片，枣一枚，煎至七分，去滓温服。

疗妊娠胎不长。宜服**养胎人参丸**

人参　白茯苓　当归　柴胡　刺蓟　厚朴　桑寄生各一两　枳壳三分　甘草半两

上为细末，炼蜜为丸如梧桐子大。每服二十丸。食前温水吞下。

白术丸　调补冲任，扶养胎气。治妊娠宿有风冷，胎痿不长；或失于将理，伤动胎气，多致损堕娠孕。常服益气，保护胎脏。

白术　川芎　阿胶炒　地黄炒令六分焦　当归去尾，炒，各一两　牡蛎煅为粉，二分　川椒三分，如常制

上为末，炼蜜为丸如梧子大。空心，米饮吞三四十丸。酒、醋汤亦可。

妊娠胎动安不得却须下方论第三　妊娠得病，欲去子方附

夫妊娠羸瘦，或挟疾病，脏腑虚损，气血枯竭，既不能养胎，致胎动而不

坚固，终不能安者，则可下之，免害妊妇也。

疗胎动安不得，尚在腹，母欲死，须以**牛膝汤**下之。

牛膝去苗，剉，半两　水银二两　朱砂二两半，研

上以水五大盏，煮牛膝，可得一半，去滓，即以蜜和朱砂及水银，研如膏。每服以牛膝汁一小盏调下半匙，顿服。

治妊娠母因疾病胎不能安，可下之。**桂心散**

桂心　瓜蒌　牛膝　瞿麦各二两　当归一两

上咬咀，每服四钱。水一盏，煎至七分，空心，去滓服。

又方

瞿麦　桂心各一两　牛膝二两　蟹爪二合

上为细末，空心，温酒调一钱服。

又方

牛膝一握

上细捣，以无灰酒一大盏，煎取七分，温二服。

又方　取七月七日法曲四两，水二大盏，煎取一盏三分，绵滤去滓，分温三服，立下。

《小品》疗妊娠得病，须去胎方。

麦蘖一升

为末，和煮二升，服之即下，神效。

文仲疗妊娠得病，欲去胎方。

取鸡子一枚，以三指撮盐置鸡子中，服之立出。与阮河南疗产难同，《千金》《经心录》同。

妊娠堕胎后血下不止方论第四

夫堕胎后，复损于经脉，经脉既虚，故下血不止也。下血多者，便致烦闷，乃至死矣。

治妊娠损动，下血不止，腹痛，宜服此方。

阿胶一两，炒　艾叶半两

上以水一大盏，煎至六分，去滓温服，空心。

治妊娠损动，下血不止。

甘草一两，炙　阿胶二两，炒　鸡子一枚

上细剉，以水二大盏，煮甘草一盏三分，去滓。下鸡子及阿胶，候胶消，

搅令停。无时，分温三服。

《广济》疗因损娠，下恶血不止。**龙骨散**

龙骨　当归　地黄各八分　艾叶四分，炒　地榆　阿胶　芍药　干姜各六分　蒲黄五分　牛角䚡炙焦，十分

上为细末，食前，粥饮调下二钱。

治妊娠堕胎，下血不尽，苦烦满欲极，时发寒热，狂闷方。

鹿角屑一两，熬

上以水一盏，煎豉一合，取汁六分，分为三服，调鹿角屑二钱服，日三服。须臾血下。《古今录验》同

《千金》疗落胎，下血不止方。

上以生地黄汁一小盏，调代赭末一钱，日三服。

治妊娠下血，疼痛不止方。亦治小便不禁。

上以家鸡翎烧灰细研，以温酒调下二钱。如人行五里再服，以效为度。

《千金》疗妊娠胎堕，下血不止方。

丹参一味十二两

上细切，以酒五升煮取三升，分三服。

《救急》疗损娠方。

上取朱砂末一钱匕，生鸡子三颗，取白和朱砂顿服。胎若死，即出；如未死，即安。

妊娠日月未足欲产方第五

集验知母丸　治日月未足而痛，如欲产者。兼治产难及子烦。

知母一味，为细末，炼蜜丸如鸡头大。温酒嚼下，日三服。《千金》、崔氏、《小品》同。一方丸如梧桐子大。粥饮下二十丸。

槐子丸　治妊娠月数未足而似欲产腹痛者。

槐子　蒲黄等分

上为末，蜜丸如梧子大。温酒下二十丸，以痛止为度。

又方　取蒲黄如枣核大。筛过，以井花水调服。

又方　梁上尘　灶突煤

上二味为细末，空心，酒服方寸匕。

断产方论第六

论曰：欲断产者，不易之事。虽曰天地大德曰生，然亦有临产艰难；或生

育不已；或不正之属，为尼为娼，不欲受孕而欲断之者，故录验方以备所用。然其方颇众，然多有用水银、虻虫、水蛭之类，孕不复怀，难免受病。此方平和而有异验，列具于后。

《小品方》疗妇人断产验方《千金翼》《外台秘要》同

故蚕纸，方圆一尺，烧为末，酒饮调服，终身不复怀孕也。

疗妊娠欲去之，并断产方。

瓜蒌　桂心各二两　豉一升

上三味切，以水四升煮取一升半，分服之。

又方　附子二枚为末，以淳苦酒和涂右足，去之大良。

《千金》断产方　油煎水银，一日方息。空心，服如枣大一丸，永断不损人。

《广济》落胎方

瓜蒌根四两　肉桂五两　牛膝三两　瞿麦一两

上切，以水七升煎二升三合，去滓，温分三服。服后如人行五里，又进一服，无忌。

《小品》疗羸人欲去胎方

粉草　干姜　人参　川芎　生姜　肉桂　蟹爪　黄芩

上八味，等分细切，以水七升，煮取二升，分三服。忌海藻、菘菜、生葱。

《千金》欲去胎方

大曲五升，清酒一斗，煮二沸去滓，分五服。隔宿勿食，旦再服。其子如糜，令母肥盛，无疾苦。《千金》不传

妊娠咳嗽方论第七

夫肺感于寒，寒伤于肺，则成咳嗽也。所以然者，肺主气而外合皮毛，毛窍不密，则寒邪乘虚而入，故肺受之也。五脏六腑俱受气于肺，以其时感于寒而为嗽也。秋则肺受之，冬则肾受之，春则肝受之，夏则心受之。其诸脏嗽不已，则传于腑。妊娠病久不已者，则伤胎也。

疗妊娠心膈痰毒壅滞，肺气不顺，咳嗽头疼。**款冬花散**

款冬花　麻黄　贝母煨　前胡　桑白皮　紫菀各半两　旋覆花　白术　甘草各一分　石膏一两

上㕮咀，每服四钱。水一盏，姜三片，煎至七分，去滓温服，食后。

治妊娠肺壅咳嗽，喘急不食。**桔梗散**

天门冬_{去心，一两}　桑白皮　苦梗　紫苏_{各半两}　赤茯苓_{一两}　麻黄_{去节，三分}
贝母　人参　甘草_{各半两}

上㕮咀，每服四钱。水一盏，姜三片，煎至七分，去滓，不拘时候服。

治妊娠胎气壅滞，咳嗽喘急。**马兜铃散**

马兜铃　苦梗　人参　甘草　贝母_{各半两}　陈皮_{去白}　大腹皮　紫苏　桑白
皮_{各一两}　五味子_{七分半}

上㕮咀，每服四钱。水一盏，姜三片，煎至七分，去滓，无时温服。

麻黄散　治妊娠外伤风冷，痰逆，咳嗽不食。

麻黄　陈皮　前胡_{各一两}　半夏　人参　白术　枳壳　贝母　甘草_{各半两}

上㕮咀，每服四钱。葱白五寸，姜半分，枣三个，水一盏，煎至六分，去
滓温服。

百合散　治妊娠咳嗽，心胸不利，烦闷不食。

川百合　紫菀　麦门冬　苦梗　桑白皮_{各一两}　甘草_{半两}

上㕮咀，每服四钱。水一盏，竹茹一分，煎至六分，去滓，入蜜半匙，更
煎三两沸，不拘时温服。

紫菀汤　治妊娠咳嗽不止，胎不安。六方出产科

甘草　杏仁_{各一分}　紫菀_{一两}　桑白皮_{一分}　苦梗_{三分}　天门冬_{一两}

上㕮咀，每服三钱。水一盏，竹茹一块，煎至七分去滓，入蜜半匙，再煎
二沸，温服。

疗妊娠咳嗽方

以车轩烧赤投酒中，候冷饮之，良。

疗妊娠伤寒，涎多咳嗽。

知母　杏仁　天门冬　桑白皮_{等分}

上㕮咀，每服三钱。水一盏，煎至七分，去滓服。

妊娠喘嗽不止，宜服《局方》华盖散，稳重而有效。

妊娠吐血衄血方论第八

论曰：夫妊娠吐血者，皆由脏腑所伤。为忧、思、惊、怒皆伤脏腑。气逆
吐血，吐血而心闷胸满未欲止，心闷甚者死。妊娠病此，多堕胎也。

局方必胜散　有效，治吐血不止。

马勃，用生布擦为末，浓米饮调下。昌黎先生云：牛溲、马勃、败鼓之皮，俱收
并蓄，待用无遗者，医师之良也。

白茅花汤 治鼻衄，以白茅花浓煎汁服。亦可就第七卷吐血方中选用。

妊娠子烦方论第九

论曰：妊娠若烦闷者，以四月受少阴君火气以养精；六月受少阳相火气以养气。若母心惊胆寒，多有烦闷，名曰子烦也。《产宝》云：夫妊娠而子烦者，是肺脏虚而热乘于心，则令心烦也。停痰积饮在心胸之间，或冲于心，亦令烦也。若热而烦者，但热而已；若有痰饮而烦者，呕吐涎沫，恶闻食气，烦躁不安也。大抵妊娠之人，既停痰积饮，又虚热相搏，气郁不舒；或烦躁，或呕吐涎沫，剧则胎动不安，均谓之子烦也。

竹叶汤 治子烦。

防风　黄芩　麦门冬各三两　白茯苓四两

上㕮咀，每服四钱。水一盏，竹叶数片，煎至七分，去滓温服。忌酢物。《外台秘要》有竹沥三合，无竹叶，名竹沥汤。《指迷》同。一方无黄芩，有知母。

又方　时时饮竹沥，随多少。

疗妊娠烦躁，或胎不安。**竹茹汤**

淡青竹刮茹，一两

上以水一大升，煮取四合，徐徐服尽为度。

麦门冬散 治妊娠心烦愦闷，虚躁吐逆，恶闻食气，头眩，四肢沉重，百节疼痛，多卧少起。

麦门冬　子芩　赤茯苓各一两　柴胡　赤芍药　陈皮　人参　苦梗　桑寄生　甘草　旋覆花各半两　生地黄二两

上为粗末，每服四钱。水一盏，姜半分，煎至六分去滓，无时温服。

又方

麦门冬　苎根各二两　黄芩　茯神各一两　甘草炙，一分　犀角屑半两

上㕮咀，每服四钱。水一盏，生地黄一分，淡竹叶二七片，煎至六分，去滓温服。

柴胡散 治妊娠心烦，头目昏重，心胸烦闷，不思饮食或呕吐。

柴胡一两半　赤茯苓　麦门冬各一两　枇杷叶去毛　人参　橘红　甘草各半两

上㕮咀，每服四钱。水一盏，姜三片，煎至七分，去滓温服。

人参散 治妊娠热气乘于心脾，津液枯少，烦躁壅热，口舌干渴。

人参　麦门冬　赤茯苓　地骨皮　家干葛　黄芩　犀角屑各三分　甘草半两

上㕮咀，每服三钱。水一盏，煎至六分，去滓温服。

治妊娠子烦，口干不得卧。**黄连汤**

黄连 去须

上为细末，每服一钱，粥饮调下。酒蒸黄连丸亦妙。

治妊娠心烦，热不止。

葱白 一握　豉 二合

上以水二大盏，煎取一盏半，去滓，温分三服。

益母丸　治妊娠因服药致胎气不安。有似虚烦不得卧者，巢氏谓之子烦也。

知母 一两，洗，焙

上为细末，以枣肉为丸如弹子大。每服一丸，细嚼，煎人参汤送下。

次见医者，不识此证，作虚烦治之，损动胎气宜矣。有识者，亦见有药也。产科郑宗文得于陈藏器《本草拾遗》中也，用之良验。方出《产乳》

妊娠烦躁口干方论第十

夫足太阴，脾之经也，其气通于口；手少阴，心之经也，其气通于舌。若妊娠之人，脏腑气虚，荣卫不理，阴阳隔绝，热气乘于心脾，津液枯少，故令心烦而口干也。愚考此证，与子烦大同小异，其方亦可就子烦中通用。益母丸亦妙。

升麻散　治妊娠壅热，心神烦躁，口干渴逆。

川升麻　黄芩　人参　麦门冬　栀子仁　柴胡　茯神　栝楼根　犀角屑 各一两　知母　甘草 各半两

上㕮咀，每服四钱。水一盏，煎至六分，去滓温服。

知母散　治妊娠烦躁闷乱，口干及胎脏热。

知母　麦门冬　甘草 各半两　黄芪　子芩　赤茯苓 各三分

上㕮咀，每服四钱。水一盏，煎至七分，去滓，入竹沥一合，更煎二沸，温服。

葛根散　治妇人妊娠数月，胸膈烦躁，唇口干渴，四肢壮热，少食。

葛根 不用野葛　黄芩　人参　萎蕤　黄芪　麦门冬　甘草 等分，㕮咀

上每服四钱。水一盏，竹茹一块如钱大，煎至七分，去滓温服，无时。

人参黄芪散　治妊娠身热，烦躁口干，食少。

人参　黄芪　家葛根　秦艽　麦门冬 各一两　知母 三分　甘草 半两　赤茯苓 一两

上㕮咀，每服四钱。水一盏，姜三片，淡竹叶二七片，煎至六分，去滓温服。

卷之十八

产后门

产难既明，须知产后疾病，故以次之。

产后将护法第一 周颋论并在其中

论曰：凡妇人生产毕，且令饮童子小便一盏，不得便卧，且宜闭目而坐，须臾方可扶上床仰卧，不得侧卧，宜立膝，未可伸足。高倚床头，厚铺茵蓐，遮围四壁，使无孔隙，免被贼风。兼时时令人以物从心撺至脐下，使恶露不滞，如此三日可止。仍不可令多卧，如卧多，看承之人宜频唤醒。旧说产妇分娩了，三日方可上床。若三日上床，则必就是睡卧，又岂可令产妇近地气乎？才生产毕，不得问是男是女，且先研醋墨三分服之。一法云不可服醋墨，有伤肺经成咳嗽之戒，诚过虑也。然醋墨本破凝结之血，然不可用太酽之醋，仍不可太多，即不至伤肺。然所在皆同，亦有不吃者。更产后三日内，令产妇尝闻醋炭气，或烧干漆烟。若无干漆，以破旧漆器烧之，以防血逆、血迷、血运不省之患。夏月宜于房门外烧砖，以醋沃之置于房中。夏月房中不须著大火及煮粥、煎药之类。分娩之后，须臾且食白粥一味，不可令太饱，频小与之为妙，逐日渐增之。煮粥时须是煮得如法，不用经宿者，又不可令温冷不调，恐留滞成疾，仍时与童子小便一盏饮之。亦须先备小便，若遇夏月以薄荷养之。新产后不问腹痛不痛，有病无病，以童子小便，以酒和半盏温服，五七服妙。一腊七日也之后，方可少进醇酒并些小盐味。一法才产不得与酒，缘酒引血进入四肢，兼产母脏腑方虚，不禁酒力，热酒入腹，必致昏闷。七日后少进些酒，不可多饮。如未出月，间欲酒吃或服药者，可用净黑豆一升，炒令烟出，以无灰酒五升浇淋之，仍入好羌活一两洗净拍破，同浸尤妙。当用此酒下药，或时时饮少许，可以避风邪、养气血、下恶露、行乳脉也。如产妇素不善饮酒，或夏月之间，亦不须强饮。一腊之后，恐吃物无味，可烂煮羊肉或雌鸡汁，略用滋味作粥饮之。或吃烂煮猪蹄肉，忌母猪及白脚猪肉。不可过多。今江浙间产妇多吃熟鸡子，亦补益，亦风俗也。三月之后方可少食温面。食面早，成肿疾。凡吃物过多，恐成积滞。若未满月，不宜多语、喜笑、惊恐、忧惶、哭泣、思虑、恚怒、强起离床行动、久坐；或作针线，用力工巧，恣食生冷、黏硬果菜、肥腻鱼肉之物；及不避风寒，脱衣洗浴，或冷水濯。当时虽未觉大损，满月之后即成蓐劳。手脚及腰腿酸重冷痛，骨髓间飕飕如冷风吹，继有名医亦不能疗。大都产妇将息，须是满百日方可平复。大慎！触犯此，多致身体强直如角弓反张，名曰蓐风，遂致不救。又不得夜间独处，缘去血心虚，恐有惊悸，切宜谨之。所有血衣洗濯，不得于日中晒曝，免致邪祟侵伤。又不得濯足，恐血气攻下；又不得刮舌伤心、刷齿及就下低头，皆成血逆、血运，此产家谨护之常法也。满月之后，尤忌任意饮食，触冒风寒、恣意喜怒、梳头用力、高声、作劳工巧、房欲详见产后通用方第一及上高厕便溺之类。如此节养，摄至百晬，始得血气调和，脏腑平复，自然安贴。设不依此，即致产后余疾矣。小可虚羸，失于将补，便成大患，终身悔而不及。或有诸疾，不论巨细，后并有方药医疗；不得信庸医妄投药饵。经云：妇人非止临产须忧，产后大须将理，慎不得恃身体和平取次为之。乃纵心恣意，无所不为。若有触伤，便难整理。犯时微若秋毫，感病重如山岳。知命者可不谨之。

产后调理法第二

若产后将息如法，四肢安和无诸疾苦，亦须先服黑神散四服；亦略备补益丸散之类，不可过多。又恐因药致疾，不可不戒。如四物汤、四顺理中丸、内补当归丸、当归建中汤。或产妇血盛，初经生产觉气闷不安者，调七宝散在十九卷第二论中服之，若宁贴不须服。若三日后觉壮热头痛、胸膈气刺者，不可便作伤寒、作风治之，乳脉将行，宜服玉露散一二服。如无此证不须服。若因床帐太暖，或产妇气盛，或素多喜怒，觉目眩晕如在舟车，精神郁冒者，此是血晕，即须服血晕药一二服止。方见第五论。仍须看承之人照管问当也。或觉粥食不美，虚困，即服四顺理中丸一二服。若不如此，不须服。若于两三日间，觉腹中时时撮痛者，此为儿枕作痛，必须服治儿枕药一二服。方见第二十卷。若大便秘或小便涩，切不可服通利药，以其无津液故也。若投通利之药，则滑泄不禁，不可治也，切须戒之！若秘甚，必欲通利，方可服和缓药即通。方见二十三卷第二论

产后通用方论第三

《千金》云：凡产后满百日乃可会合，不尔，至死虚羸，百病滋长，慎之。凡妇人患风气，脐下虚冷，莫不由此早行房故也。凡产后七日内恶血未尽，不可服汤，候脐下块散，乃进羊肉汤。有痛甚切者，不在此例。候两三日消息，

可服泽兰丸，比至满月，丸药尽为佳。不尔，虚损不可平复也。至极消瘦不可救者，服五石泽兰丸补之。服法必七日外，不得早服也。凡妇人因暑月产乳，取凉太多向风冷，腹中积聚，百病竟起，迄至于死，百方疗不能差，桃仁煎主之，出蓐后服之。妇人纵令无病，每致秋冬须服一二剂，以至年内常将服之佳。

黑神散　治妇人产后恶露不尽，胞衣不下，攻冲心胸痞满；或脐腹坚胀撮痛，及血晕，神昏眼黑、口噤，产后瘀血诸疾，并皆治之。

熟干地黄　蒲黄炒　当归　干姜炮　桂心　芍药　甘草各四两　黑豆炒，去皮，半升

上为细末，每服二钱。酒半盏，童子小便半盏，同煎调服。

乌金散　治产后十八疾方论。方与《局方》黑神散同。有人选集为歌诀十八首，言语鄙俚，故不录。

一曰产后因热病，胎死腹中者何？但服乌金散。

二曰产难者何？但服乌金散。

三曰产后胞衣不下者何？但服乌金散。

四曰产后血晕者何？但服乌金散。

五曰产后口干心闷者何？但服乌金散。

六曰产后乍寒乍热者何？但服乌金散。

七曰产后虚肿者何？但服乌金散兼朱砂丸。

八曰乍见鬼神者何？但服乌金散。

九曰产后月内不语者何？但服乌金散。

十曰产后腹内疼痛兼泻者何？但服乌金散，兼用止泻调气药。

十一曰产后遍身疼痛者何？但服乌金散。

十二曰产后血崩者何？但服乌金散。

十三曰产后血气不通，咳嗽者何？但服乌金散。

十四曰产后乍寒乍热，心痛，月候不来者何？但服乌金散。

十五曰产后腹胀满，呕逆不定者何？但服乌金散，次服朱砂丸三二日，炒生姜，醋汤下七丸。

十六曰产后口鼻黑气及鼻血者何？论同此证，不可治。

十七曰产后喉中气喘急者何？论同十，死不治。

十八曰产后中风者何？但服乌金散。

已上论与郭稽中二十一论问答同，故不详录。

桃仁煎 疗万病，妇人产后百病诸气方。

桃仁一千二百枚，去皮尖及双仁，熬令黄色

上一味捣令极细，熟，以上等酒一斗五升，研三四遍，如作麦粥法，以极细为佳。纳小长颈瓷瓶中密塞，以面封之。纳汤中煮一复时，不停火，亦勿令火猛，使瓶口常出在汤上，勿令没之，熟讫出。温酒服一合，日再服。丈夫亦可服。

千金增损泽兰丸 疗产后百病，理血气，补虚劳。

泽兰 甘草 当归 川芎各七分 附子炮 干姜 白术 白芷 桂心 北细辛各四分 北防风 人参 牛膝各五分 柏子仁 熟地黄 石斛各六分 厚朴 藁本 芜荑各二分 麦门冬去心，八分

上二十味为末，炼蜜丸如梧桐子大。温酒下二十丸。

产后醋墨方

松烟墨不拘多少，用炭火煅通红，以米醋淬之，再煅再淬，如此七度。

研令极细，用绢罗过，才产了吃醋墨二钱，用童子小便调下。

四味汤 疗产后一切诸疾。才分娩吃一服尤妙。

当归心膈烦加半钱 延胡索气闷喘急加半钱 血竭恶露不快加半钱 没药心腹撮痛加半钱，各等分

上为细末，每服各炒半钱，用童子小便一盏，煎至六分，通口服。

玉露散 治产后乳脉行，身体壮热疼痛，头目昏痛，大便涩滞，悉能治之。凉膈、压热、下乳。

人参 白茯苓 甘草各半两 苦梗炒 川芎 白芷各一两 当归一分 芍药三分

上为细末，每服二平钱。水一盏，煎至七分，温服。如烦热甚，大便秘者，加大黄二钱半。

地黄煎 治产后诸疾。

生地黄汁 生姜汁各一升 藕汁半升 大麻仁三两，去壳为末

上和停，以银器内慢火熬成膏，温酒调半匙服。更以北术煎膏半盏，入之尤佳。

《产宝》方无麻仁，用白蜜。治产后虚惫、盗汗、呕吐。

理中丸 治新产血气俱伤，五脏暴虚，肢体羸瘦，乏气多汗，才产直至百

晬日常服。壮气补虚，和养脏气，蠲除余疾，消谷嗜食。

甘草二两，一方三两　　白术　人参　干姜各一两

上为细末，炼蜜为丸如梧桐子大。温米饮下三十丸，空心服。才产了，以童子小便打开点服，七日内，日三服。

《产乳方》云：此乃大理中丸加甘草两倍耳，然其功比之四味等分大，故不同。盖取甘味以缓其中，而通行经络之功最胜者也。此产妇月内不可缺者，出月不须服矣。

古方中有妇人补益之药，如大泽兰丸、小白薇丸、熟干地黄丸、大圣散之类，其药味稍众，而中下之家、村落之地卒何以致？且药肆中少有真者，不若以四顺理中丸易之，较其功比泽兰丸之类主治颇多也。

黑龙丹　治产后一切血疾，产难，胎衣不下，危急恶疾垂死者。但灌药得下，无不全活，神验不可言。

当归　五灵脂　川芎　良姜　熟地黄各一两

上细剉，以沙合盛，赤石脂泯缝纸筋，盐泥固济；炭火十斤，煅令通赤，去火候冷，取开看成黑糟色，取出细研，却入后药。

百草霜五两　硫黄　乳香各一钱半　花蕊石　琥珀各一钱重

上五味并细研，与前五味再研，如法修制，和匀，以米醋煮面糊丸如弹子大。每服一丸。炭火烧令通赤，投于生姜自然汁，与童子小便入酒，滤出控干研细，只用此酒调下。

茂恂，熙宁初从事濮上幕府，郡之蓐医胡者为余言，数政之前，有朱汴水部施黑龙丹。凡产后诸病危甚垂死者无不愈，郡中及村落人赖以全活者甚众。汴受代归，妇人数千号泣遮道疾行。尚有一二粒未之施也。先人自三峰谪官淮阳，家嫂马氏蓐中大病，医者康从变投丹立愈，访之乃得于汴也。且言每鬻一粒，辄受千钱，必其获厚利，不欲求之。后起守汝海，从变钱别一驿，临行出此方为献，每以救人，无不验者。庐道原侍郎再帅泾原，时姨母妊娠，至临潼就蓐。后数日，有盗夜入其室，惊怖成疾，众医不能治。乃以恂弟尝遗此药，服之遂安。家人金华君在秦生文度，数日苦头痛，未止又心痛。痛发两股，上下走注，疾势甚恶，昏躁烦愦，目视灯如金色，勺饮不下，服药甚众无效。恂弟曰：黑龙丹可服。初以半粒投之即能饮粥，而他药入辄吐出不受。觉痛稍缓又投半粒，又得安眠。自中夜服药至五鼓，下恶物数升，头痛顿减。又至食时复下数升，涣然醒愈。盖败血所致，其效如此。建中靖国元年五月二十日，郭

茂恂记。

仲氏嫂金华君，在秦产七日而不食，始言头痛，头痛而心痛作，既而目睛痛如割，如是者更作更止，相去才瞬息间，每头痛甚欲取大石压，食久渐定。心痛作则以十指抓壁、血流掌；痛定，目复痛，又以两手自剜取之，如是者十日不已。国医二三辈，郡官中有善医者亦数人，相顾无以为计。且言其药犯芎，可以愈头痛；犯姜黄可以治心痛，率皆悠悠不根之言，竟不知病本所起。张益困顿，医益术殚。余度疾势危矣，非神丹不可愈。方治药而张召余。夫妇付以诸子，与仲氏别惨，恒不复言。余瞑目戒张曰：弟安心养疾，亟出召伯氏曰：事急矣，进此丹可乎？仲氏尚迟迟以两旬不食，恐不胜任。黄昏进半粒，疾少间；中夜再服药下，瞑目寝如平昔；平旦一行三升许，如蝗虫子，三疾减半；已刻又行如前，则顿愈矣。遣荆钗辈视之，奄殆无气。午后体方谅、气方属，乃微言索饮，自此遂平复。大抵产者，以去败恶为先，血滞不快乃至是尔。后生夫妇不习此理，老媪、庸医不能中病，所以疾苦之人，十死八九。大数虽定，岂得无夭？不遇良医，终抱遗恨！今以施人，俾终天年，非祈于报者，所冀救疾苦，养性命尔。崇宁元年五月五日，郭恂序。

疗产后气血俱虚，慎无大补，恐增客热，别致他病，常令恶露快利为佳。

当归散

当归　芍药　川芎　黄芩各一两　白术半两

上为细末，温童子小便或酒调下二钱。出《指迷方》，又出《伤寒括要》

周颐传授济急方四道

颐尝见人传《经效》诸方，自曾修合，实有大功，遂编于卷末，普用传授，以济急难。

治产后血晕，血气及滞血不散，便成癥瘕，兼泻，面色黄肿，呕吐恶心，头痛目眩，口吐清水，四肢萎弱，五脏虚怯，常日睡多，吃食减少，渐觉羸瘦，年久变为劳疾。如此所患，偏宜服**胜金丸**。

泽兰叶四两　芍药　芜荑仁　甘草　当归　芎劳各六分　干姜　桂心各三分半　石膏　桔梗　细辛　厚朴　吴茱萸　柏子仁　防风　乌头炮　白薇　枳壳　南椒　石斛　蒲黄　石斛　茯苓各三分　白术　白芷　人参　青木香　蘽本各一分

上拣择上等州土，如法修制，为末，炼蜜丸如弹子大。有所患，热酒研一丸，入口便愈。大忌腥腻、热面、豉汁、生葱、冷水、果子等。若死胎不下，胎衣在腹，并以炒盐酒研服。未效再服。

治产后诸疾，圣散子。方与《局方》大圣泽兰散同，但无地黄、阿胶、桔梗，故不录。

神效产后一切疾。**黑散子**

鲤鱼皮三两，烧灰 芍药 蒲黄各三两 当归 没药 桂心 好墨 卷柏 青木香 麝香各一两 丈夫发灰 铛墨各半两

上为细末，以新瓷器盛，密封勿令走气，每产后以好酒调下一钱匕。如血晕冲心，下血不尽，脐下觉刺，疼痛不可忍，块血瘕疾甚者，日加两服，不拘时候。忌冷物、果子、黏食。

保生丸，方与《局方》同。却无麻仁，有川椒，故不复录。

朱砂丸 治产后虚中有积，结成诸疾。

黑附子 桂心 白姜各半两 巴豆一钱，醋浸，煮去皮，研

上为细末，入巴豆研停，醋煮面糊丸如麻子大。每服三丸至五丸，冷茶下服之，取泻为度。

姜粉散 才产，服此荡尽儿枕，除百病。

当归 人参 木香 黄芪 川芎 甘草 茯苓 芍药 桂心 知母 大黄炒 草豆蔻 白术 诃子 良姜 青皮 熟地黄少许 附子重半两一个

上除地黄，附子外，各等分，焙干，生姜一斤，研取自然汁于碗中，停留食久，倾去清汁，取下面粉脚，摊在荷叶上入焙笼焙干，捣罗为末。才产后，用药三钱，水一盏，姜三片，枣一个，煎至七分，热服。服后产母自然睡着，半日以来，睡觉再服，全除腹痛，每日只三服，至九日不可服，肚中冷也。

地黄酒 治产后病。未产一月先酿，产讫可服。

地黄汁 好曲 好净秫米各二升

上先以黄汁渍曲令发，准家法酿之，至熟，封七日，取清者服。常令酒气相接，勿令绝。忌蒜、生冷、鲊滑、鸡、猪肉、一切毒物。妇人皆可服之。但夏三个月不可合，春秋宜合。以地黄汁并滓，内米中饮，合用之。若作一硕，十硕准此，一升为率。先服当归汤，后服此妙。

地黄丸 治产后腹痛，眼见黑花。或发狂如见鬼状。或胎衣不下，失音不语，心胸胀满，水谷不化，口干烦渴，寒热往来，口内生疮，咽喉肿痛，心中松悸，夜不得睡。产后中风，角弓反张，面赤、牙关紧急，或崩中如豚肝，脐腹疗痛，烦躁恍惚，四肢肿满，及受胎不稳，唇口、指甲青黑。一方地黄减半，当归一两，延胡索、琥珀各一两，名琥珀地黄丸，治状同。

生地黄研，取汁留滓　生姜各二斤，研取汁留滓　蒲黄　当归各四两

上于银石器内，用慢火取地黄汁炒生姜滓，以生姜汁炒地黄滓，各令干。四味同焙干为细末，醋煮面糊丸如弹子大。每服一丸，食前用当归酒化下，神妙。

琥珀散　治产后一切危困之疾。

琥珀　朱砂　麝香　香墨醋炙　白僵蚕　当归各一分　鲤鱼鳞炒焦　桂心　百草霜　白附子　梁上尘炒令烟出，筛，过秤，各半两

上为细末，炒生姜，热酒调下二钱。产后一切病，服之奇效。

治产后诸疾。如产卧毕，切须用童子小便调黑神散数服，除百病。如无小便，用白汤亦可。

或产劳力过度，或下血颇多，或微热，恶露来迟。**大当归方**

马尾大当归洗，一两半

上在未产前修制为末，如遇产有疾、无疾、若产了，但用童子小便调服，令产服月后并无他证，果有神效。

疗产后虽甚通利，唯觉心腹满闷，胁胀咳嗽，不能食，大便不通，眼涩，行坐心腹时痛。许仁则秘方三道

白术　当归　桑白皮　大黄各三两　细辛　桂心各二两　生姜四两

上㕮咀，用水二升，煎取一升，分温三服，如人行七八里久，再服此汤，当得利，利又不宜过多。所利者，为不获已而微利之，其不然，未合令利。即初产后觉身皆虚，尚借药食补之，岂宜取利？此缘病热既要不利，苟以当涂服汤得通，气息安贴。利既未止，即便须急取三匙醋饭吃即止。止后但须适寒温将息后取瘥复。饭食之节，量其所宜。如利不减，宜依后方服之。产后不宜轻易便投大黄，如不得已，后人更斟酌强弱而用之，方得稳当。

当归十分　白术八分　甘草七分　细辛四分　桂心　人参　生姜各三分　桑白皮六分

上为末，炼蜜丸如梧桐子大。空心，温酒下三十丸。

产后血气不通，当时不甚觉，如在产出血少，皆成瘕结，心便疼硬，乍寒乍热，饮食不进，不生肌肉，凡腹有时刺痛，口干黏，手足沉重，有此状者，宜此药。

当归　芍药　甘草　牛膝　鬼箭羽　人参各五分　牡丹皮　虎杖　白术各六分　大黄八分　干地黄七分　朴硝十分　乌梅肉炒　白薇　桂心各四分　水蛭炒　蒲黄

各三分　虻虫十四枚，制

上为末，炼蜜丸如梧桐子大。空心，酒下二十丸，日两服。《外台》有赤石脂十分。许公在西京，为女秘妙，不传此方于人。后仁则女婿寻得，依状相传，万不失一。余散归本门。

产科序论 陈无择

世传产书甚多，《千金》《外台》、会王《产宝》，马氏、王氏、崔氏皆有产书。巢安世有《卫生宝集》《子母秘录》等。备则备矣，但仓卒之间，未易历试。惟李师圣序郭稽中《产科经验保庆集》二十一篇，凡十八方，用之颇效。但其间序论未为至当，始用料理，简辨于诸方之下，以备识之者，非敢好辩也。愚详产后要病，无出于郭稽中二十一论一十八方，有益于世多矣。余家三世用之，未有不效。虽陈无择所评或是或否，亦不可不详而究之。且如产后眩晕，以牡丹散，然其中有大黄、芒硝，况新产后气血大虚，岂宜轻服？又云：去血过多而晕者，或有之。若言痰晕者，十无一二。又如产后热闷，气上转为脚气，不应用小续命汤。仆以《百问》中方加减而用之，此活法也。故孟子云：尽信书则不如无书。此之谓也。

胞衣不出方论第四

夫有产儿出，胞衣不落者，世谓之息胞，由产初时用力，此产儿出而体已疲惫，不能更用力产胞；经停之间，而外冷气乘之，则血道涩，故胞衣不出，须急以方药救治，不妨害于儿。所奈者，胞系连儿脐，胞不出即不得以时断脐、浴洗，冷气伤儿则成病也。旧法胞衣不出恐损者，依法截脐而已。产处须顺四时方面，并避五行禁忌者，若有触犯，多令产妇难产。虽腹痛者，未产也；欲腹痛连腰痛甚者，即产也。所以然者，肾候于腰，胞系肾故也。诊其脉，转急如切绳无殊者，即产也。郭稽中论曰：胎衣不下者何？答曰：母生子讫，流血入衣中，衣为血所胀，是故不得下。治之稍缓，胀满腹中，以次上冲心胸，疼痛喘急者，但服夺命丹以逐去衣中之血，血散胀消，胎衣自下，而无所患。更有牛膝汤等用之甚效，录以附之。

夺命丹

附子半两，炮　牡丹皮一两　干膝一分，碎之，炒令烟尽

上为细末，以醇醋一升，大黄末一两，同熬成膏，和药丸如梧桐子大。温酒吞五七丸，不拘时。

必效方牛膝汤 治胎衣不出，脐腹坚胀急痛，即杀人，服此药胞即烂，下死胎。

牛膝　瞿麦各四两　当归三两　通草六两　滑石八两　葵子五两

上细切，以水九升，煮取三升，分三服。若衣不下，腹满即杀人。推其源，皆是胞衣有血奔心，是以不出也。或坐婆生疏，断带收儿，其衣失于系住，则带缩入腹中，便不得出。宜服此药，衣即烂出也。《广济》《集验》《千金》、崔氏同

花蕊石散　治产后气欲绝，缘败血不尽，血迷、血晕、恶血奔心，胎死腹中，胎衣不下，至死者。但心头暖，急以童子小便调一钱，取下恶物如猪肝，终身无血风、血气疾。膈上有血，化为黄水即吐出，或小便中出也。若先下胎衣，则泛泛之药不能达；若先治血闷，则寻常之药无此功，无如此药有两全之效也。

花蕊石一斤　上色硫黄四两

上二味相拌令均，先用纸和胶泥固瓦罐子一个，内可容药。候泥干入药在内，密泥封口了。焙笼内，焙令透热，便安在四方砖上；砖上书八卦五行字用炭一秤，笼叠周匝，自巳、午时从下生火，令渐渐上彻，有坠下火，放夹火上，直至经宿。火冷炭消尽，又放经宿。罐冷定，取出细研，以绢罗至细，瓷合内盛，依法用之。此药便是疗金疮花蕊石散。寻常人自宜时时收蓄，以防急难，至妙。

牛膝散　治妊娠五六月堕胎，胞衣不出。

牛膝　川芎　朴硝　蒲黄各三分　桂心半两　当归一两半

上为粗末，每服四钱。水一盏，姜三片，生地黄一分，煎至六分去滓，温温频服。

若胞衣不出，若腹胀则杀人。

黑豆一合，炒令熟

上入醋一盏，煎三五沸，去豆，分为三服。酒煮亦可。

《必效方》疗胞衣不出方

服蒲黄，如枣大。《集验》《千金》、崔氏同

又方　以生地黄汁一升，苦酒三合，缓服之。

《救急》一方见子死腹中论中

又方　以水噀产妇面，神验。

《延年》方　以洗儿水，令产母饮半盏，其衣便下，勿令产妇知。

又方

牛膝一两　葵子一合

上捣碎，以水一盏半煎至一盏，去滓分二服。

《广济》疗胞衣不出方

上以末，灶突中土三指撮，以水服之。《集验》《千金》《备急》、文仲同

又方

灶下土一大寸，研碎

用好醋调令相合，纳脐中，续煎生甘草汤三四合服。

又方　以醋汤饮之出。

又方　鸡子一枚，苦酒一合，和饮之，立出。

一方　用萆麻子，名如圣膏。见产难门

《延年》方　疗胞衣不出，腹胀则伤人。

吞鸡子黄三个，仍解发刺喉中，令呕即出。若困极，以水煮蝼蛄一枚，三十沸，灌入口中，汁下即出。崔氏同

《救急》方　用赤小豆男用七粒，女用十四粒，东流顺水吞下。

《产乳》疗产后恶血冲心，或胞衣不下，腹中血块等疾。《备急》同

上大黄一两为末，以好醋半升熬成膏，以药末搜膏为丸如梧桐子大。温醋汤吞五丸，良久取下恶物。不可多服。

疗胞衣不下

瓜蒌实一个，取子，研令细

上酒与童子小便各半盏，煎至七分，去滓温服。如无实，根亦得。

又方　红花一两，酒煮浓汁服。

又方　以鹿角镑屑三分为末，煮葱白汤调下。

凡欲产时，必先脱常所着衣以笼灶，胞衣自下，仍易产，神验。《广济方》云：取夫单衣盖井上，立出。《千金》《集验》《救急》《小品》崔氏同

治胞衣不下诀

妇人百病，莫甚于生产；产科之难，临产莫重于催生；既产，莫甚于胞衣不下。惟有花蕊石散一件，最为紧要。如黑神散、琥珀散诸方之类，虽皆有验，然乡居或远于药局，仓卒之间，无法可施。今采得胡氏《宝庆方》一妙法云：若产讫胞衣不下，停待稍久，非待产母疲倦，又且血流入胞中，为血所胀，上冲心胸，喘急疼痛，必致危笃。若有此证，宜急断脐带，以少物系坠。以物系坠之时，切宜用心。先系，然后截断。不尔，则胞上掩心而死。使其子血脉不潮入胞中，则胞衣自当萎缩而下，纵淹延数日亦不害人。只要产母心怀安泰，终自下矣，

累试有验。不可轻信坐婆，妄用手法，多有因此而亡，深可浩叹。所以胡氏重引，亲见其说为据。

产后血晕方论第五

论曰：产后血晕者，由败血流入肝经，眼见黑花，头目眩晕，不能起坐。其致昏闷不省人事，谓之血晕。细酒调黑神散最佳。庸医或作暗风、中风治之。凡晕，血热乘虚，逆上凑心，故昏迷不省，气闭欲绝是也。然其由有三：有用心使力过多而晕者；有下血多而晕者，有下血少而晕者。其晕虽同，其治特异，当详审之。下血多而晕者，但昏闷烦乱而已，当以补血清心药治之。下血少而晕者，乃恶露不下，上抢于心，心下满急，神昏口噤，绝不知人，当以破血行血药治之。古法有云：产妇才分娩了，预烧秤锤或江中黄石子，硬炭烧令通赤，置器中，急于床前以醋沃之，得醋气可除血晕。产后一醋，不妨时作为妙。崔氏云：凡晕者，皆是虚热，血气奔进，腹中空所致。欲分娩者，第一须先取酽醋以涂口鼻，仍置醋于傍，使闻其气，兼细细饮之，此为上法。如觉晕即以醋噀面，苏来即饮醋，仍少与解。一云仍少以水解之。

一法烧干漆，令烟浓熏产母面即醒。如无干漆，以旧破漆器，以猛火烧熏之亦妙。

郭稽中论曰：产后血晕者何？答曰：产后气血暴虚，未得安静，血随气上，迷乱心神，故眼前生花。极甚者，令人闷绝不知人，口噤，神昏气冷，医者不识，呼为暗风。若作此治之，病必难愈，但服清魂散即省。

清魂散方

泽兰叶　人参各一分　荆芥一两　川芎半两

上为末，用温酒、热汤各半盏，调一钱急灌之，下咽即开眼，气定即醒。

一方有甘草二钱。

若去血过多而晕者，当服芎䓖汤方见第二卷通用门、当归芍药汤方见十二卷第十二论。

《广济》治产后血晕，心闷不识人，神言鬼语，气急欲绝。

芍药　甘草各一两　丹参四分，并㕮咀　生地黄汁一升　生姜汁　白蜜各一合

上水二升，先煎前三味，取八合。下地黄、生姜汁、蜜，分为两服。

又方

荷叶二枚，炙　真蒲黄一两　甘草二两　生地黄汁半升　白蜜一匙

上切细，以水三升煮取一升，去滓，入蒲黄、蜜、地黄汁，暖服立愈。

疗产后血晕心闷。

蒲黄四分　紫葛　芍药八分　红花十二分

上㕮咀，以水二升煎至七合，入生地黄汁二合，更煎三五沸，每服三合。

产后血晕，心闷乱，恍惚如见鬼。

生益母草汁三合，根亦可　生地黄汁二合　童子小便一合　鸡子清三枚

上煎三四沸后，入鸡子清搅停，作一服。

产后血晕，狂语不识人，狂乱。

童子小便五合　生地黄汁一合　赤马通七枚　红雪八分

上以上二味，浸赤马通，绞去滓。下红雪，温为两服。

独行散　治产后血晕，昏迷不醒，冲心闷绝。《卫生方》名立应散

五灵脂半生半炒，二两

上为末，温酒调下二钱。口噤者，拗开口灌之，入喉即愈。

一方加荆芥，等分为末，童便调下。

又方　治产后血晕。

上神曲为末，熟水调二钱。

疗产后血晕，狂言，烦渴不止。

生香附子去毛

上为末，每服二钱。水一盏，姜三片，枣一个，煎至七分，温服。

治产后血晕危困。国医以此方献禁中，用之大效，厚获赏赉，时庚寅岁也。

生地黄汁一大盏　当归一分，剉　赤芍药一分，剉

上水煎三五沸，温服。如觉烦热去当归，入童子小便半盏妙。

张氏方　治产后血晕，全不省人事，极危殆者。

用韭菜切，入在一有嘴瓷瓶内，煎热醋沃之，便密缚瓶口，以瓶嘴向产妇鼻孔，令醋气透入，须先扶病人起。恶血冲心，故有此证。韭能去心之滞血，加以醋气运达之，用无不效。

《近效方》疗血晕绝不识人，烦闷，言语错乱，恶血不尽，腹中绞痛，胎死腹中。**红蓝花酒**

红花一两

上为末，分二服。每服酒二盏，童子小便二盏，煮取盏半，候冷分为二服，留滓再并煎。一方无童便。

崔氏疗产乳晕绝方　以洗儿水饮三合良；或以恶血服少许良。

又方　半夏洗，不以多少

上为末，丸如大豆。内鼻中即省，亦疗五绝。《指迷》、文仲同

又方　生赤小豆捣为末，取东流水和服方寸匕，不瘥再服。《救急》同

夺命散　治产后血晕，血入心经，语言颠倒，健忘失志及产后百病。

没药　血竭等分

上细研为末，才产下，便用童子小便与细酒各半盏，煎一二沸，调下二钱，良久再服。其恶血自循下行，更不冲上，免生百疾。《专治妇人方》只用白汤调。

五羊洪运使上天下锡子舍孺人，产后语言颠倒，谵语不已，如有神灵，服诸药无效。召余诊之，六脉和平，仆以此药两服而愈。

产后颠狂方论第六

疗产后因惊，败血冲心，昏闷发狂，如有鬼祟，宜用《局方》大圣泽兰散除是自合者，方有效加好辰砂，研令极细，每服加一字许，煎酸枣仁汤调下，一服可安。

何氏方　疗产后因败血及邪气入心，如见祟物。颠狂方。

用大辰砂一二钱重，研令极细，用饮儿乳汁三四茶脚许调。仍掘紫项活地龙一条入药，候地龙滚三滚，取出地龙不用，不令带药出，但欲得地龙身上涎耳。却入无灰酒，与前乳汁相合七八分盏，重汤温。遇疾作，分三二服。

余家荆布，方产一日，忽见鬼物，言语颠倒。遂取自合苏合香丸一钱重，以童子小便调服即醒，神思如故。

产后狂言谵语如有神灵方论第七

夫产后言语颠倒，或狂言谵语如见鬼神者，其源不一，须仔细辨证、用药，治疗产后惊风、言语乱道，如见鬼神、精神不定者，研好朱砂酒调。下龙虎丹见《局方》，三丸作一服，兼琥珀地黄丸服之。

一则因产后心虚，败血停积，上干于心而狂言独语者，当在第十九卷第一论求之。

二则产后脏虚，心中惊悸，志意不定，言语错乱，不自觉知，神思不安者，当在第十九卷第二论求之。

三则宿有风毒，因产心虚气弱，腰背强直，或歌哭嗔笑，言语乱道，当作风痉治疗，当在十九卷第三论求之。

四则产后心虚中风，心神恍惚，言语错乱。当在十九卷第四论求之。

五则产后多因败血迷乱心经而颠狂，言语错乱无常，或晕闷者，当于本卷第五、六论求之。

六则因产后感冒风寒，恶露斩然不行，憎寒发热如疟，昼日明了，暮则谵语，如见鬼状，当作热入血室治之。宜琥珀地黄丸及四物汤，只用生干地黄加北柴胡等分煎服。如不退者，以小柴胡汤加生干地黄如黄芩分两，煎服愈。虽然以上诸证，大抵胎前、产后之疾，自有专门一定之法，毫发不同。如产后首当逐败生新，然后仔细详辨疾证，不可妄立名色，自立新意，妄自加减方药。大宜对证，依古法施治，未有不安者也。

琥珀地黄丸方见十九卷第二论、四物汤方见二卷第五通用方、小柴胡汤方见六卷第五论。

治产后败血冲心，发热，狂言奔走，脉虚大者。男六德续添

干荷叶　生地黄干　牡丹皮等分，不以多少

上三味浓煎汤，调生蒲黄二钱匕，一服即定。

产后不语方论第八

论曰：产后不语者何？答曰：人心有七孔三毛，产后虚弱，多致停积败血，闭于心窍，神志不能明了，又心气通于舌，心气闭塞则舌亦强矣，故令不语。如此但服**七珍散**。

人参　石菖蒲　生干地黄　川芎各一两　细辛一钱　防风　辰砂别研，各半两

上为细末，每服一钱，薄荷汤调下，不拘时。

胡氏**孤凤散**治产后闭目不语。

白矾研细

上每服一钱，以熟水调下。

卷之二十三

产后痢疾作渴方论第一

论曰：产后下痢作渴。夫水谷之精，化为血气津液，以养脏腑，脏腑虚燥，故痢而渴。若引饮则难止，反溢水气。脾胃既虚，不能克水，水自流溢，浸渍皮肤则令人肿，但止其渴，痢则自差。

《必效》疗产后痢，而渴饮无度数。

麦门冬十二分　乌梅二十个

上细剉，以水一升，煮取七合，细呷。

《经效》疗产后久痢，津液竭，渴不止。

龙骨十二分　厚朴　茯苓　黄芪　麦门冬　人参各八分　生姜六分　大枣十四个，并细剉

上水一大升，煮取七合，空心分两服。

《古今录验》疗产后痢日久，津液枯竭，四肢浮肿，口干舌燥。

冬瓜一枚

上以黄泥裹，厚五寸，煨令烂熟去皮，搅汁服之差。

产后大便秘涩方论第二

论曰：产后大便秘涩者何？答曰：产卧水血俱下，肠胃虚竭，津液不足，是以大便秘涩不通也。若过五六日，腹中闷胀者，此有燥屎在脏腑，以其干涩，未能出耳。宜服麻仁丸，以津润之。若误以为有热而投以寒药，则阳消阴长，变证百出，性命危矣。

麻仁丸方

麻仁　枳壳　人参各四分　大黄二分，煨

上为末，炼蜜丸如梧桐子大。空心，温酒下二十丸。未通渐加丸数，不可太过。

评曰：产后不得利，利者百无一行。去血过多，脏燥大便秘涩，涩则固，当滑之。大黄似难轻用，唯葱涎调蜡茶为丸，复以葱茶下之必通。仆常以《局方》四物汤，以生干地黄易熟地黄，加青皮去白，煎服效。

疗产后五七日不大便，切不宜妄服药，先宜用**麦蘖散方**。

大麦芽不以多少

上炒黄为末，每服三钱，沸汤调下，与粥间服。

阿胶枳壳丸 治产后虚羸，大便秘涩。

阿胶　枳壳等分

上为末，炼蜜丸如梧桐子大，别研滑石末为衣，温水下二十丸。半日以来，未通再服。

许学士云：妇人产后有三种疾。郁冒则多汗，汗则大便秘，故难于用药。唯麻子仁苏子粥最佳，稳当。

紫苏子　大麻仁

上二味各二合净洗，研令极细，用水再研，取汁一盏，分二次煮粥啜之。此粥不惟产后可服，大抵老人诸虚风秘皆得力。

《千金》疗产后热结，大便不通。**蜜兑法**

白蜜五合，慢火煎，令如硬饧，以投冷水中，良久取出，捻如拇指大，长二寸，内谷道中即通。

产后大小便不通方论第三

论曰：产后大小便不通者，肠胃本挟于热，因产血水俱下，津液燥竭，肠胃痞涩，热气结于肠胃，故令大小便不通也。

《千金》疗产后淋沥。**葵根汤**

葵根二两，干者　通草二两　车前子一升　乱发灰　大黄　桂心各一两　冬瓜汁七合　生姜六两　滑石末制研，一两

上九味切，以水七升煮取二升半，去滓，下滑石末，分三服。以愚考之，既有大黄，亦可治大便不通，故录于此。更宜斟量虚实而投之。

《集验》疗产后津液燥渴，大小便不通。

芍药　大黄　枳壳　麻仁等分

上为细末，炼蜜丸如梧桐子大。空心，热水下二十丸。一方有甘草、山栀仁。

治产后大小便秘涩。**桃花散**

桃花　葵子　滑石　槟榔等分

上为细末，每服二钱，葱白汤空心调下。

产后遗粪方第四

《广济》疗产后遗粪方　取故燕窠中草，烧为末，以酒调下半钱，亦治

男子。

《集验》方

矾石_枯　牡蛎_熬

上等分为末，酒服方寸匕，日三。亦治男子。

又疗产后遗粪不知出时方

白蔹　芍药

上各等分为末，酒服方寸匕。

产后诸淋方论第五

论曰：产后诸淋，因产有热气客于脬中，内虚则起，数热则小便涩痛，故谓之淋。

又有因产损，气虚则挟热，热则搏于血，即流渗于胞中，故血随小便出，而为血淋。淋者，如雨之淋也。

《三因论》曰：治诸产前后淋秘，其法不同。产前当安胎，产后当去血。如其冷、热、膏、石、气淋等为治，则一但量其虚实而用之。瞿麦、蒲黄最为产后要药，唯当寻其所因，则不失机要。

茅根汤　治产后诸淋，无问冷、热、膏、石、气结，悉主之。

白茅根_{八两}　瞿麦穗　白茯苓_{各四两}　葵子　人参_{各二两}　蒲黄　桃胶　滑石　甘草_{各一两}　紫贝_{十个，烧}　石首鱼头中石_{二十个，烧}

上剉为散，每服四大钱。水一盏半，姜三片，灯心二十茎，煎至七分，去滓温服。亦可为末，木通煎汤调下二钱。如气壅闭，木通、橘皮煎汤调服。

《集验》疗产后患淋，小便痛。

通草_{三两}　大枣_{二十枚}　葵子_{一升}　白术_{一两}　榆白皮_{五两}　石韦　黄芩_{各二两}

上以水八升，煮取二升半，空心服，温呷。《千金》有甘草、生姜。

疗产后小便淋涩不通。

葵子_{一合}　朴硝_{八分}

上水二升，煮取八合，下硝，分两服。

《千金》疗产后淋。**滑石散**

滑石_{五分，研}　通草　车前子　葵子_{各四分}

上为末，经浆水调服方寸匕至二匕为妙。

疗产后小便不通。张不愚方

陈皮一两，去白

上为末，空心温酒调二钱，一服便通。

疗卒不得小便。

杏仁十四个，去皮尖

上炒为末，和饮顿服，立通。

《古今录验》疗产后劳伤热，大小便赤涩。

鸡苏一分　通草十分　冬葵子三合　芍药　滑石　芒硝各八分　生地黄十二分

上水三升，煮取八合，下芒硝，空心分三服。

疗脬转，小便不通八九日。

滑石十二分　寒水石八分

上水二升，煮取八合，空心分三服。

《经效》疗气结成淋，小便热淋引痛，或如豆汁，面色萎黄。

贝齿三个，为末　葵子一合，碎　石膏十二分　滑石八分

上水一升，煮取八合，下猪胆汁半枚合煎三四沸，空心温服。

疗产后小便涩痛，或血淋者。

瞿麦　黄芩　冬葵子各二两　通草三两　大枣十二枚

上以水七升，煮取二升半，分作二服。

疗产后血淋。

车前子　瞿麦各四两　黄芩三两　郁金末，一两

上水六升，煮取二升，下郁金末，分三服。

《广济》疗产后卒患淋，小便碜痛及至尿血。

冬葵子一升　通草三两　滑石末，别处四两　石韦去毛，三两　茯苓　黄芩各二两

上水九升，煮取三升，入滑石末，空心服。忌热面、醋物。

疗产后淋，小便痛及血淋。

白茅根五两　瞿麦　车前子各二两　冬葵子二合　鲤鱼齿一百个，为末　通草三两

上水二升，煮取一升，入齿末，空心服。

治产后小便不通，腹胀如鼓，闷乱不醒。盖缘未产之前，内积冷气，遂致产时尿胞运动不顺。用盐于产脐中填，可与脐平。却用葱白剥去粗皮，十余根作一缚，切作一指厚，安盐上，用大艾炷满，葱饼子大小，以火灸之。觉热气

直入腹内，即时便通，神验不可具述。出《产乳集》

治产后小便不通。**木通散**

木通　大麻仁　葵子　滑石　槟榔　枳实　甘草各半两

上为粗末，每服三大钱。水盏半，煎至七分，去滓温服。

产后小便数方论第六

夫产后小便数者，此由脬内宿有冷气。因产后发动冷气入腹，虚弱不能致其小便，故数也。

《千金翼》治产后小便数及遗尿。**桑螵蛸散**

桑螵蛸三十个，炒　鹿茸酥炙　黄芪各三两　牡蛎煅　人参　厚朴　赤石脂各二两

上为末，空心，粥饮调下二钱。《外台》方无厚朴、石脂、有甘草，生姜。

《集验》疗产后小便数兼渴。**瓜蒌汤**

桑螵蛸　甘草并炙　黄连　生姜各二两　瓜蒌根　人参各三两　大枣五十个

上细切，以水七升　煮取二升半，分三服。忌猪肉、冷水。

产后小便不禁方论第七

《广济》疗产后小便不禁。

以鸡尾毛烧作灰，细研，温酒调方寸匕服，日三。

又方

桑螵蛸半两，炒　龙骨一两

上为细末，食前粥饮调下二钱。

《千金翼》疗产后遗尿，不知出。

白薇　芍药

上等分为细末，以酒服方寸匕，日三服。

固脬散　治妇人临产时伤手，胞破，小便不禁。

黄丝绢自然黄者，不用染成者。三尺，以炭灰汁煮极化烂，用清水洗去灰令尽，入黄蜡半两，蜜一两　白茅根二钱　马屁勃末，二钱

上用水一升，再煎至一盏，空心顿服。服时饮气，服之不得作声，如作声无效。

产后小便出血方论第八

夫产后损于血气，血气虚而挟于热，血得热则流散，渗于脬内，故血随小

便出。

治小便利血方

乱发净洗，烧成灰，研细为末

上米饮调服方寸匕。一方有滑石等分，每服一钱，生地黄汁调下。

疗产后大小便不利，下血。

车前子　黄芩　蒲黄　生地黄　牡蛎　芍药各六分

上为细末，空心，米饮服方寸匕。忌面、蒜。

崔氏疗产后血渗入大小肠。

车前子草汁一升　蜜一大合

上相和，煎一沸，分两服。

产后阴脱玉门不闭方论第九

《三因论》曰：妇人趣产劳力，弩咽太过，至阴下脱若脱肛状。乃阴挺下出，逼迫肿痛，举动、房劳能发作，清水续续，小便淋露。

硫黄散　治产后劳伤阴脱。

硫黄　乌贼骨各半两　五味子一分。《千金翼》用三铢。一方无之

上为细末，研令极细，掺患处，日三易。

当归散　治阴下脱。方见八卷第十八论

《千金》方治产后阴下脱。

以铁精粉上推，内之。又灸脐下横纹二七壮。

《广济》疗产后阴肿下脱内出，玉门不闭。《产宝》只有此一方，无论。

石灰一升，炒令能烧草

上热汤二升，投灰汤中，适温冷，澄清坐水中，以浸玉门，斯须平复如故。

当归散　治产后阴下脱方。《传心方》

当归　黄芩　牡蛎煅，各二两　芍药一两一分　猬皮烧存性，半两

上为细末，每服二钱，空心，温酒调服，米饮调服亦可。忌登高举重。

《集验》疗妇人产后虚冷，玉门不闭、宽冷方。《千金》同

蛇床子　硫黄各四分　菟丝子五分　吴茱萸六分

上为细末，以汤一升，投药方寸匕，以洗玉门，日再用。

陈氏**玉龙汤**　治妇人产后用力太过，产门恶出。

以四物汤入真龙骨末少许煎，空心连进二服。麻油汤熏洗。

熨法　《集验》疗妇人产后阴下脱方

单炒蛇床子一升，乘热以帛裹熨患处。亦治产后阴中痛。

桃仁膏 治产后阴肿妨闷。

桃仁去皮尖，别研为膏　枯矾　五倍子

上等分为细末，以膏子拌匀敷之。

樗枝散 治产后子肠下出，不能收拾。不论年深者皆治之。

樗枝取皮焙干，一握

上用水五升，连根葱五茎，汉椒一撮，同煎至三升，去滓倾在盆内乘热熏，候通手淋洗。如冷，倾入五升瓶内，再煎一沸，依前用。一服可作五度用。洗了睡少时。忌盐藏、酢酱、湿面、发风毒物及用心力、房劳等事。

《古今录验》疗产后阴下脱方

鳖头二个，阴干　葛根一斤，当作一两

上二味为末，酒服方寸匕，日三服。

皂角散 治产后䑏。

皂角树皮　川楝树皮各半斤　皂角核一合　石莲一合，炒，去心

上为粗末，用水煎汤，乘热以物围定熏，通手洗于净房中，就熏洗处铺荐席，才薰洗了，以帛挹干，便吃玉露通真丸，热酒下二丸，便仰睡。方见通用方中

《古今录验》疗产后阴下脱方

川椒一升　吴茱萸二升　盐半鸡子大

上为末，以棉裹，如半鸡子大。内阴中，日一易，二十日愈。

妇人阴蚀五疳方论第十

凡妇人少阴脉数而滑者，阴中必生疮，名曰䘌疮，或痛或痒，如虫行状，淋露脓汁，阴蚀几尽者。此皆由心神烦郁，胃气虚弱，致气血留滞。故经云：诸痛痒疮，皆属于心。又云：阳明主肌肉，痛痒皆属于心。治之当补心养胃，外以熏洗、坐导药，治之乃可。

《千金》疗阴蚀疮方

当归　芍药　甘草　芎䓖各二两　地榆三两

上细切，以水五升煮取二升，去滓熏洗，日三夜一。

又方

蒲黄一升　水银一两

上二味研匀，以粉上。

又方

肥猪肉三十斤

上以水三硕，煮熟去肉入盆中浸之，冷即易，不过三二度。

崔氏疗阴蚀。**洗溻汤方**

甘草　干漆各一两　黄芩　干地黄　当归　芍药各二两　龟甲五两

上细切，以水七升煮取一半，去滓。以绵帛内汤中，以溻疮处，良久即易，日二度。每溻汤可行十里许即裹干，捻取甘湿散薄敷疮上使遍，可经半日，又以汤溻，溻讫如前敷药。余家婢遇此疾，就甘家疗不差。蚀处作两疮，深半寸。余于涓子方中捡得此甘草汤方，仍以自处蚺蛇胆散。不经七日，疮乃平复，甚效。凡救十八人，手下即活。遇斯疾者，请广流布传之。

甘湿散　又名蚺蛇胆散。疗㟭虫阴蚀方

蚺蛇胆真者　青木香末　石硫黄　雄精　麝香各四分。临时分之，多少入用丸，麝香辟蛇毒。若先以相和，蛇胆即无力也。旧用五月五日虾蟆。

上五味等分，分为末，更细研。有患取如三棋子，和井花水，日再。服讫先令便利了，即以后方桃枝熏下部讫。然后取药如棋子，安竹管里，吹入下部中，亦日再度，老少量减。其熏法每日一度，不用再为之，良。

又疗㟭虫食下部及五脏方

取桃东南枝三七枚，轻打头使散，以绵缠之。又捣石硫黄为末，将此绵缠桃枝撚转之，令末少厚，又截一短竹筒，先内下部中，仍以所撚药桃枝熟，然熏之。

文仲疗阴蚀欲尽者方

虾蟆　兔屎

上等分为末，敷疮上，良。

《古今录验》疗妇人阴蚀，其中烂伤，脓水淋漓臭秽。**狼牙汤**

狼牙三两

上咬咀，以水四升，煮取半升，去滓，内苦酒，如鸡子中黄大。沸汤一杯消尽，夜适寒温，以绵缠箸头大，如茧濡汤以沥疮中，日四五度，即差。

产后乳汁或行或不行方论第十一

论曰：凡妇人乳汁或行或不行者，皆由气血虚弱，经络不调所致也。乳汁勿令投于地，虫蚁食之，令乳无汁。若乳盈溢，可泼东壁上佳；或有产后必有乳。若乳虽胀而产后罄作者，此年少之人初经产乳，有风热耳！须服清利之药

则乳行。若累经产而无乳者，亡津液故也。须服滋溢之药动之。若是有乳，又却不甚多者，须服通经之药以动之，仍以羹臛引之。盖妇人之乳，资于冲脉，与胃经通故也。有屡经产而乳汁常多者，亦妇人血气不衰使然也。大抵妇人素有疾，在冲任经者，乳汁少而其色带黄，所生之子怯弱而多疾。

《三因论》曰：产妇有二种乳脉不行，有气血盛而壅闭不行者，有血少气弱涩而不行者。虚当补之，盛当疏之。盛者当用通草、漏芦、土瓜根辈；虚者当用成炼钟乳粉、猪蹄、鲫鱼之属，概可见矣。

漏芦散 治乳妇气脉壅塞，乳汁不行及经络凝滞，奶乳胀痛，留蓄邪毒，或作痈肿。此药服之，自然内消，乳汁通行。

漏芦三两半　蛇蜕十条，炙　瓜蒌十个，急火烧令焦，存性

上为末，温酒调下二钱，无时候。服药后即以猪蹄羹投之。《经验方》有牡蛎，并烧存性。一方只用牡蛎煅为末，酒调下二钱。

又方

葵菜子炒香　缩砂仁各等分

上为细末，每服二钱，热酒调下。滋益气脉荣卫，行津液。上蔡张不愚方，常用极有验。

疗乳妇气少血衰，脉涩不行，乳汁绝少。

成炼钟乳粉研，浓煎漏芦汤，调下二钱。

《产宝》疗产后乳无汁。

土瓜根　漏芦各三两　甘草二两　通草四两

上水八升，煎取二升，分温三服。忌如常法。

一方加桂心并为末，饮服方寸匕。

一方猪胰如食法，煮清粥食之验。

《灵苑方》下乳汁立效方

粳米　糯米各半合　莴苣子一合，并淘净　生甘草半两

上煎汁一升，研前药令细，去滓，分作三服，立下。

又方

漏芦一方二分　蛴螬各三分　瓜蒌根　土瓜根各四分

上为细末，酒调方寸匕，日三服。一方无土瓜根，有钟乳，沙糖水调服。

又方

通草十分　钟乳粉　麦门冬各六分

上为细末，食后，酒服方寸匕。日三两服，效。《千金方》同，有理石。二方出《产宝》

一方　土瓜根为末，酒调方寸匕。日三两服，效。

一方

猪蹄一只　通草四两

上以水一斗，煮作羹食之，最妙。

涌泉散　疗乳无汁，成都教授单骧方。亦治乳结痈肿。

穿山甲洗，一两，灰炒令燥

上为细末，酒调服方寸匕。

下乳方

大麻仁去壳，二合　生蝦三枚

上同研烂去滓，用酒、水各一盏，瓦罂煇至一盏半有余，食后临卧温服，仍用被覆睡，乳即通流。刘柳溪传

又方《必用方》云：漏芦、瓜蒌皆要药。或云：多食猪蹄羹。瓜蒌取子净洗，炒令香熟捶碎，取仁研细，瓦上摊浥，令白色，研为细末，温酒调下一钱，服了合面卧少时。未效再作。

一方　瓜蒌一枚熟捣，以白酒一斗，煮取四升，去滓，温饮一升，日三。

崔氏疗乳汁不下。

鼠肉五两　羊肉六两　獐肉八两

上三物作臛啖之，勿令食者知。

《千金》疗乳无汁。**漏芦汤**

漏芦　通草各八分　钟乳四分　黍米一升

上先将米渍一宿，研取汁三升，煮药三四沸，去滓作饮食。《经心录》同

余荆布因产前食素，得疾羸弱，产后乳脉不行，已七十日，服诸药无效。婴儿甚苦，偶有人送赤豆一斗，遂如常煮豆粥食之，当夜乳脉通行。阅《本草》，赤小豆能通奶乳，谩载之。

产后乳汁自出方论第十二

论曰：产后乳汁自出，盖是身虚所致，宜服补药以止之。若乳多温满急痛者，温帛熨之。《产宝》有是论，却无方以治之。若有此证，但以漏芦散亦可。

亦有未产前乳汁自出者，谓之乳泣。生子多不育，经书未曾论及。

产后吹奶方论第十三

夫产后吹奶者，因儿吃奶之次，儿忽自睡，呼气不通，乳不时泄，蓄积在内，遂成肿硬。壅闭乳道，津液不通，腐结疼痛；亦有不痒不痛，肿硬如石，名曰吹奶。若不急治，肿甚成痈。产后吹奶，最宜急治，不尔结痈逮至死者，速与服皂角散、瓜蒌散、敷以天南星散，以手揉之则散矣。出《指迷方》

瓜蒌散方

乳香一钱，研　瓜蒌根末一两

上研令均，温酒调二钱服。

天南星散　天南星为末，用温汤调，以鹅翎涂之。

皂角散方

歌曰：妇人吹奶意如何？皂角烧灰蛤粉和；热酒一杯调八字，须臾揉散笑呵呵。

治奶结硬疼痛。出《经验方》

百药煎为细末，每服三钱。酒一盏，煎数沸，热服。

疗乳硬作痛　嫩桑叶生采，研。以米饮调，摊纸花贴病处。

产后妒乳方论第十四 妇人、女子乳头生小浅热疮，搔之黄汁出方附

夫妒乳者，由新产后儿未能饮之，及乳不泄；或乳胀，捏其汁不尽，皆令乳汁蓄结，与血气相搏，即壮热大渴引饮，牢强掣痛，手不得近是也。初觉便以手助捏去汁，更令旁人助吮引之。不尔或作疮有脓，其热势盛，必成痈也。

吹奶、妒乳、乳痈，其实则一，只分轻重而已。轻则为吹奶、妒乳，重则为痈。虽有专门，不可不录。

疗产后吹奶作痈。

葵茎及子

上捣筛为散，酒服方寸匕，即愈。

又方　鸡屎为末，酒服方寸匕，须臾三服愈。

又方　皂荚十条，以酒一升，揉取汁，硝石半两，煎成膏敷之。

疗产妇乳初结胀不消，令败乳自退方。

瓜蒌一个，半生半炒　大粉草一寸，半生半炙　生姜一块，半生半煨

上同剉，用酒一碗，煮取一盏，去滓服之。其痛一会不可忍，即搜去败乳。临卧再一服。顺所患处乳侧卧于床上，令其药行故也。

疗乳肿，次第结成痈方。

上以马溺涂之，立愈。

妇人女子乳头生小浅热疮，搔之黄汁出方附。

《集验》论曰：凡妇人、女子乳头生小浅热疮，搔之黄汁出，浸淫为长，百种疗不差者，动经年月，名为妒乳病。妇人饮儿者，乳皆欲断，世论苟抄乳是也。宜以赤龙皮汤及天麻汤洗之。敷二物飞乌膏及飞乌散佳。始作者，可敷以黄芩漏芦散及黄连胡粉散，并佳。

赤龙皮汤方

槲皮切，三升

上以水一斗，煮五升。夏用冷水，秋冬温之。分以洗乳，亦洗诸深败烂久疮，洗毕，敷膏散。《千金》同

天麻草汤方

天麻草切，五升

上以水一斗半，煎取一斗，随寒温分洗乳，以杀痒也。此草叶如麻叶，冬生夏着花，赤如鼠尾花，亦以洗浸淫黄烂热疮痒、疽湿、阴蚀疮、小儿头疮，洗毕敷膏散。《千金》同

飞乌膏散方

用烧朱砂作水银上黑烟名细粉者，三两，熬令焦燥　矾石三两，烧粉

上二味，以绢筛了，以甲煎和之，令如脂，以敷乳疮，日三。作散者不须和，有汁自着可用散。亦敷诸热疮、黄烂浸淫汁疮、蜜疮、丈夫阴蚀痒湿、诸小儿头疮、痱蚀、口边肥疮、蜗疮等，并以此敷之。《千金》同

又黄连胡粉膏散方

黄连二两　胡粉十分　水银一两，同研令消散

上三味，捣黄连为末，三物相和，合皮裹熟挼之，自和合也。纵不成一家，且得水银细散入粉中也。以敷乳疮、诸湿痒、黄烂肥疮。若着甲煎为膏。《千金》同

乳痈方论第十五

夫妇人乳痈者，由乳肿结聚，皮薄以泽，是成痈也。足阳明之经脉则血涩不通，其血又归之，气积不散，故结聚成痈。《千金》云：年四十以下治之多愈，年五十以上宜速治之即差。若不治者，多死中年。又怀胎发乳痈肿及体结痈，此必无害也。盖怀胎之痈，病起于阳明。阳明者，胃之脉也。主肌肉，不

伤脏，故无害也。诊其右手关上脉沉，则为阴虚者，则病痈、乳痈，久不差则变为瘘。

开庆间，淦川嘉林曾都运恭人吴氏，年已五十而病奶痈，后果不起。以此知圣贤不妄说也。

《产宝》论曰：产后宜勤去乳汁，不宜蓄积。不出恶汁，内引于热，则结硬坚肿，牵急疼痛或渴思饮，其奶手近不得。若成脓者，名妒乳，乃急于痈，宜服连翘汤。利下热毒，外以赤小豆末，水调涂之便愈。或数捏去乳汁，或以小儿手摩动之，或大人含水嗍之，得汁吐之，其汁状如脓。若产后不曾乳儿，蓄积乳汁，亦结成痈。

疗产后妒乳并痈。**连翘汤**

连翘子　升麻　芒硝各十分　玄参　芍药　白蔹　防己　射干各八分　大黄十二分　甘草六分　杏仁八十枚，去皮尖

上以水九升，煎取三升，大黄饮下，硝分三服。

又方

蒲黄草

上熟捣敷肿上，日三度，易之。并叶煎汁饮之亦佳。妒乳及痈并差。

又方　以地黄汁涂即愈。

又疗诸痈不散，已成脓，惧针，令自决破方。

取白鸡内翅第一翎各一茎，烧末服之，即决。

又方　取白丁香研涂，干即易。

又疗乳痈，初得令消。

赤小豆　莔草

上等分为细末，苦酒和，敷之愈。

又疗乳痈初觉有异。

黄芩　甘草　防风　赤芍药　黄芪各五两　通草十分　桑寄生　麦门冬各六分　大枣五枚

上细切，以水一升煮取九合，去滓，入乳糖六分，分为四服。

疗乳痈或疮久不差，脓汁出，疼痛欲死不可忍。

鹿角二两　甘草半两

上为细末，用鸡子白和于铜器中暖温，敷患处，日五七易，即愈。

一方只用鹿角石上磨，取浓汁涂之，干即易。

一方鹿角烧作灰，酒调抹立愈。

治乳痈

鹿角屑一两

上为细末，以猪胆汁调下一钱，不过再服，神验。以醋浆水服之亦得。《集验方》以猪颔下清汁。

张氏**橘香散**　治乳痈未结即散，已结即溃，极痛不可忍者。药下即不疼，神验不可云喻。因小儿吹奶，变成斯疾者，并皆治之。

陈皮浸去白眼，干面炒微黄，为细末，麝香研酒调二钱。初发觉赤肿疼痛，一服见效。每服有效。

疗乳痈，诸般疖、痈、疽。

橘红半两　阿胶粉炒　粉草炙，各一两

上咬咀，分为二服，每服用泉水一碗半，煎至盏半，去滓温服。

疗奶痈并无名痈疖。

鼠粪不以多少，烧存性二分，入轻粉二十文，研停，麻油调涂。如有头即溃，无头即消。又疗火疮。

疗乳头裂破。

以丁香为末，水调敷立愈。又以蛤粉、胭脂等分，新水调敷。

陈日华方。**一醉膏**　治奶痈。

石膏不以多少，煅通赤，取于地上碗覆，出火毒，细研。每服三钱，温酒调下，添酒尽醉。睡觉再进一服。《千金》疗乳无汁，以水煮服。

金黄散　治奶痈。出《妇人经验方》

川大黄　粉草各一两

上为细末，以好酒熬成膏，倾在盏中，放冷，摊纸上贴痛处，仰面卧至五更。未贴时，先用温酒调一大匙，就患处卧，明日取下恶物。相度强弱用药，羸弱不宜服。

疗发背乳痈，四肢虚热，大渴。

生地黄六两　黄芩　芍药　人参　知母　甘草各二两　升麻　黄芪　麦门冬　瓜蒌各三两　大枣十二枚

上以竹叶切三片，以水一斗二升，煮取九升，去竹叶，内药煮取三升，渴则饮之。

疗妇人发乳，丈夫发背，烂生脓血后，虚成气疾。

黄芪　麦门冬　地黄　人参　升麻　茯苓各三两　　当归　芍药　远志　甘草各一两　　大枣十个

上水二升，煮取一升，分温三服。若有是证，局中排脓。内补十宜散亦妙。

《产乳》疗妇人乳痈已穿未穿出脓，大止痛，敛疮口。

以芙蓉花烂研如痴。若无花，只取根上皮。先用竹刀刮去粗皮，但用内一层嫩白皮，研如痴，却入蜜少许调停。看疮大小，如未穿即留中孔；如已穿即塞其孔，其脓根自然溜出尽，不倦频频更换。此方大治一切痈疽、发背，立见神效。脓出尽，却用后药敷。

又敛疮口。**干脓散**

乌贼骨　黄丹　天竺黄各二钱　　轻粉二匕　　麝香一字　　老降真骨三钱

上研为细末，干糁疮口，不数日干。

又方

降真节二钱　　天竺黄　露蜂房各一钱　　麝香　轻粉各少许

上为末干糁。

又方

乳香　没药　黄丹各一钱　　龙骨二钱　　真坯子三钱　　血竭半钱　　麝香一字　　降真节一钱

上为细末干糁。

《产宝》疗乳痈方

黄柏一分

上为细末，以鸡子白调停涂之，干则易，立愈。

又方

苎根捣，敷之愈。

《必效方》疗妇人乳痈。**丹参膏**

丹参　白芷　芍药各二两

上咬咀，以苦酒淹经宿，以猪脂半斤，微火煎之。白芷黄为度，膏成，去滓敷之。

治奶发痛不可忍。先人国器经效方

水杨柳根新采者一握，搥碎，以好酒同甘草、乌梅煎至七分，去滓，时时温服。

治妇人乳痈、奶劳。**神效瓜蒌散**李嗣立方

瓜蒌一个，去皮，焙研为末，如急用，只烂研。子多者有力　**生粉草**半两　**当归**酒洗，去芦，焙，半两　**乳香**一钱　**通明没药**一分，二味并别研

上用无灰酒三升，同于银石器中慢火熬，取一升，清汁分作三服，食后良久服。如有奶劳，便服此药，可杜绝病根。如毒气已成，能化脓为黄水；毒未成，即于大小便中通利。疾甚，再合服，以退为妙。妇人乳痈方甚多，独此一方神效无比，万不失一。癸亥年，仆处五羊赵经略听判阃夫人年七十岁，隔二年，左乳房上有一块如鹅卵大，今忽然作楚，召余议药。仆云：据孙真人云：妇人年五十岁已上，乳房不宜见痈，见则不可疗矣。幸而未破，恐是气瘤，谩以五香连翘汤去大黄煎服，服后稍减则已。过六七年后，每遇再有肿胀时，再合服，必消减矣。

五香连翘汤方见二十卷第二论

傅青主女科（节选）

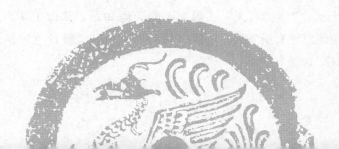

导 读

成书背景

《傅青主女科》又名《女科》，2 卷，傅山撰，约成书于 17 世纪，而至道光七年（1827）方有初刊本，后收入《傅青主男女科》中，合刊本多《傅氏女科全集》，后附《产后篇》2 卷，故或又为《女科·产后编》。陆懋修《世补斋医书》收入之校订本，将女科析为 8 卷、8 门，改称《重订傅徵君女科》《产后编》《生化编》。全书文字朴实，论述简明扼要，理法方药谨严而实用，重视肝、脾、肾三脏病机，善用气血培补、脾胃调理之法，故颇受妇产医家推崇。

《傅青主女科》一书，上承《灵枢》《素问》，旁涉诸多医家。秉承易水学派，深得东垣、薛己之精华，对东垣学说，心得独到，拓展了甘温除热之法；融丹溪滋阴、景岳温阳之说，主张阴阳共济。《傅青主女科》中的妇科内容是中医妇科的重要诊治思想来源。主张从气、血、肝、肾、脾和冲、任、督、带的失常来论治妇科疾病。其立法用药也是针对这些脏腑和经脉而进行调治，辨证宗肝、脾、肾立论，治疗重精、气、血同补，用药纯和平正，精简实用。每论一病症，便出一方治，妇科所列 37 方，无一重复，且许多方剂至今在临床上广泛应用。此外，在调气血、健脾胃、补肝肾中特别强调保护阴血以立新论，其学术思想和创新方药对妇科临床产生了极大的影响。

作者生平

傅山（1607—1684），初名鼎臣，字青竹，改字青主，又有浊翁、观化等别名。明末清初道家思想家、书法家、医学家。傅山于学无所不通，经史之外，兼通先秦诸子，又长于书画医学。他是著名的道家学者，对老庄的"道法自然""无为而治""泰初有无""隐而不隐"等命题，都做了认真的研究与阐发，对道家传统思想有所发展。著有《傅青主女科》《傅青主男科》等传世之作，在当时有"医圣"之名。

学术特点

1. 善于化裁古方，创制效果方

傅氏运用由生化汤加味而成的方剂有 28 首之多，临床广泛用于产后病。如加参生化汤治疗产后气脱、木香生化汤治疗产后忿怒等。书中以四物汤化裁最多，此外还有对逍遥散、四君子汤、六味地黄汤等方的化裁。突出辨证用方，如脾虚湿重的白带，用完带汤；肝经湿热的青带，用加减消遥散；肾火盛而脾虚湿热下注的黄带，用易黄汤；下焦火热盛的黑带，用利火汤；肝热脾虚而下溢的赤带，用清肝止淋汤等。

2. 调理月经注重气血

月经病是妇科的常见病，是以月经的期、量、色、质异常或伴月经周期所出现的症状为特征的一类疾病，有寒实虚热的不同。治以扶正为主，双管齐下，气血并重。调经的基本原则是以补气为主。方药组成是四物加四君，以八珍为主体，因寒热不同，加减化裁，甚是平稳。

3. 产后调理贵在温通

产后篇是本书最具特色的部分，对后世妇科学影响很大。书中主张产后有气既不可专耗散，又不可专消导；热不可用芩、连，寒不可用桂、附；寒则可致血块停滞，热则可致新血崩流。纵有外感，不可妄汗；纵有里实，不宜用下。虽为虚证，不可遽用参术。忌大寒大热，或妄补妄泻，最宜温通。其制"生化汤"一方，加减变化，对产后诸证治疗影响甚大。

今本《傅青主女科》上卷载带下、血崩、鬼胎、调经、种子等 5 门，每门下又分若干病候，计 38 条、39 症、41 方。下卷则包括妊娠、小产、难产、正产、产后诸症，亦 5 门，共 39 条、41 症、42 方。《产后编》上卷包括产后总论、产前产后方症宜忌及产后诸症治法三部，分列为 17 症；下卷继之而分列 26 症，并附补篇 1 章。

本书主要选取《傅青主女科》中有关带下、血崩、调经、妊娠及产后相关内容，略去在现代临床实用性较弱的小产、难产、正产等内容。所选文本涉及妇女经、带、胎、产的多个环节，具有较强的实用价值，对中医妇科病证的治疗和预防具有重要指导意义。

张序

青主先生于明季时，以诸生伏阙上书，讼袁临侯冤事，寻得白。当时义声动天下，马文甫义士传比之裴瑜、魏邵，国变后，隐居崛嵧山中，四方仰望丰采。己未鸿词之荐，先生坚卧不赴，有司敦促就道，先生卒守介节。圣祖仁皇帝鉴其诚，降旨傅山文学素著，念其年迈，从优加衔，以示恩荣。遂授内阁中书，听其回籍。盖其高尚之志，已久为圣天子所心重矣。而世之称者，乃盛传其字学与医术，不已细哉。字为六艺之一，先生固尝究心。若医者，先生所以晦迹而逃名者也，而名即随之，抑可奇矣。且夫医亦何可易言，自后汉张仲景创立方书以来，几二千年，专门名家，罕有穷其奥者。先生以余事及之，遽通乎神。余读《兼济堂文集》并《觚賸》诸书，记先生轶事，其诊疾也微而臧，其用方也奇而法，有非东垣、丹溪诸人所能及者。昔人称张仲景有神思而乏高韵，故以方术名。先生既擅高韵，又饶精思，贤者不可测如是耶。向闻先生有手著《女科》，并《产后》书二册，未之见也。近得钞本于友人处，乙酉适世兄王奎章来省试，具道李子缙中贤，至丙戌冬果寄赍命付剞劂，甚盛德事也。故乐为序而行之，并述先生生平大节，及圣朝广大之典，不禁为之掩卷而三叹也。

道光丁亥夏五月丹崖张凤翔题

女科上卷

阳曲傅青主征君手著

太平鲁清藩亦价校字

带下

白带下 一

夫带下俱是湿症，而以带名者，因带脉不能约束而病此患，故以名之。然带脉通于任督，任督病而带脉始病。带脉者，所以约束胞胎之系也，带脉无力，则难以提系，必然胎胞不固，故曰：带弱则胎易坠，带伤则胎不牢。然而带脉之伤，非独跌闪挫气已也，或行房而放纵，或饮酒而颠狂，虽无疼痛之苦，而有暗耗之害，则气不能化经水，而反变为带病矣。故病带者，惟尼师、寡妇、出嫁之女多有之，而在室女则少也。况加之以脾气之虚，肝气之郁，湿气之侵，热气之逼，安得不成带下之病哉？故妇人有终年累月下流白物，如涕如唾，不能禁止，甚则臭秽者，所谓白带也。夫白带乃湿盛而火衰，肝郁而气弱，则脾土受伤，湿土之气下陷，是以脾精不守，不能化荣血以为经水，反变成白滑之物，由阴门而直下，欲自禁而不可得也。治法宜大补脾胃之气，稍佐以舒肝之品，使风木不闭塞于地中，则地气自升腾于天上，脾气健而湿气消，自无白带之患焉。方用**完带汤**。

白术一两，土炒　山药一两，炒　人参二钱　白芍五钱，酒炒　车前子三钱，酒炒　苍术三钱，制　甘草一钱　陈皮五分　黑芥穗五分　柴胡六分

水煎服。二剂轻，四剂止，六剂则白带全愈。此方脾、胃、肝三经同治之法，寓补于散之中，寄消于升之内。开提肝木之气，则肝血不燥，何至下克脾土，补益脾土之元，则脾气不湿，何难分消水气，至于补脾而兼以补胃者，由里以及表也。脾非胃气之强，则脾之弱不能旺，是补胃正所以补脾耳。

眉批：妇科一门最属难治，不难于用方，难于辨症也。五带症辨之极明，立方极善。倘用之不效者，必其人经水不调，须于调经、种子二门参酌治之，无不见效。既如白带症，倘服药不效，其人必经水过期，少腹急迫，宜服宽带

汤，余宜类参，方见三十三。

青带下 二

妇人有带下而色青者，甚则绿如绿豆汁，稠黏不断，其气腥臭，所谓青带也。夫青带乃肝经之湿热，肝属木，而木之色属青，带下流如绿豆汁，明明是肝木之病矣。但肝木最喜水润，湿亦水之积，似湿非肝木之所恶，何以竟成青带之症？不知水为肝木之所喜，而湿实肝木之所恶，以湿为土之气故也。以所恶者合之所喜必有违者矣。肝之性既违，则肝之气必逆。气欲上升，而湿欲下降，两相牵掣，以停住于中焦之间，而走于带脉，遂从阴器而出。其色青绿者，正以其乘肝木之气化也，逆轻者热必轻而色青，逆重者热必重而色绿。似乎治青易而治绿难，然而均无所难也。解肝木之火，利膀胱之水，则青绿之带病均去矣，方用**加减逍遥散**。

茯苓五钱　白芍酒炒，五钱　甘草生用，五钱　柴胡一钱　陈皮一钱　茵陈三钱　栀子三钱，炒

水煎服。二剂而色淡，四剂而青绿之带绝，不必过剂矣。夫逍遥散之立法也，乃解肝郁之药耳。何以用之治青带若斯其神与？盖湿热留于肝经，因肝气之郁也，郁则必逆，逍遥散最能解肝之郁与逆，郁逆之气既解，则湿热难留，而又益之以茵陈之利湿，栀子之清热。肝气得清，而青绿之带又何自来？此方之所以奇而效捷也，倘仅以利湿清热治青带，而置肝气于不问，安有止带之日哉。

眉批：脾土喜燥而恶湿，土病湿则木必乘之，木又为湿土之气所侮，故肝亦病，逍遥散减去当归妙极。

黄带下 三

妇人有带下而色黄者，宛如黄茶浓汁，其气腥秽，所谓黄带是也。夫黄带乃任脉之湿热也，然任脉本不能容水，湿气安得而入而化为黄带乎？不知带脉横生，通于任脉，任脉直上走于唇齿，唇齿之间，原有不断之泉下贯于任脉以化精，使任脉无热气之绕，则口中之津液尽化为精，以入于肾矣。惟有热邪存于下焦之间，则津液不能化精，而化湿也。夫湿者土之气，实水之侵；热者火之气，实木之生；水色本黑，火色本红，今湿与热合，欲化红而不能，欲返黑而不得，煎熬成汁，因变为黄色矣。此乃不从水火之化，而从湿化也。所以世之人有以黄带为脾之湿热，单去治脾而不得痊者，是不知真水、真火合成丹邪元邪，绕于任脉胞胎之间，而化此黔色也。单治脾何能痊乎！法宜补任脉之虚，

而清肾之火炎，则庶几矣。方用**易黄汤**。

山药一两，炒　芡实一两，炒　黄柏二钱，盐水炒　车前子一钱，酒炒　白果十枚，碎

水煎。连服四剂，无不全愈。此不特治黄带方也。凡有带病者均可治之。而治带之黄者，功更奇也。盖山药、芡实专补任脉之虚，又能利水，加白果引入任脉之中，更为便捷，所以奏功之速也。至于用黄柏清肾中之火也，肾与任脉相通以相济，解肾中之火，即解任脉之热矣。

眉批：丹邪、元邪四字未晰，拟易以真水、真火为湿热之气所侵绕于任脉云，云较无语病，然原书究不可轻改，姑仍之。凡带病多系脾湿，初病无热，但补脾土，兼理冲任之气，其病自愈。若湿久生热，必得清肾火，而湿始有去路，方用黄柏、车前子妙。

同治本眉批：按丹元指本体而言，湿热即水火不正之气，所以为邪合成者，如净银倾入铅铜便不成正色矣。真水真火与邪混合为一，则不但侵矣，所以色变，原书原无语病。山药、芡实尤能清热生津。

黑带下 四

妇人有带下而色黑者，甚则如黑豆汁，其气亦腥，所谓黑带也。夫黑带者，乃火热之极也。或疑火色惟红，何以成黑，谓为下寒之极或有之，殊不知火极似水，乃假象也。其症必腹中疼痛，小便时如刀之刺，阴门必发肿，面色必发红，日久必黄瘦，饮食必兼人，口中必热渴，饮以凉水，少觉宽快，此胃火太旺。与命门、膀胱、三焦之火合而熬煎，所以熬干而变为炭色，断是火热之极之变，而非少有寒气也。此等之症，不至发狂者，全赖肾水与肺金无病，其生生不息之气，润心济胃以救之耳。所以但成黑带之症，是火结于下而不炎于上也，治法惟以泄火为主，火热退而湿自除矣。方用**利火汤**。

大黄三钱　白术五钱，土炒　茯苓三钱　车前子三钱，酒炒　王不留行三钱　黄连三钱　栀子三钱，炒　知母二钱　石膏五钱，煅　刘寄奴三钱

水煎服。一剂小便疼止而通利，二剂而黑带变为白，三剂而白亦少减，再三剂全愈矣。或谓此方过于迅利，殊不知火盛之时，用不得依违之法，譬如救火之焚，而少为迁缓，则火势延燃，不尽不止。今用黄连、石膏、栀子、知母一派寒凉之品。入于大黄之中，则迅速扫除，而又得王不留行与刘寄奴之利湿甚急，则湿与热俱无停住之机，佐白术以辅土，茯苓以渗湿，车前以利水，则火退水进，便成既济之卦矣。

眉批： 病愈后，当节饮食，戒辛热之物，调养脾土等。恃有此方，病发即服，必伤元气矣，慎之。

赤带下 五

妇人有带下而色红者，似血非血，淋沥不断，所谓赤带也。夫赤带亦湿病。然湿是土之气，宜见黄白之色，今不见黄白而见赤者，火热之故也。火之色赤，故带下亦赤耳。惟是带脉系于腰脐之间，近乎至阴之地，不宜有火，而今见火症，岂其路通于命门，而命门之火出而烧之耶？不知带脉通于肾，而肾气通于肝，妇人忧思伤脾，又加郁怒伤肝，于是肝经之郁火内炽，下克脾土。脾土不能运化，而致湿热之气蕴于带脉之间，而肝不藏血，亦渗于带脉之内，皆由脾气受伤，运化无力，而湿热之气随气下陷，同血俱下。所以似血非血之形象，现于其色也，其实血与湿不能两分，世人以赤带属之心火误矣。治法须清肝火而扶其脾之气，则庶几可愈。方用**清肝止淋汤**。

白芍一两，醋炒　当归一两，酒洗　生地五钱，酒炒　阿胶三钱，白面炒　粉丹皮三钱　黄柏二钱　牛膝二钱　香附一钱，酒炒　红枣十个　小黑豆一两

水煎服。一剂少止，二剂又少止，四剂全愈，十剂不再发，此方但主补肝之血，全不利脾之湿者，以赤带之为病，火重而湿轻也。夫火之所以旺者，由于血之衰，补血即足以制火，且水与血合而成赤带之症，竟不能辨其是湿非湿，则湿亦尽化而为血矣，所以治血则湿亦除，又何必利湿之多事哉。此方之妙，妙在纯于治血，而少加清火之味，故奏功独奇，倘一利其湿，反引火下行，转难遽效矣。或问曰：先生前言助其脾土之气，今但补其肝木之血何也？不知用芍药以平肝，则肝气得舒，肝气舒自不克土，脾不受克，则脾土自旺，是平肝正所以扶脾耳，又何必加人参、白术之品，以致累事哉。

同治本眉批： 不用参、术、苓极妙。此症若误认为血漏，恐其久则成崩，用参、术、苓等药治之多不见效，赤带反甚。若年愈四九，癸水将止，或频频见血，此崩症也，宜分别治之。五带症古方极多，然有应有不应者，总属未得病源。此书揭透病源，故用无不效。

血崩

血崩昏暗 六

妇人有一时血崩，两目黑暗，昏晕在地，不省人事者，人莫不谓火盛动血

也。然此火非实火，乃虚火耳。世人一见血崩，往往用止涩之品，虽亦能取效于一时，而虚火不用补阴之药，则易于冲击，恐随止随发，以致经年累月不能全愈者有之。是止崩之药不可独用，必须于补阴之中而行其止崩之法。方用**固本止崩汤**。

大熟地一两，九蒸　白术一两，土炒焦　黄芪三钱，生用　当归五钱，酒洗　黑姜二钱　人参三钱

水煎服。一剂而崩止，十剂不再发，倘畏药味之重而减半，则力薄而不能止。方妙在全不去止血，而惟去补血。又不止补血而更补气，非惟补气而更去补火。盖血崩而至于黑暗昏晕，则血已尽去，仅存一线之气。以为护持。若不急补其气以生血，而先补其血而遗气，则有形之血，恐不能遽生，而无形之气，必且至尽散。此所以不先补血而先补气也。然单补气则血又不易生，单补血而不补火，则血又必凝滞，而不能随气而速生，况黑姜引血归经，是补中又有收敛之妙，所以同补气补血之药并用之耳。

眉批：若血崩数日，血下数斗，六脉俱无，鼻中微微有息，不可遽服此方。恐气将脱，不能受峻补也。有力者用辽人参，去芦三钱煎成，冲贯众炭末一钱服之。待气息微旺，然后服此方，仍加贯众炭末一钱，无不见效。无力者用无灰黄酒冲贯众炭三钱服之。待其气接神清，始可服此方，人参以党参代之。

年老血崩 七

妇人有年老而血崩者，其症亦与前血崩昏暗者同，人以为老妇之虚耳，谁知是不慎房帏之故乎！夫妇人至五十岁之外，天癸匮乏，原宜闭关守寨，不宜出阵战争，苟或适兴，不过草草了事，尚不至肾火大动，倘兴酣浪战，亦如少年之好合，鲜不血室大开，崩决而坠矣。方用**加减当归补血汤**。

当归一两，酒洗　黄芪一两，生用　三七根末三钱　桑叶十四片

水煎服。二剂而血少止，四剂不再发，然必须断欲始除根。若再犯色欲，未有不重病者也。夫补血汤乃气血两补之神剂，三七根乃止血之圣药，加入桑叶者，所以滋肾之阴，又有收敛之妙耳。但老妇阴精既亏，用此方以止其暂时之漏，实有奇功，而不可责其永远之绩者，以补精之味尚少也，服此四剂后再增入。

白术五钱　熟地一两　山药四钱　麦冬三钱　北五味一钱

服百剂。则崩漏之根可尽除矣

眉批：亦有孀妇年老血崩者必系气冲血室。原方加杭芍炭三钱，贯众炭三钱，极效。

少妇血崩 八

有少妇甫娠三月，即便血崩，而胎亦随堕。人以为挫闪受伤而致，谁知是行房不慎之过哉。夫少妇行房，亦事之常耳，何便血崩。盖因元气衰弱，事难两顾，一经行房泄精，则妊娠无所依养，遂致崩而且堕。凡妇人之气衰，即不耐久战。若贪欢久战，则必泄精太甚，气每不能摄夫血矣。况气弱而又娠，再加以久战，内外之气皆动，而血又何能固哉？其崩而堕也，亦无怪其然也。治法自当以补气为主，而少佐以补血之品，斯为得之。方用**固气汤**。

人参一两　白术五钱，土炒　大熟地五钱，九蒸　当归三钱，酒洗　白茯苓二钱
甘草一钱　杜仲三钱，炒黑　山萸肉二钱，蒸　远志一钱，去心　五味子十粒，炒

水煎服。一剂而血止，连服十剂全愈。此方固气而兼补血，已去之血可以速生，将脱之血可以尽摄。凡气虚而崩漏者，此方最可通治，非仅治小产之崩。其最妙者，不去止血，而止血之味含于补气之中也。

眉批：妊娠宜避房事，不避者纵幸不至崩，往往堕胎，生子亦难养，慎之，戒之。

交感血出 九

妇人有一交合则流血不止者，虽不至于血崩之甚，而终年累月不得愈，未免血气两伤，久则恐有血枯经闭之忧。此等之病，成于经水正来之时，贪欢交合，精冲血管也。夫精冲血管，不过一时之伤，精出宜愈，何以久而流红？不知血管最娇嫩，断不可以精伤者也。凡妇人受孕，必于血管已尽净之时，方保无虞，倘经水正旺，彼欲涌出而精射之，则欲出之血反退而缩入，既不能受精而成胎，势必至集精而化血。交感之际，淫气触动其旧日之精，则两相感召，旧精欲出而血亦随之而出。治法须通其胞胎之气，引旧日之集精外出，而益之以补气补精之药，则血管之伤，可以补完矣。方用**引精止血汤**。

人参五钱　白术一两，土炒　茯苓三钱，去皮　熟地一两，九蒸　山萸肉五钱，蒸
黑姜一钱　黄柏五分　芥穗三钱　车前子三钱，酒炒

水煎。连服四剂愈，十剂不再发。此方用参、术以补气，用地、萸以补精，精气既旺，则血管流通；加入茯苓、车前以利水与窍，水利则血管亦利；又加黄柏为引，直入血管之中，而引凤精出于血管之外；芥穗引败血出于血管之内；黑姜以止血管之口。一方之中，实有调停曲折之妙，故能祛旧病而除陈痀。然必须慎房帏三月，破者始不至重伤，而补者始不至重损，否则不过取目前之效

耳。其慎之哉！宜寡欲。

眉批：欲种子者，必待落红后，即三十时辰两日半也。经来之时数足三十时辰便可入房。一日男，二日女；三日男，四日女；五日男，六日女；七日男，过七日即不能受孕矣。

郁结血崩 十

妇人有怀抱甚郁，口干舌渴，呕吐吞酸，而血下崩者，人皆以火治之，时而效，时而不效，其故何也？是不识为肝气之郁结也。夫肝主藏血，气结而血亦结，何以反至崩漏？盖肝之性急，气结则其急更甚，更急则血不能藏，故崩不免也。治法宜以开郁为主，若徒开其郁，而不知平肝，则肝气大开，肝火更炽，而血亦不能止矣。方用**平肝开郁止血汤**。

白芍一两，醋炒　白术一两，土炒　当归一两，酒洗　丹皮三钱　三七根三钱，研末　生地三钱，酒炒　甘草二钱　黑芥穗二钱　柴胡一钱

水煎服。一剂呕吐止，二剂干渴除，四剂血崩愈。方中妙在白芍之平肝，柴胡之开郁；白术利腰脐，则血无积住之虞；荆芥通经络，则血有归还之药；丹皮又清骨髓之热，生地复清脏腑之炎；当归、三七于补血之中，以行血之法，自然郁结散而血崩止矣。

闪跌血崩 十一

妇人有升高坠落，或闪挫受伤，以致恶血下流，有如血崩之状者，若以崩治，非徒无益而又害之也。盖此症之状，必手按之而疼痛，久之则面色痿黄，形容枯槁，乃是瘀血作祟，并非血崩可比。倘不知解瘀而用补涩，则瘀血内攻，疼无止时，反致新血不得生，旧血无由化，死不能悟，岂不可伤哉。治法须行血以去瘀，活血以止疼，则血自止而愈矣。方用**逐瘀止血汤**。

生地一两，酒炒　大黄三钱　赤芍三钱　丹皮一钱　当归尾五钱　枳壳五钱，炒　龟板三钱，醋炙　桃仁十粒，泡炒研

水煎服。一剂而疼轻，二剂而疼止，三剂而血亦全止，不必再服矣。此方之妙，妙于活血之中，而佐以下滞之品，故逐瘀如扫，而止血如神。或疑跌闪升坠，是由外而伤内，虽不比内伤之重，而既已血崩，则内之所伤，亦不为轻，何以只治其瘀而不顾气也？殊不知跌闪升坠，非由内伤以及外伤者可比。盖本实不拨，去其标病可耳，故曰：急则治其标。

眉批：凡跌打损伤致唾血、呕血，皆宜如此治法。若血聚胃中，宜加川厚

朴一钱半，姜汁炒。

血海太热血崩 十二

妇人有每行人道，经水即来，一如血崩。人以为胞胎有伤，触之以动其血也，谁知是子宫、血海因太热而不固乎！夫子宫即在胞胎之下，而血海又在胞胎之上。血海者，冲脉也。冲脉太寒而血即亏，冲脉太热而血即沸。血崩之为病，正冲脉之太热也。然既由冲脉之热，则应常崩而无有止时，何以行人道而始来，果与肝木无恙耶？夫脾健则能摄血，肝平则能藏血。人未入房之时，君相二火寂然不动，虽冲脉独热，而血亦不至外驰。及有人道之感，则子宫大开，君相火动，以热招热，同气相求，翕然齐动，以鼓其精房，血海泛滥，有不能止遏之势，肝欲藏之而不能，脾欲摄之而不得，故经水随交感而至。若有声应之捷，是惟火之为病也。治法必须滋阴降火，以清血海而和子宫，则终身之病，可半载而除矣，然必绝欲三月而后可。方用清海丸。

大熟地一斤，九蒸　山萸十两，蒸　丹皮十两　北五味三两，炒　麦冬肉十两　白术一斤，土炒　白芍一斤，酒炒　龙骨二两　地骨皮十两　干桑叶一斤　元参一斤　沙参十两　石斛十两

上十四味，各为细末，合一处，炼蜜丸桐子大，早晚每服五钱，白滚水送下，半载全愈。此方补阴而无浮动之虑，缩血而无寒凉之苦，日计不足，月计有余，潜移默夺，子宫清凉，而血海自固。倘不揣其本而齐其末，徒以发灰、白矾、黄连炭、五倍子等药末，以外治其幽隐之处，则恐愈涩而愈流，终必至于败亡也。可不慎与？

同治本眉批： 凡血崩症，最宜绝欲避房，无奈少年人彼此贪欢，故服药往往不效。若三月后崩止病愈，而房室仍无节制，病必复作，久则成痨，慎之！

鬼胎

妇人鬼胎 十三

妇人有腹似怀妊，终年不产，甚至二三年不生者，此鬼胎也。其人必面色黄瘦，肌肤消削，腹大如斗，厥所由来，必素与鬼交，或入神庙而兴云雨之思，或游山林而起交感之念，皆能召祟成胎。幸其人不至淫荡，见祟而有惊惶，遇合而生愧恶，则鬼祟不能久恋，一交媾而即远去。然淫妖之气已结于腹，遂成

鬼胎。其先尚未觉，迨后渐渐腹大，经水不行，内外相色一如怀胎之状，有似血臌之形，其实是鬼胎而非臌也。治法必须以逐秽为主。然人至怀胎数年不产，即非鬼胎，亦必气血衰微，况此非真妊，则邪气必旺，正不敌邪，其虚弱之状，必有可掬，乌可纯用迅利之药以祛荡乎？必于补中逐之为的也。方用**荡鬼汤**。

人参一两　当归一两　大黄一两　雷丸三钱　川牛膝三钱　红花三钱　丹皮三钱　枳壳一钱　厚朴一钱　小桃仁三十粒

水煎服。一剂腹必大鸣，可泻恶物半桶，再服一剂，又泻恶物而愈矣，断不可复用三剂也。盖虽补中用逐，未免迅利，多用恐伤损元气。此方用雷丸以祛秽，又得大黄之扫除，且佐以厚朴、红花、桃仁等味，皆善行善攻之品，何邪之尚能留腹中而不尽逐下也哉。尤妙在用参、归以补气血，则邪去而正不伤。若单用雷丸、大黄以迅下之，必有气脱、血崩之患矣。倘或知是鬼胎，如室女、寡妇辈，邪气虽盛而真气未漓，可用岐天师新传**红花霹雳散**。红花半斤，大黄五两，雷丸三两，水煎服，亦能下胎。然未免太于迅利，过伤气血，不若荡鬼汤之有益无损为愈也，在人临症之时斟酌而善用之耳。

眉批：鬼祟之事儒者弗道，然城市乡曲，往往有是症，不可不察，甚勿以此言为荒唐也。

室女鬼胎 十四

女子有在家未嫁，月经忽断，腹大如妊，面色乍赤乍白，六脉乍大乍小，人以为血结经闭也，谁知是灵鬼凭身乎！夫人之身正则诸邪不敢侵，其身不正则诸邪自来犯。或精神恍惚而梦里求亲，或眼目昏花而对面相狎，或假托亲属而暗处贪欢，或明言仙人而静地取乐。其始则惊诧为奇遇而不肯告人，其后则羞赧为淫亵而不敢告人。日久年深，腹大如斗，有如怀妊之状，一身之精血，仅足以供腹中之邪，则邪日旺而正日衰，势必至经闭而血枯。后虽欲导其经，而邪据其腹，则经亦难通；欲生其血，而邪食其精，则血实难长。医以为胎而实非真胎。又以为瘕而亦非瘕病，往往因循等待，非因羞愤而亡其生，即成劳瘵而终不起，至死不悟，不重可悲哉！治法似宜补正以祛邪，然邪不先祛，补正亦无益也。必须先祛邪而后补正，斯为得之。方用**荡邪散**。

雷丸六钱　桃仁六十粒　当归一两　丹皮一两　甘草四钱

水煎服。一剂必下恶物半桶，再服**调正汤**治之。

白术五钱　苍术五钱　茯苓三钱　陈皮一钱　贝母一钱　薏米五钱

水煎。连服四剂，则脾胃之气转，而经水渐行矣。前方荡邪，后方补正，实有次第。或疑身怀鬼胎，必大伤其血，所以经闭。今既坠其鬼胎矣，自当大补其血，乃不补血而反补胃气，何故？盖鬼胎中人，其正气大虚，可知气虚则血必不能骤生。欲补血必先补气，是补气而血自然生也。用二术以补胃阳，阳气旺则阴气难犯，尤善后之妙法也。倘重用补阴之品，则以阴招阴，吾恐鬼胎虽下，而鬼气未必不再侵，故必以补阳为上策，而血自随气而生也。

眉批：此方阴隲大矣，见有因此病羞愤而蹈于非命，劳瘵而丧于妙年，深为可悯。若服此方不应，宜服桂香平胃散，无不见效。愈后宜调养气血，节饮食。肉桂去粗皮一钱，麝香一钱。以上二味，共研细末，开水为丸，如桐子大，空心开水下。服后半日时，煎平胃散一剂服之。

苍术米泔炒三钱，厚朴二钱，姜汁炒广皮一钱，枳实二钱土炒，全当归三钱酒洗，川芎一钱酒洗，服后必下恶物。若不见下恶物，次日再服平胃散，不用桂、香。

调经

经水先期 十五

妇人有先期而经来者，其经水甚多，人以为血热之极也，谁知是肾中水火太旺乎！夫火太旺则血热，水太旺则血多，此有余之病非不足之症也，似宜不药有喜。但过于有余，则子宫太热，亦难受孕，更恐有烁干男精之虑，过者损之，谓非既济之道乎？然而火不可任其有余，而水断不可使之不足。治之法但少清其热，不必泄其水也。方用**清经散**。

丹皮三钱　地骨皮五钱　白芍三钱，酒炒　大熟地三钱，九蒸　青蒿二钱　白茯苓一钱　黄柏五分，盐水浸炒

水煎服。二剂而火自平，此方虽是清火之品，然仍是滋水之味，火泄而水不与俱泄，损而益也。

又有先期经来只一二点者，人以为血热之极也，谁知肾中火旺而阴水亏乎。夫同是先期之来，何以分虚实之异？盖妇人之经最难调，苟不分别细微，用药鲜克有效。先期者火气之冲，多寡者水气之验。故先期而来多者，火热而水有余也；先期而来少者，火热而水不足也。倘一见先期之来，俱以为有余之热，但泄火而不补水，或水火两泄之，有不更增其病者乎？治之法不必泄火，只专

补水，水既足而火自消矣，亦既济之道也。方用**两地汤**。

大生地一两，酒炒　元参一两　白芍药五钱，酒炒　麦冬肉五钱　地骨皮三钱　阿胶三钱

水煎服。四剂而经调矣。此方之用地骨、生地，能清骨中之热。骨中之热，由于肾经之热，清其骨髓，则肾气自清，而又不损伤胃气，此治之巧也。况所用诸药，又纯是补水之味，水盛而火自平理也。此条与上条参观，断无误治先期之病矣。

眉批： 妇科调经尤难，盖经调则无病，不调则百病丛生，治法宜详察其病原，细审其所以不调之故，然后用药，始能见效。此书虽有先期、后期、先后无定期之分，然须与种子、带下门参看，临症时自有进境。

经水后期 十六

妇人有经水后期而来多者，人以为血虚之病也，谁知非血虚乎！盖后期之多少，实有不同，不可执一而论。盖后期而来少，血寒而不足；后期而来多，血寒而有余。夫经本于肾，而其流五脏六腑之血皆归之，故经来而诸经之血尽来附益，以经水行而门启不遑迅阖，诸经之血乘其隙而皆出也，但血既出矣，则成不足。治法宜于补中温散之，不得曰后期者俱不足也。方用**温经摄血汤**。

大熟地一两，九蒸　白芍一两，酒炒　川芎五钱，酒洗　白术五钱，土炒　柴胡五分　五味子三分　肉桂五分，去粗研　续断一钱

水煎服。三剂而经调矣。此方大补肝、肾、脾之精与血，加肉桂以祛其寒，柴胡以解其郁，是补中有散，而散不耗气；补中有泄，而泄不损阴。所以补之有益，而温之收功也，此调经之妙药，而摄血之仙丹也。凡经来后期者，俱可用。倘元气不足，加人参一二钱亦可。

经水先后无定期 十七

妇人有经来断续，或前或后无定期，人以为气血之虚也，谁知是肝气之郁结乎！夫经水出诸肾，而肝为肾之子，肝郁则肾亦郁矣，肾郁而气必不宣。前后之或断或续，正肾之或通或闭耳。或曰肝气郁而肾气不应，未必至于如此，殊不知子母关切，子病而母必有顾复之情，肝郁而肾不无缱绻之谊。肝气之或开或闭，即肾气之或去或留，相因而致，又何疑焉。治法宜舒肝之郁，即开肾之郁也，肝肾之郁既开，而经水自有一定之期矣。方用**定经汤**。

菟丝子一两，酒炒　白芍一两，酒炒　当归一两，酒洗　大熟地五钱，九蒸　山

药五钱，炒　白茯苓三钱　芥穗二钱，炒黑　柴胡五分

水煎服。二剂而经水净，四剂而经期定矣。此方舒肝肾之气，非通经之药也；补肝肾之精，非利水之品也。肝肾之气舒而精通，肝肾之精旺而水利，不治之治，正妙于治也。

眉批：以上调经三条，辨论明晰，立方微妙，但恐临时或有外感、内伤不能见效。有外感者，宜加苏叶一钱；有内伤者，宜加神曲二钱（炒）；有因肉食积滞者，再加东山楂肉二钱（炒），临症须斟酌用之。若肝气郁抑，又当以逍遥散为主，有热加栀炭、丹皮，即加味逍遥散。

经水数月一行 十八

妇人有数月一行经者，每以为常，亦无或先或后之异，亦无或多或少之殊，人莫不以为异，而不知非异也。盖无病之人，气血两不亏损耳。夫气血既不亏损，何以数月而一行经也。妇人之中，亦有天生仙骨者，经水必一季一行，盖以季为数而不以月为盈虚也。真气内藏，则坎中之真阳不损，倘加以炼形之法，一年之内，便易飞腾。无如世人不知，见经水不应月来，误认为病，妄用药饵。本无病而治之成病，是治反不如其不治也。山闻异人之教，特为阐扬，使世人见此等行经，不必妄行治疗，万勿疑为气血之不足，而轻一试也。虽然天生仙骨之妇人，世固不少，而嗜欲损夭之人，亦复甚多，又不可不立一疗救之方以辅之。方名**助仙丹**。

白茯苓五钱　陈皮五钱　白术三钱，土炒　白芍三钱，酒炒　山药三钱，炒　菟丝子二钱，酒炒　杜仲一钱，炒黑　甘草一钱

河水煎服。四剂而仍如其旧，不可再服也。此方平补之中，实有妙理，健脾益肾而不滞，解郁清痰而不泄，不损天然之气血，便是调经之大法，何得用他药以冀通经哉。

眉批：曾见妇人一年一行经，身健无恙。妊娠后反月月行经，或至五月、至七月经止不等。育男皆成人，咸以为异。或亦仙骨之所至乎，亦造化令人不测耶。

年老经水复行 十九

妇人有年五十外，或六七十岁忽然行经者，或下紫血块，或如红血淋，人或谓老妇行经，是还少之象，谁知是血崩之渐乎！夫妇人至七七之外，天癸已竭，又不服济阴补阳之药，如何能精满化经，一如少妇。然经不宜行而行者，

乃肝不藏、脾不统之故也。非精过泄而动命门之火，即气郁甚而发龙雷之炎，二火交发，而血乃奔矣，有似行经而实非经也。此等之症，非大补肝与脾之气与血，而血安能骤止。方用**安老汤**。

人参一两　黄芪一两，生用　大熟地一两，九蒸　白术五钱，土炒　当归五钱，酒洗　山萸五钱，蒸　阿胶一钱，蛤粉炒　黑芥穗一钱　甘草一钱　香附五分，酒炒　木耳炭一钱

水煎服。一剂减，二剂尤减，四剂全减，十剂愈。此方补益肝脾之气，气足自能生血而摄血。尤妙大补肾水，水足而肝气自舒，肝舒而脾自得养，肝藏之而脾统之，又安有泄漏者，又何虑其血崩哉。

眉批：加贯众炭一钱，研细末，以药冲服，尤妙。

经水忽来忽断时疼时止 二十

妇人有经水忽来忽断，时疼时止，寒热往来者，人以为血之凝也，谁知是肝气不舒乎！夫肝属木而藏血，最恶风寒。妇人当行经之际，腠理大开，适逢风之吹寒之袭，则肝气为之闭塞，而经水之道路亦随之而俱闭，由是腠理经络，各皆不宣，而寒热之作，由是而起，其气行于阳分则生热，其气行于阴分则生寒，然此犹感之轻者也。倘外感之风更甚，则内应之热气益深，往往有热入血室而变为如狂之症，一似遇鬼之状者。若但往来寒热，是风寒未甚而热未深耳。治法宜补肝中之血，通其郁而散其风，则病随手而效，所谓治风先治血，血和风自灭，此其一也。方用**加味四物汤**。

大熟地一两，九蒸　白芍五钱，酒炒　当归五钱，酒洗　川芎三钱，酒洗　白术五钱，土炒　粉丹皮三钱　元胡一钱，酒炒　甘草一钱　柴胡一钱

水煎服。此方用四物以滋脾胃之阴血，用柴胡、白芍、丹皮以宣肝经之风郁，用甘草、白术、元胡以利腰脐而和腹疼，入于表里之间，通乎经络之内，用之得宜，自奏功如响也。

眉批：加荆芥穗炒黑一钱，尤妙。

经水未来腹先疼 二十一

妇人有经前腹疼数日，而后经水行者，其经来多是紫黑块，人以为寒极而然也，谁知是热极而火不化乎！夫肝属木，而其中有火，舒则通畅，郁则不扬，经欲行而肝不应，则抑拂其气而疼生。然经满则不能内藏，而肝中之郁火焚烧，内逼经出，则其火亦因之而怒泄。其紫黑者，水火两战之象也；其成块者，火

煎成形之状也。经失其为经者，正郁火内夺其权耳。治法似宜大泄肝中之火，然泄肝之火，而不解肝之郁，则热之标可去，而热之本未除也，其何能益？方用**宣郁通经汤**。

白芍五钱，酒炒　当归五钱，酒洗　丹皮五钱　山栀子三钱，炒　白芥子二钱，炒研　柴胡一钱　香附一钱，酒炒　川郁金一钱，醋炒　黄芩一钱，酒炒　生甘草一钱

水煎。连服四剂，下月断不先腹疼而后行经矣。此方补肝之血，而解肝之郁，利肝之气而降肝之火，所以奏功之速。

行经后少腹疼痛 二十二

妇人有少腹疼于行经之后者，人以为气血之虚也，谁知是肾气之涸乎！夫经水者，乃天一之真水也，满则溢而虚则闭，亦其常耳，何以虚能作疼哉？盖肾水一虚则水不能生木，而肝木必克脾土，木土相争，则气必逆，故尔作疼。治法必须以舒肝气为主，而益之以补肾之味，则水足而肝气益安，肝气安而逆气自顺，又何疼痛之有哉！方用**调肝汤**。

山药五钱，炒　阿胶三钱，白面炒　当归三钱，酒洗　白芍三钱，酒炒　山萸肉三钱，蒸熟　巴戟一钱，盐水浸　甘草一钱

水煎服。此方平调肝气，既能转逆气，又善止郁疼。经后之症，以此方调理最佳，不特治经后腹疼之症也。

眉批：经前经后腹痛，方极妙，不可加减。若有别症，亦宜此方为主，另加药味治之，原方不可减去一味。

经前腹疼吐血 二十三

妇人有经未行之前一二日忽然腹疼而吐血，人以为火热之极也，谁知是肝气之逆乎！夫肝之性最急，宜顺而不宜逆，顺则气安，逆则气动。血随气为行止，气安则血安，气动则血动，亦勿怪其然也。或谓经逆在肾不在肝，何以随血妄行，竟至从口而上出也，是肝不藏血之故乎？抑肾不纳气而然乎？殊不知少阴之火急如奔马，得肝火直冲而上，其势最捷，反经而为血，亦至便也。正不必肝不藏血，始成吐血之症，但此等吐血与各经之吐血有不同者。盖各经之吐血，由内伤而成；经逆而吐血，乃内溢而激之使然也，其症有绝异，而其气逆则一也。治法似宜平肝以顺气，而不必益精以补肾矣。虽然，经逆而吐血，虽不大损夫血，而反覆颠倒，未免太伤肾气，必须于补肾之中，用顺气之法始

为得当。方用**顺经汤**。

当归五钱，酒洗　大熟地五钱，九蒸　白芍二钱，酒炒　丹皮五钱　白茯苓三钱　沙参三钱　黑芥穗三钱

水煎服。一剂而吐血止，二剂而经顺，十剂不再发。此方于补肾调经之中，而用引血归经之品，是和血之法，实寓顺气之法也。肝不逆而肾气自顺，肾气既顺，又何经逆之有哉。

同治本眉批：妇人年壮，吐血往往有之，不可作劳症治。若认为劳症，必致肝气愈逆，非劳反成劳矣。方加茜草一钱，怀牛膝八分，尤妙。

经水将来脐下先疼痛 二十四

妇人有经水将来三五日前而脐下作疼，状如刀刺者，其寒热交作，所下如黑豆汁，人莫不以为血热之极，谁知是下焦寒湿相争之故乎！夫寒湿乃邪气也。妇人有冲任之脉，居于下焦，冲为血海，任主胞胎，为血室，均喜正气相通，最恶邪气相犯。经水由二经而外出，而寒湿满二经而内乱，两相争而作疼痛，邪愈盛而正气日衰。寒气生浊，而下如豆汁之黑者，见北方寒水之象也。治法利其湿而温其寒，使冲任无邪气之乱，脐下自无疼痛之疚矣。方用**温脐化湿汤**。

白术一两，土炒　白茯苓三钱　山药五钱，炒　巴戟肉五钱，盐水浸　扁豆炒捣，三钱　白果十枚，捣碎　建莲子三十枚，不去心

水煎服。然必须经未来前十日服之，四剂而邪气去，经水调，兼可种子。此方君白术以利腰脐之气，用巴戟、白果以通任脉，扁豆、山药、莲子以卫冲脉，所以寒湿扫除而经水自调，而可受妊矣。倘疑腹疼为热疾作祟而妄用寒凉，则冲任虚冷，血海变为冰海，血室反成冰室，无论难于生育而疼痛之止，又安有日哉？

眉批：冲任之气宜通不宜降，故化湿不用苍术、薏仁。余宜类参。

经水过多 二十五

妇人有经水过多，行后复行，面色痿黄，身体倦怠，而困乏之甚者，人以为血热有余之故，谁知是血虚而不归经乎！夫血旺始经多，血虚当经缩。今曰血虚而反经多，是何言与？殊不知血归于经，虽旺而经亦不多；血不归经，虽衰而经亦不少。世之人见经水过多，谓是血之旺也，此治之所以多错耳。倘经多果是血旺，自是健壮之体，须当一行即止，精力如常，何至一行后而再行，而困乏无力耶。惟经多是血之虚，故再行而不胜其困乏，血损精散，骨中髓空，

所以不能色华于面也。治法宜大补血而引之归经，又安有行后复行之病哉。方用**加减四物汤**。

大熟地一两，九蒸　白芍三钱，酒炒　当归五钱，酒洗　川芎二钱，酒洗　白术五钱，土炒　黑芥穗三钱　山萸三钱，蒸　续断一钱　甘草一钱

水煎服。四剂而血归经矣。十剂之后，加人参三钱，再服十剂，下月行经，适可而止矣。夫四物汤乃补血之神品，加白术、荆芥，补中有利；加山萸、续断，止中有行；加甘草以调和诸品，使之各得其宜，所以血足而归经，归经而血自静矣。

眉批：荆芥穗炭能引血归经。方妙极，不可轻易加减。

经前泄水 二十六

妇人有未经来之前，泄水三日，而后行经者，人以为血旺之故，谁知是脾气之虚乎！夫脾统血，脾虚则不能摄血矣。且脾属湿土，脾虚则土不实，土不实而湿更甚，所以经水将动，而脾先不固，脾经所统之血，欲流注于血海，而湿气乘之，所以先泄水而后行经也。调经之法，不在先治其水，而在先治其血；抑不在先治其血，而在先补其气。盖气旺而血自能生，抑气旺而湿自能除，且气旺而经自能调矣。方用**健固汤**。

人参五钱　白茯苓三钱　白术一两，土炒　巴戟五钱，盐水浸　薏苡仁三钱，炒

水煎。连服十剂，而经前不泄水矣。此方补脾气以固脾血，则血摄于气之中，脾气日盛，自能运化其湿，湿既化为乌有，自然经水调和矣，又何能经前泄水哉。

眉批：与胖人不孕参看，自得立方之妙。

经前大便下血 二十七

妇人有行经之前一日大便先出血者，人以为血崩之症，谁知是经流于大肠乎！夫大肠与行经之路，各有分别，何以能入乎其中？不知胞胎之系，上通心而下通肾，心肾不交，则胞胎之血，两无所归，而心肾二经之气，不来照摄，听其自便，所以血不走小肠而走大肠也。治法若单止大肠之血，则愈止而愈多；若击动三焦之气，则更拂乱而不可止。盖经水之妄行，原因心肾之不交。今不使水火之既济，而徒治其胞胎，则胞胎之气无所归，而血安有归经之日？故必大补其心与肾，使心肾之气交，而胞胎之气自不散，则大肠之血自不妄行，而经自顺矣。方用**顺经两安汤**。

当归五钱，酒洗　白芍五钱，酒炒　大熟地五钱，九蒸　山萸肉二钱，蒸　人参三钱　白术五钱，土炒　麦冬五钱，去心　黑芥穗二钱　巴戟肉一钱，盐水浸　升麻四分

水煎服。二剂而大肠血止，而经从前阴出矣；三剂经止，而兼可受妊矣。此方乃大补心、肝、肾三经之药，全不去顾胞胎，而胞胎有所归者，以心肾之气交也。盖心肾虚则其气两分，心肾足则其气两合。心与肾不离，而胞胎之气听命于二经之摄，又安有妄动之形哉！然则心肾不交，补心肾可也，又何兼补夫肝木耶？不知肝乃肾之子心之母也，补肝则肝气往来于心肾之间，自然上引心而下入于肾，下引肾而上入于心，不啻介绍之助也。此使心肾相交之一大法门，不特调经而然也，学者其深思诸。

同治本眉批：若大便下血过多，精神短少，人愈消瘦，必系肝气不舒，久郁伤脾，脾伤不能统血，又当分别治之。方用补血汤：嫩黄芪二两，生熟各半；归身四两，酒洗、炒黑；杭芍炭二钱；焦白术五钱，土炒；杜仲二钱，炒断丝；荆芥炭二钱；姜炭三钱；又引贯众炭一钱，冲入服之，四剂必获愈。愈后减半再服二剂，经入大肠必当行经之际而大便下血也。初病血虽错行，精神必照常，若脾不统血，精神即不能照常矣，用者辨之。

年未老经水断 二十八

《经》云：女子七七而天癸绝。有年未至七七而经水先断者，人以为血枯经闭也，谁知是心、肝、脾之气郁乎！使其血枯，安能久延于人世？医见其经水不行，妄谓之血枯耳，其实非血之枯，乃经之闭也。且经原非血也，乃天一之水，出自肾中，是至阴之精而有至阳之气，故其色赤红似血，而实非血，所以谓之天癸。世人以经为血，此千古之误，牢不可破。倘果是血，何不名之曰血水，而曰经水乎？古昔圣贤创呼经水之名者，原以水出于肾，乃癸干之化，故以名之。无如世人沿袭而不深思其旨，皆以血视之。然则经水早断，似乎肾水衰涸。吾以为心、肝、脾气之郁者，盖以肾水之生，原不由于心、肝、脾，而肾水之化，实有关于心、肝、脾。使水位之下无土气以承之，则水滥灭火，肾气不能化；火位之下无水气以承之，则火炎铄金，肾气无所生；木位之下无金气以承之，则木妄破土，肾气无以成。倘心、肝、脾有一经之郁，则其气不能入于肾中，肾之气即郁而不宣矣。况心、肝、脾俱郁，即肾气真足而无亏，尚有茹而难吐之势，矧肾气之本虚，又何能盈满而化经水而外泄耶？《经》曰：亢则害，此之谓也。此经之所以闭塞有似乎血枯，而实非血枯耳。治法必须散

心、肝、脾之郁，而大补其肾之水，仍大补其心、肝、脾之气，则精溢而经水自通矣。方用**益经汤**。

　　大熟地一两，九蒸　白术一两，土炒　山药五钱，炒　当归五钱，酒洗　白芍三钱，酒炒　生枣仁三钱，捣碎　丹皮二钱　沙参三钱　柴胡一钱　杜仲一钱，炒黑　人参二钱

　　水煎。连服八剂而经通矣，服三十剂而经不再闭，兼可受孕。此方心、肝、脾、肾四经同治药也，妙在补以通之，散以开之。倘徒补则郁不开而生火；徒散则气益衰而耗精。设或用攻坚之剂，辛热之品，则非徒无益，而又害之矣。

　　眉批：善医者，只服眼前纯和之品，而大病尽除；不善医者，立异矜奇，不惟无效，反致百病丛生。凡用药杂乱，假金石为上品者，戒之！戒之！

种子

身瘦不孕 二十九

　　妇人有瘦怯身躯，久不孕育，一交男子，即卧病终朝。人以为气虚之故，谁知是血虚之故乎！或谓血藏于肝，精涵于肾，交感乃泄肾之精，与血虚何与？殊不知肝气不开，则精不能泄，肾精既泄，则肝气亦不能舒。以肾为肝之母，母既泄精，不能分润以养其子，则木燥乏水，而火且暗动以铄精，则肾愈虚矣。况瘦人多火而又泄其精，则水益少而火益炽，水虽制火，而肾精空乏，无力以济，成火在水上之卦，所以倦怠而卧也。此等之妇偏易动火，然此火因贪欲而出于肝木之中，又是虚燥之火，绝非真火也。且不交合则已，交合又偏易走泄，此阴虚火旺不能受孕，即偶尔受孕，必致逼干男子之精，随种而随消者有之。治法必须大补肾水而平肝木，水旺则血旺，血旺则火消，便成水在火上之卦矣。方用**养精种玉汤**。

　　大熟地一两，九蒸　当归五钱，酒洗　白芍五钱，酒炒　山萸肉五钱，蒸熟

　　水煎服。三月便可身健受孕，断可种子。此方之用不特补血而纯于填精，精满则子宫易于摄精，血足则子宫易于容物，皆有子之道也。惟是贪欲者多，节欲者少，往往不验。服此者果能节欲三月，心静神清，自无不孕之理。否则不过身体壮健而已，勿咎方之不灵也。

　　同治本眉批：服药三月后不受孕，仍照原方加杜仲二钱，炒断丝；续断二钱；白术五钱，土炒焦；云苓三钱，服数剂后必受孕。

胸满不思食不孕 三十

妇人有饮食少思，胸膈满闷，终日倦怠思睡，一经房事，呻吟不已。人以为脾胃之气虚也，谁知是肾气不足乎！夫气宜升腾，不宜消降。升腾于上焦，则脾胃易于分运；降陷于下焦，则脾胃难于运化。人乏水谷之养，则精神自尔倦怠，脾胃之气可升而不可降也，明甚。然则脾胃之气，虽充于脾胃之中，实生于两肾之内。无肾中之水气，则胃之气不能腾；无肾中之火气，则脾之气不能化。惟有肾之水火二气，而脾胃之气始能升腾而不降也。然则补脾胃之气，可不急补肾中水火之气乎？治法必以补肾气为主，但补肾而不兼补脾胃之品，则肾之水火二气不能提至阳之上也。方用**并提汤**。

大熟地一两，九蒸　巴戟一两，盐水浸　白术一两，土炒　人参五钱　黄芪五钱，生用　山茱肉三钱，蒸　枸杞二钱　柴胡五分

水煎服。三月而肾气大旺，再服一月，未有不能受孕者。此方补气之药多于补精，似乎以补脾胃为主矣。孰知脾胃健而生精自易，是补脾胃之气与血，正所以补肾之精与水也。又益以补精之味，则阴气自足，阳气易升，自尔腾越于上焦矣。阳气不下陷，则无非大地阳春，随遇皆是化生之机，安有不受孕之理与。

眉批：胸满不孕，每误为脾胃虚寒，不能克食，用扶脾消导之药，肾气虚愈，何能受孕。妙在立方不峻补肾火，所以不用桂、附等药，但专补肾气，使脾胃之气不复下陷，则带脉气充，胞胎气暖，自然受孕无难矣。

下部冰冷不孕 三十一

妇人有下身冰冷，非火不暖。交感之际，阴中绝无温热之气，人以为天分之薄也，谁知是胞胎寒之极乎！夫寒冰之地，不生草木；重阴之渊，不长鱼龙。今胞胎既寒，何能受孕？虽男子鼓勇力战，其精甚热，直射于子宫之内，而寒冰之气相逼，亦不过茹之于暂，而不能不吐之于久也，夫犹是人也。此妇之胞胎，何以寒凉至此，岂非天分之薄乎，非也。盖胞胎居于心肾之间，上系于心而下系于肾，胞胎之寒凉，乃心肾二火之衰微也。故治胞胎者，必须补心肾二火而后可。方用**温胞饮**。

白术一两，土炒　巴戟一两，盐水浸　人参三钱　杜仲三钱，炒黑　菟丝子三钱，酒浸炒　山药三钱，炒　芡实三钱，炒　肉桂二钱，去粗研　附子三分，制　补骨脂二钱，盐水炒

水煎服。一月而胞胎热。此方之妙，补心而即补肾，温肾即温心。心肾之气旺，则心肾之火自生。心肾之火生，则胞胎之寒自散。原因胞胎之寒，以至茹而即吐，而今胞胎既热矣，尚有施而不受者乎？若改汤为丸，朝夕吞服，尤能摄精，断不至有伯道无儿之叹也。

眉批：今之种子者，多喜服热药，不知此方特为胞胎寒者设。若胞胎有热则不宜服，审之。

胸满少食不孕 三十二

妇人有素性恬淡，饮食少则平和，多则难受，或作呕泄，胸膈胀满，久不受孕。人以为赋禀之薄也，谁知是脾胃虚寒乎！夫脾胃之虚寒，原因心肾之虚寒耳。盖胃土非心火不能生，脾土非肾火不能化。心肾之火衰，则脾胃失生化之权，即不能消水谷以化精微矣。既不能化水谷之精微，自无津液以灌溉于胞胎之中。欲胞胎有温暖之气以养胚胎，必不可得。纵然受胎，而带脉无力，亦必堕落。此脾胃虚寒之咎，故无玉麟之毓也。治法可不急温补其脾胃乎？然脾之母原在肾之命门，胃之母原在心之包络，欲温补脾胃，必须补二经之火。盖母旺子必不弱，母热子必不寒，此子病治母之义也。方用**温土毓麟汤**。

巴戟一两，去心酒浸　覆盆子一两，酒浸蒸　白术五钱，土炒　人参三钱　怀山药五钱，炒　神曲一钱，炒

水煎服。一月可以种子矣。此方之妙，温补脾胃，而又兼补命门与心包络之火，药味不多，而四经并治。命门、心包之火旺，则脾与胃无寒冷之虞，子母相顾，一家和合，自然饮食多而善化，气血旺而能任，带脉有力，不虞落胎，安有不玉麟之育哉？

眉批：少食不孕与胸满不思饮食有间，一补肾中之气，一补命门与心胞络之火，药味不多，其君、臣、佐、使之妙，宜细参之。

少腹急迫不孕 三十三

妇人有少腹之间自觉有紧迫之状，急而不舒，不能生育，此人人之所不识也，谁知是带脉之拘急乎！夫带脉系于腰脐之间，宜弛而不宜急。今带脉之急者，由于腰脐之气不利也；而腰脐之气不利者，由于脾胃之气不足也。脾胃气虚，则腰脐之气闭；腰脐之气闭，则带脉拘急，遂致牵动胞胎。精即直射于胞胎，胞胎亦暂能茹纳，而力难负载，必不能免小产之虞。况人多不能节欲，安得保其不坠乎？此带脉之急，所以不能生子也。治法宜宽其带脉之急，而带脉

之急不能遽宽也，宜利其腰脐之气。而腰脐之气不能遽利也，必须大补其脾胃之气与血，而腰脐可利，带脉可宽，自不难于孕育矣。方用**宽带汤**。

白术一两，土炒　巴戟肉五钱，酒浸　补骨脂一钱，盐水炒　人参三钱　麦冬三钱，去心　杜仲三钱，炒黑　大熟地五钱，九蒸　肉苁蓉三钱，洗净　白芍三钱，酒炒　当归二钱　五味三分，炒　建莲子二十粒，不去心

水煎服。四剂少腹无紧迫之状，服一月即受胎。此方之妙，脾胃两补，而又利其腰脐之气，自然带脉宽舒，可以载物而胜任矣。或疑方中用五味、白芍之酸收，不增带脉之急，而反得带脉之宽，殊不可解。岂知带脉之急，由于气血之虚。盖血虚则缩而不伸，气虚则挛而不达。用芍药之酸以平肝木，则肝不克脾；用五味之酸以生肾水，则肾能益带。似相妨而实相济也，何疑之有。

眉批：凡种子之法，不出带脉、胞胎二经，数言已泄造化之秘也。

嫉妒不孕 三十四

妇人有怀抱素恶，不能生子者，人以为天心厌之也，谁知是肝气郁结乎！夫妇人之有子也，必然心脉流利而滑，脾舒徐而和，肾脉旺大而鼓指，始称喜脉。未有三部脉郁而能生子者也。若三部脉郁，肝气必因之而更郁，肝气郁则心肾之脉必致郁之极而莫解。盖母子相依，郁必不喜，喜必不郁也。其郁而不能成胎者，以肝木不舒，必下克脾土而致塞。脾土之气塞，则腰脐之气必不利。腰脐之气不利，必不能通任脉而达带脉，则带脉之气亦塞矣。带脉之气既塞，则胞胎之门必闭，精即到门，亦不得其门而入矣。其奈之何哉？治法必解四经之郁，以开胞胎之门，则几矣。方用**开郁种玉汤**。

白芍一两，酒炒　香附三钱，酒炒　当归五钱，酒洗　白术五钱，土炒　丹皮三钱，酒洗　茯苓三钱，去皮　花粉二钱

水煎服。一月则郁结之气开矣，郁开则无非喜气之盈腹，而嫉妒之心亦可以一易，自然两相合好，结胎于顷刻之间矣。此方之妙，解肝气之郁，宣脾气之困，而心肾之气亦因之俱舒，所以腰脐利而任带通达，不必启胞胎之门，而胞胎自启矣，不特治嫉妒者也。

眉批：方似平平无奇，然却能解妒种子，不可忽视。若怀娠而仍然嫉妒，必致血郁坠胎，即幸不坠胎，生子多不能成。方加解妒饮合煎之，可保无虞，必须变其性情，始效。

同治方眉批：解妒饮：黍、谷各九十粒，麦生用、小黑豆各四十九粒，豆炒熟，高粱五十五粒。

肥胖不孕 三十五

妇人有身体肥胖，痰涎甚多，不能受孕者，人以为气虚之故，谁知是湿盛之故乎！夫湿从下受，乃言外邪之湿也。而肥胖之湿，实非外邪，乃脾土之内病也。然脾土既病，不能分化水谷以养四肢，宜其身躯瘦弱矣，何以能肥胖乎？不知湿盛者多肥胖，肥胖者多气虚，多痰涎，外似健壮而内实虚损也。内虚则气必衰，气衰则不能行水，而湿停于肠胃之间，不能化精而化涎矣。夫脾本湿土，又因痰多，愈加其湿，脾不能受，必津润于胞胎，日积月累，则胞胎竟变为汪洋之水窟矣。且肥胖之妇，内肉必满，遮隔子宫，不能受精，此必然之势也。况又加以水湿之盛，即男子甚健，阳精直达子宫，而其水势滔滔，泛滥可畏，亦遂化精成水矣，又何能成妊哉？治法必须以泄水化痰为主。然徒泄水化痰，而不急补脾胃之气，则阳气不旺，湿痰不去，人先病矣，乌望其茹而不吐乎？方用**加味补中益气汤**。

人参三钱　黄芪三钱，生用　柴胡一钱　甘草一钱　当归三钱，酒洗　白术一两，土炒　升麻四分　陈皮五分　茯苓五钱　半夏三钱，制

水煎服。八剂痰涎尽消，再十剂水湿利，子宫涸出，易于受精而成孕矣。其在于昔，则如望洋观海，而至于今，则是马到成功也。快哉！此方之妙，妙在提脾气而升于上，作云作雨，则水湿反利于下行；助胃气而消于下，为津为液，则痰涎转易于上化。不必用消化之品以损其肥，而肥自无碍；不必用浚决之味以开其窍，而窍自能通。阳气充足，自能摄精，湿邪散除，自可受种，何肥胖不孕之足虑乎？

眉批： 再用十剂后，方加杜仲一钱半，炒断丝；续断钱半，炒，必受孕矣。

骨蒸夜热不孕 三十六

妇人有骨蒸夜热，遍体火焦，口干舌燥，咳嗽吐沫，难于生子者，人以为阴虚火动也，谁知是骨髓内热乎！夫寒阴之地，固不生物，而干旱之田，岂能长养。然而骨髓与胞胎何相关切？而骨髓之热，即能使人不嗣，此前贤之所未言者也。山一旦创言之，不几为世俗所骇乎？而要知不必骇也，此中实有其理焉。盖胞胎为五脏外之一脏耳，以其不阴不阳，所以不列于五脏之中。所谓不阴不阳者，以胞胎上系于心胞，下系于命门。系心包者通于心，心者阳也；系命门者通于肾，肾者阴也。是阴之中有阳，阳之中有阴，所以通于变化，或生男或生女，俱从此出。然必阴阳协和，不偏不枯，始能变化生人，否则否矣。

况胞胎既通于肾，而骨髓亦肾之所化也，骨髓热，由于肾之热，肾热而胞胎亦不能不热。且胞胎非骨髓之养，则婴儿无以生骨。骨髓过热，则骨中空虚，惟存火烈之气，又何能成胎。治法必须清骨中之热。然骨热由于水亏，必补肾之阴，则骨热除，珠露有滴濡之喜矣。壮水之主，以制阳光，此之谓也。方用**清骨滋肾汤**。

地骨皮一两，酒洗　丹皮五钱　沙参五钱　麦冬五钱，去心　元参五钱，酒洗五味子五分，炒研　白术三钱，土炒　石斛二钱

水煎。连服三十剂而骨热解，再服六十剂自受孕。此方之妙，补肾中之精，凉骨中之热，不清胞胎，而胞胎自无太热之患矣。然阴虚内热之人，原易受妊，今因骨髓过热，所以受精而变燥，以致难于育子，本非胞胎之不能受精，所以稍补其肾，以杀其火之有余，而益其水之不足，便易种子耳。

眉批：治骨髓热，所以不用熟地。方极善，用者万勿加减。凡峻药病去七分即止，不必拘泥三十剂、六十剂之数，三元生人不一，余类推。

腰酸腹胀不孕 三十七

妇人有腰酸背楚，胸满腹胀，倦怠欲卧，百计求嗣，不能如愿。人以为腰肾之虚也，谁知是任督之困乎！无任脉行于前，督脉行于后，然皆从带脉之上下而行也。故任脉虚则带脉坠于前，督脉虚则带脉坠于后。虽胞胎受精，亦必小产。况任督之脉既虚，而疝瘕之症必起。疝瘕碍胞胎而外障，则胞胎缩于疝瘕之内，往往精施而不能受，虽饵以玉燕，亦何益哉？治法必须先去其疝瘕之病，而补其任督之脉，则提挈天地，把握阴阳，呼吸精气，包裹成形，力足以胜任而无虞也。外无所障，内有所容，安有不能生育之理。方用**升带汤**。

白术一两，土炒　人参三钱　沙参五钱　肉桂一钱，去粗，研　荸荠粉三钱　鳖甲三钱，炒　茯苓三钱　半夏一钱，制　神曲一钱，炒

水煎。连服三十剂而任督之气旺，再服三十剂而疝瘕之症除。此方利腰脐之气，正升补任督之气也。任督之气升，而疝瘕自有难容之势，况方中有肉桂以散寒，荸荠以祛积，鳖甲之攻坚，茯苓之利湿，有形自化于无形，满腹皆升腾之气矣，何至受精而再坠乎哉？

眉批：此方为有疝瘕而设，故沙参、荸荠粉、鳖甲以破坚理气。若无疝瘕，去此三味，加杜仲一钱五分，炒黑，泽泻一钱半，炒，甘枸杞二钱，三味服之，腰酸腹胀自除矣。鳖甲破气不可误服，惟有疝瘕与肝郁者宜服之。

便涩腹胀足浮肿不孕 三十八

妇人有小水艰涩，腹胀脚肿，不能受孕者，人以为小肠之热也，谁知是膀胱之气不化乎！夫膀胱原与胞胎相近，膀胱病而胞胎亦病矣。然水湿之气必走膀胱，而膀胱不能自化，必得肾气相通，而始能化水以出阴器。倘膀胱无肾气之通，则膀胱之气化不行，水湿之气必且渗入胞胎之中，而成汪洋之势矣。汪洋之田，又何能生物也哉？治法必须壮肾气以分消胞胎之湿，益肾火以达化膀胱之水，使先天之本壮，则膀胱之气化，胞胎之湿除，而汪洋之田化成雨露之壤矣。水化则膀胱利，火旺则胞胎暖，安有布种而不发生者哉？方用**化水种子汤**。

巴戟一两，盐水浸　白术一两，土炒　茯苓五钱　人参三钱　菟丝子五钱，酒炒　芡实五钱，炒　车前二钱，酒炒　肉桂一钱，去粗研

水煎服。二剂而膀胱之气化；四剂而艰涩之症除；又十剂虚胀脚肿之形消；再服六十剂，肾气大旺，胞胎温暖，易于受胎而生育矣。此方利膀胱之水，全在补肾中之气；暖胞胎之气，全在壮肾中之火。至于补肾之药，多是濡润之品，不以湿而益助其湿乎？然方中之药，妙于补肾之火，而非补肾之水，尤妙于补火而无燥烈之虞，利水而非荡涤之猛，所以膀胱气化，胞胎不湿，而发荣长养无穷与。

眉批：便涩腹胀足浮肿，此症极多，不惟不能受孕，抑旦渐添杂症，久而不愈，甚而成痨瘵不治者。此方补水而不助湿，补火而使归原，善极，不可加减一味。若无好肉桂，以破故纸一钱炒代之，用核桃仁二个，连皮炒黑，去皮用仁作引。若用好肉桂，即可不用核桃引。

女科下卷

阳曲傅青主征君手著

太平鲁清藩亦价校字

妊娠

妊娠恶阻 三十九

妇人怀娠之后，恶心呕吐，思酸解渴，见食憎恶，困倦欲卧，人皆曰妊娠恶阻也，谁知肝血太燥乎！夫妇人受妊，本于肾气之旺也，肾旺是以摄精，然肾一受精而成娠，则肾水生胎，不暇化润于五脏；而肝为肾之子，日食母气以舒，一日无津液之养，则肝气迫索，而肾水不能应，则肝益急，肝急则火动而逆也；肝气既逆，是以呕吐恶心之症生焉。呕吐纵不至太甚，而其伤气则一也。气既受伤，则肝血愈耗，世人用四物汤治胎前诸症者，正以其能生肝之血也。然补肝以生血，未为不佳，但生血而不知生气，则脾胃衰微，不胜频呕，恐气虚则血不易生也。故于平肝补血之中，加以健脾开胃之品，以生阳气，则气能生血，尤益胎气耳。或疑气逆而用补气之药，不益助其逆乎？不知妊娠恶阻，其逆不甚，且逆是因虚而逆，非因邪而逆也。因邪而逆者，助其气则逆增；因虚而逆者，补其气则逆转。况补气于补血之中，则阴足以制阳，又何虑其增逆乎？宜用**顺肝益气汤**。

人参一两　当归一两，酒洗　苏子一两，炒研　白术三钱，土炒　茯苓二钱　熟地五钱，九蒸　白芍三钱，酒炒　麦冬三钱，去心　陈皮三分　砂仁一粒，炒研　神曲一钱，炒

水煎服。一剂轻，二剂平，三剂全愈。此方平肝则肝逆除，补肾则肝燥息，补气则血易生。凡胎病而少带恶阻者，俱以此方投之无不安，最有益于胎妇，其功更胜于四物焉。

眉批：亦有肝郁气滞，胸膈膨闷，见食不恶，不能多食，虽系妊娠，而非恶阻，宜分别治之。后另有方。

方极效，但苏子一两疑一钱之误。然国初上元生人禀赋最壮，或非用一两

不效。今当下元用一钱可也，万不可用一两。

疏肝化滞汤：全当归酒洗六钱，杭芍酒炒三钱，党参去芦三钱，白扁豆去皮四钱，云苓二钱，香附炒焦二钱，砂仁炒研钱半，条芩炒焦八分，神曲炒焦钱半，广皮八分，薄荷六分，甘草五分，水煎服。

妊娠浮肿 四十

妊妇有至五个月，肢体倦怠，饮食无味，先两足肿，渐至遍身头面俱肿，人以为湿气使然也，谁知是脾肺气虚乎！夫妊娠虽有按月养胎之分，其实不可拘于月数，总以健脾补肺为大纲。盖脾统血，肺主气，胎非血不荫，非气不生。脾健则血旺而荫胎，肺清则气旺而生子。苟肺衰则气馁，气馁则不能运气于皮肤矣；脾虚则血少，血少则不能运血于肢体矣。气与血两虚，脾与肺失职，所以饮食难消，精微不化，势必至气血下陷，不能升举，而湿邪即乘其所虚之处，积而成浮肿症，非由脾肺之气血虚而然耶。治法当补其脾之血与肺之气，不必祛湿，而湿自无不去之理。方用**加减补中益气汤**。

人参五钱 黄芪三钱，生用 柴胡一钱 甘草一分 当归三钱，酒洗 白术五钱，土炒 茯苓一两 升麻三分 陈皮三分

水煎服。四剂即愈，十剂不再犯。夫补中益气汤之立法也，原是升提脾肺之气，似乎益气而不补血，然而血非气不生，是补气即所以生血。观当归补血汤用黄芪为君，则较著彰明矣。况湿气乘脾肺之虚而相犯，未便大补其血，恐阴太盛而招阴也。只补气而助以利湿之品，则气升而水尤易散，血亦随之而生矣。然则何以重用茯苓而至一两，不几以利湿为君乎？嗟嗟！湿症而不以此药为君，将以何者为君乎！况重用茯苓于补气之中，虽曰渗湿，而仍是健脾清肺之意。且凡利水之品，多是耗气之药，而茯苓与参、术合，实补多于利，所以重用之以分湿邪，即以补气血耳。

眉批：白术一味，今多以苍术充之，凡白术伪者更多。白术补胎，苍术打胎，用者宜审。若恐其伪，以白扁豆、山药代之较妥。

妊娠少腹疼 四十一

妊娠小腹作疼，胎动不安，如有下坠之状，人只知带脉无力也，谁知是脾肾之亏乎！夫胞胎虽系于带脉，而带脉实关于脾肾。脾肾亏损，则带脉无力，胞胎即无以胜任矣。况人之脾肾亏损者，非饮食之过伤，即色欲之太甚。脾肾亏则带脉急，胞胎所以有下坠之状也。然则胞胎之系，通于心与肾，而不通于

脾，补肾可也，何故补脾？然肾为后天之先天，脾非先天之气不能化，肾非后天之气不能生，补肾而不补脾，则肾之精何以遽生也。是补后天之脾，正所以补先天之肾也；补先后二天之脾与肾，正所以固胞胎之气与血，脾肾可不均补乎！方用**安奠二天汤**。

人参一两，去芦　熟地一两，九蒸　白术一两，土炒　山药五钱，炒　炙草一钱　山萸五钱，蒸，去核　杜仲三钱，炒黑　枸杞二钱　扁豆五钱，炒，去皮

水煎服。一剂而疼止，二剂而胎安矣。夫胎动乃脾肾双亏之症，非大用参、术、熟地补阴补阳之品，断不能挽回于顷刻。世人往往畏用参、术或少用，以冀建功，所以寡效，此方正妙在多用也。

同治本眉批：人参一两，无力者以党参代之。无上党参者，以嫩黄芪代之。

妊娠口干咽疼 四十二

妊妇至三四个月，自觉口干舌燥，咽喉微痛，无津以润，以至胎动不安，甚则血流如经水。人以为火动之极也，谁知是水亏之甚乎！夫胎也者，本精与血之相结而成，逐月养胎。古人每分经络，其实均不离肾水之养，故肾水足胎安，肾水亏而胎动。虽然肾水亏，又何能动胎？必肾经之火动，而胎始不安耳。然而火之有余，仍是水之不足，所以火炎而胎必动，补水则胎自安，亦既济之义也。惟是肾水不能遽生，必须滋补肺金，金润则能生水，而水有逢源之乐矣。水既有本，则源泉混混矣，而火又何难制乎？再少加以清热之品，则胎自无不安矣。方用**润燥安胎汤**。

熟地一两，九蒸　生地三钱，酒炒　山萸肉五钱，蒸　麦冬五钱，去心　五味一钱，炒　阿胶二钱，蛤粉炒　黄芩一钱，酒洗　益母二钱

水煎服。二剂而燥息，再二剂而胎安，连服十剂，而胎不再动矣。此方专填肾中之精，而兼补肺。然补肺仍是补肾之意，故肾经不干燥，则火不能灼，胎焉有不安之理乎！

眉批：方极妙，用之立应。万不可因咽痛而加豆根、射干等药，亦不可因过润而加云苓。

妊妇吐泻腹疼 四十三

妊妇上吐下泻，胎动欲堕，腹疼难忍，急不可缓，此脾胃虚极而然也。夫脾胃之气虚，则胞胎无力，必有崩坠之虞。况又上吐下泻，则脾与胃之气，因吐泻而愈虚，欲胞胎之无恙也得乎？然胞胎疼痛而究不至下坠者，何也？全赖

肾气之固也。胞胎系于肾而连于心，肾气固则交于心，其气通于胞胎，此胞胎之所以欲坠而不得也。且肾气能固，则阴火必来生脾；心气能通，则心火必来援胃。脾胃虽虚而未绝，则胞胎虽动而不堕耳，可不急救其脾胃乎？然脾胃当将绝而未绝之时，只救脾胃而难遽生，更宜补其心肾之火，使之生土，则两相接续，而胎自固而安矣。方用**援土固胎汤**。

人参一两　白术二两，土炒　山药一两，炒　肉桂二钱，去粗，研　制附子五分
续断三钱　杜仲三钱，炒黑　山萸一两，蒸，去核　枸杞三钱　菟丝子三钱，酒炒
砂仁三粒，炒，研　炙草一钱

水煎服。一剂而泄止，二剂而诸病尽愈矣。此方救脾胃之土十之八，救心肾之火十之二也。救火轻于救土者，岂以土欲绝而火未甚衰乎？非也。盖土崩非重剂不能援，火衰虽小剂而可助。热药多用，必有太燥之虞，不比温甘之品也。况胎动系土衰而非火弱，何用太热？妊娠忌桂、附，是恐伤胎，岂可多用。小热之品计之以钱，大热之品计之以分者，不过用以引火，而非用以壮火也。其深思哉！

眉批：　*白术多伪，肉桂更无佳者。用者若有真药固妙，如无真药，白术以白扁豆代之，肉桂以破故纸代之。*

妊娠子悬胁疼 四十四

妊妇有怀抱忧郁，以致胎动不安，两胁闷而疼痛，如弓上弦，人止知是子悬之病也，谁知是肝气不通乎！夫养胎半系于肾水，然非肝血相助，则肾水实有独力难支之势，故保胎必滋肾水，而肝血断不可不顾。使肝气不郁，则肝之气不闭，而肝之血必旺，自然灌溉胞胎，合肾水而并协养胎之力。而今肝气因忧郁而闭塞，则胎无血荫，肾难独任，而胎安得不上升以觅食？此乃郁气使然也。莫认为子之欲自悬，而妄用泄子之品，则得矣。治法宜开肝气之郁结，补肝血之燥干，则子悬自定矣。方用**解郁汤**。

人参一钱　白术五钱，土炒　白茯苓三钱　当归一两，酒洗　白芍一两，酒炒
枳壳五分，炒　砂仁三粒，炒，研　山栀子三钱，炒　薄荷二钱

水煎服。一剂而闷痛除，二剂而子悬定，至三剂而全安。去栀子，再多服数剂不复发，此乃平肝解郁之圣药。郁开则木不克土，肝平则火不妄动。方中又有健脾开胃之品，自然水精四布，而肝与肾有润泽之机，则胞胎自无干燥之患，又何虑上悬之不愈哉！

眉批：　*方加薏米仁三四钱尤妙。*

妊娠跌损 四十五

妊妇有失足跌损，致伤胎元，腹中疼痛，如将堕者，人只知是外伤之为病也，谁知有内伤之故乎！凡人内无他症，胎元坚固，即或跌扑闪挫，依然无恙。惟内之气血素亏，故略有闪挫，胎便不安。若止作闪挫外伤治，断难奏功，且恐有因治而反堕者，可不慎与？必须大补气血，而少加以行瘀之品，则瘀散胎安矣。但大补气血之中，又宜补血之品，多于补气之药，则无不得之。方用**救损安胎汤**。

当归一两，酒洗　白芍三钱，酒炒　生地一两，酒炒　白术五钱，土炒　炙草一钱　人参一钱　苏木三钱，捣碎　乳香一钱，去油　没药一钱，去油

水煎服。一剂而疼痛止，二剂而势不下坠矣，不必三剂也。此方之妙，妙在既能去瘀而不伤胎，又能补气补血而不凝滞，固无通利之害，亦痊跌闪之伤，有益无损，大建奇功，即此方与。然不特治怀孕之闪挫也，即无娠闪挫，亦可用之。

眉批：即用寻常白术、土炒焦最妙，以其能理气行血也。於白术味过甘，不能理气行血，用者知之。

妊娠小便下血病名胎漏 四十六

妊妇有胎不动，腹不疼，而小便中时常有血流出者，人以为血虚胎漏也，谁知气虚不能摄血乎！夫血只能荫胎，而胎中之荫血，必赖气以卫之。气虚下陷，则荫胎之血亦随气而陷矣。然则气虚下陷，而血未尝虚，似不应与气同陷也。不知气乃血之卫，血赖气以固，气虚则血无凭依，无凭依必躁急，躁急必生邪热。血寒则静，血热则动，动则外出而莫能遏，又安得不下流乎？倘气不虚而血热，则必大崩，而不止些微之漏矣。治法宜补其气之不足，而泄其火之有余，则血不必止而自无不止矣。方用**助气补漏汤**。

人参一两　白芍五钱，酒炒　黄芩三钱，酒炒黑　生地三钱，酒炒黑　益母草一钱　续断二钱　甘草一钱

水煎服。一剂而血止，二剂再不漏矣。此方用人参以补阳气，用黄芩以泄阴火，火泄则血不热，而无欲动之机，气旺则血有依而无可漏之窍，气血俱旺而和协，自然归经而各安其所矣。又安有漏泄之患哉！

同治本眉批：补血不用当归妙，以当归之香燥也。

妊娠子鸣 四十七

妊娠怀胎至七八个月，忽然儿啼腹中，腰间隐隐作痛，人以为胎热之过也，

谁知是气虚之故乎！夫儿之在胞胎也，全凭母气以化成，母呼儿亦呼，母吸儿亦吸，未尝有一刻之间断。至七八个月，则母气虚矣，儿不能随母之气呼吸，必有迫不及待之势。母子原相依为命，子失母之气，则拂子之意而啼于腹中，似可异而究不必异，病名子鸣，气虚甚也。治宜大补其气，使母之气与子气和合，则子之意安而啼亦息矣。方用**扶气止啼汤**。

人参一两　黄芪一两，生用　麦冬一两，去心　当归五钱，酒洗　橘红五分　甘草一钱　花粉一钱

水煎服。一剂而啼即止，二剂不再啼。此方用人参、黄芪、麦冬以补肺气，使肺气旺，则胞胎之气亦旺；胞胎之气旺，则胞中之子气有不随母之气以为呼吸者，未之有也。

眉批：黄芪用嫩黄芪，不可用箭芪。箭芪系北口外苜蓿根。

妊娠腰腹疼渴汗躁狂 四十八

妇人怀妊有口渴汗出，大饮冷水，而烦躁发狂、腰腹疼痛，以致胎欲堕者，人莫不谓火之极也，抑知是何经之火盛乎？此乃胃火炎炽，熬煎胞胎之水，以致胞胎之水涸，胎失所养，故动而不安耳。夫胃为水谷之海，多气多血之经，所以养五脏六腑者。盖万物皆生于土，土气厚而物始生，土气薄而物必死。然土气之所以能厚者，全赖火气之来生也；胃之能化水谷者，亦赖火气之能化也。今胃中有火，宜乎生土，何以火盛而反致害乎？不知无火难以生土，而火多又能烁水，虽土中有火土不死，然亦必有水方不燥。使胃火太旺，必致烁干肾水，土中无水，则自润不足，又何以分润胞胎？土烁之极，火势炎蒸，犯心越神，儿胎受逼，安得不下坠乎！《经》所谓"二阳之病发心脾"者，正此义也。治法必须泄火滋水，使水气得旺，则火气自平，火平则汗狂躁渴自除矣。方用**息焚安胎汤**。

生地一两，酒炒　青蒿五钱　白术五钱，土炒　茯苓三钱　人参三钱　知母二钱　花粉二钱

水煎服。一剂而狂少平，二剂而狂大定，三剂而火尽解，胎亦安矣。此方药料颇重，恐人虑不胜而不敢全用，又不得不再为嘱之。怀胎而火胜若此，非大剂何以能蠲？火不息则狂不止，而胎能安耶。况药料虽多，均是滋水之味，益而无损，勿过虑也。

眉批：原方不可加减。妊娠躁狂，每误有别症，不曰痰甚，即云时疾传经，而置妊娠于不问，误服多药，数月不愈，甚有打去胎而以顾大人性命为名者，更属糊涂之极。

妊娠中恶 四十九

妇人怀子在身，痰多吐涎，偶遇鬼神祟恶，忽然腹中疼痛，胎向上顶，人疑为子悬之病也，谁知是中恶而胎不安乎！大凡不正之气，最易伤胎，故有孕之妇，断不宜入庙烧香，与僻静阴寒之地，如古洞幽岩，皆不可登。盖邪祟多在神宇潜踪，幽阴岩洞，亦其往来游戏之所，触之最易相犯，不可不深戒也。况孕妇又多痰涎，眼目易眩，目一眩如有妄见，此招祟之因痰而起也。人云怪病每起于痰，其信然与。治法似宜以治痰为主，然治痰必至耗气，气虚而痰难消化，胎必动摇。必须补气以生血，补血以活痰，再加以清痰之品，则气血不亏，痰亦易化矣。方用**消恶安胎汤**。

当归一两，酒洗　白芍一两，酒炒　白术五钱，土炒　茯苓五钱　人参三钱　甘草一钱　陈皮五分　花粉三钱　苏叶一钱　沉香一钱，研末

此方大补气血，辅正邪自除之义也。

眉批：辅正逐邪，方极平正，如此可知用金石之药以化痰者，皆矜奇立异，欲速取效，不知暗耗人之真气。戒之！

同治本眉批：人参一两，无力者以党参代之，无上党参者以嫩黄芪代之，古之人参即今之上党参也。得真台党即是，不必以黄芪代之，亦不必拘泥谓人参即参、丽参，则误矣。

妊娠多怒堕胎 五十

妇人有怀妊之后，未至成形，或已成形，其胎必堕，人皆曰气血衰微，不能固胎也，谁知是性急怒多，肝火大动而不静乎！夫肝本藏血，肝怒则不藏，不藏则血难固。盖肝虽属木，而木中实寄龙雷之火，所谓相火是也。相火宜静而不宜动，静则安，动则炽。况木中之火，又易动而难静也。人生无日无动之时，即无日非动火之时，大怒则火益动矣。火动而不可止遏，则火势飞扬，不能生气化胎，而反食气伤精矣。精伤则胎无所养，势必不坠而不已。《经》所谓"少火生气，壮火食气"，正此义也。治法宜平其肝中之火，利其腰脐之气，使气生夫血，而血清其火，则庶几矣。方用**利气泄火汤**。

人参三钱　白术一两，土炒　甘草一钱　熟地五钱，九蒸　当归三钱，酒洗　白芍五钱，酒炒　芡实三钱，炒　黄芩二钱，酒炒

水煎服。六十剂而胎不坠矣。此方名虽利气，而实补气也。然补气而不加以泄火之品，则气旺而火不能平，必反害其气也。故加黄芩于补气之中以泄火，

又有熟地、归、芍以滋肝而壮水之主，则血不燥而气得和，怒气息而火自平，不必利气而气无不利，即无往而不利矣。

眉批： 性急怒多而不用疏肝药者，以其有胎娠故也。经云：胎病则母病，胎安则母病自愈。所以妊娠一门总以补气、养血、安胎为主，则万病自除矣。

小产

行房小产 五十一

妊妇因行房颠狂，遂致小产，血崩不止，人以为火动之极也，谁知是气脱之故乎！大凡妇人之怀妊也，赖肾水以荫胎，水源不足，则火易沸腾。加以久战不已，则火必大动，再至兴酣颠狂，精必大泄，精大泄则肾水益涸，而龙雷相火益炽，水火两病，胎不能固而堕矣。胎堕而火犹未息，故血随火而崩下，有不可止遏之势，人谓火动之极，亦未为大误也。但血崩本于气虚，火盛本于水亏，肾水既亏，则气之生源涸矣。气源既涸，而气有不脱者乎？此火动是标，而气脱是本也。《经》云：治病必求其本，本固而标自立矣。若只以止血为主，而不急固其气，则气不能速回，而血何由止，不大补其精，则水涸不能遽长，而火且益炽，不揣其本而齐其末，山未见有能济者也。方用**固气填精汤**。

人参—两　黄芪一两，生用　白术五钱，土炒　大熟地一两，九蒸　当归五钱，酒洗　三七三钱，研末冲　芥穗二钱，炒黑

水煎服。一剂而血止，二剂而身安，四剂则全愈。此方之妙，妙在不去清火，而惟去补气补精，其奏功独神者，以诸药温润能除大热也。盖热是虚，故补气自能摄血，补精自能止血，意在本也。

眉批： 小产血崩，多由行房而致。若年愈四十，参、芪宜倍用，熟地宜减半用，以其气虚火衰也，否则每令气脱不救。凡有妊娠者，须忍欲，谨避房室，万物自蹈危途。慎之！

跌闪小产 五十二

妊妇有跌扑闪挫，遂致小产，血流紫块，昏晕欲绝者，人皆曰瘀血作祟也，谁知是血室损伤乎！夫血室与胞胎相连，如唇齿之相依，胞胎有伤，则血室亦损，唇亡齿寒，理有必至也。然胞胎伤损而流血者，其伤浅；血室伤损而流血

者，其伤深。伤之浅者，疼在腹；伤之深者，晕在心。同一跌扑损伤，而未小产与已小产，治各不同。未小产而胎不安者，宜顾其胎，而不可轻去其血；已小产而血大崩，宜散其瘀，而不可重伤其气。盖胞胎已堕血既脱，而血室空虚，惟气存耳。倘或再伤其气，安保无气脱之忧乎！《经》云血为营，气为卫。使卫有不固，则营无依而安矣。故必补气以生血，新血生而瘀血自散矣。方用**理气散瘀汤**。

人参一两　黄芪一两，生用　当归五钱，酒洗　茯苓三钱　红花一钱　丹皮三钱　姜炭五钱

水煎服。一剂而流血止，二剂而昏晕除，三剂而全安矣。此方用人参、黄芪以补气，气旺则血可摄也；用当归、丹皮以生血，血生则瘀难留也；用红花、黑姜以活血，血活则晕可除也。用茯苓以利水，水利则血易归经也。

眉批：胎未堕，宜加杜仲炭一钱，续断炒黑一钱；若胎已堕，服原方。血崩不止，加贯众炭三钱；若血闭心晕，加元胡炭一钱。

大便干结小产 五十三

妊妇有口渴烦躁，舌上生疮，两唇肿裂，大便干结，数日不得通，以致腹疼小产者，人皆曰大肠之火热也，谁知是血热烁胎乎！夫血所以养胎也，温和则胎受其益，太热则胎受其损。如此热久烁之，则儿在胞胎之中，若有探汤之苦，难以存活，则必外越下奔，以避炎气之逼迫，欲其胎之不坠也，得乎！然则血荫乎胎，则血必虚耗。血者阴也，虚则阳亢，亢则害矣。且血乃阴水所化，血日荫胎，取给刻不容缓，而火炽，阴水不能速生以化血，所以阴虚火动。阴中无非火气，血中亦无非火气矣。两火相合，焚逼儿胎，此胎之所以下坠也。治法宜清胞中之火，补肾中之精，则可已矣。或疑儿已下坠，何故再顾其胞？血不荫胎，何必大补其水？殊不知火动之极，以致胎坠，则胞中纯是一团火气，此火乃虚火也。实火可泄，而虚火宜于补中清之，则虚火易散，而真火可生。倘一味清凉以降火，全不顾胞胎之虚实，势必至寒气逼人，胃中生气萧索矣。胃乃二阳，资养五脏者也，胃阳不生，何以化精微以生荫水乎？有不变为劳瘵者，几希矣！方用**加减四物汤**。

熟地五钱，九蒸　白芍三钱，生用　当归一两，酒洗　川芎一钱　山栀子一钱，炒　山萸二钱，蒸，去核　山药三钱，炒　丹皮三钱，炒

水煎服。四五剂而愈矣。

丹皮性极凉血，产后用之，最防阴凝之害。慎之！

眉批：此方加条芩二钱尤妙。

畏寒腹疼小产 五十四

妊妇有畏寒腹疼，因而堕胎者，人只知下部太寒也，谁知是气虚不能摄胎乎！夫人生于火，亦养于火，而非气不充，气旺则火旺，气衰则火衰。人之所以坐胎者，受父母先天之真火也。先天之真火，即先天之真气以成之，故胎成于气，亦摄于气，气旺则胎牢，气衰则胎堕。胎日加长，而气日加衰，安得不堕哉。况又遇寒气外侵，则内之火气更微，火气微则长养无资，此胎不能不堕也。使当其腹疼之时，即用人参、干姜之类，补气祛寒，则可以疼止而胎安。无如人拘于妊娠之药，禁而不敢用，因致堕胎，而仅存几微之气，不急救气，尚有何法？方用**黄芪补气汤**。

黄芪二两，生用　当归一两，酒洗　肉桂五分，去粗皮，研

水煎服。五剂愈矣。倘认定是寒，大用辛热，全不补气与血，恐过于燥热，反致亡阳而变危矣。

眉批：肉桂须用好的，如无佳者，用炮姜代之，或一钱、二钱皆可，不可只用五分。

大怒小产 五十五

妊妇有大怒之后，忽然腹疼吐血，因而堕胎；及堕胎之后，腹疼仍未止者，人以为肝之怒火未退也，谁知是血不归经而然乎！夫肝所以藏血者也，大怒则血不能藏，宜失血而不当堕胎，何为失血而胎亦随堕乎？不知肝性最急，血门不闭，其血直捣于胞胎。胞胎之系，通于心肾之间，肝血来冲，必断绝心肾之路，胎因心肾之路断，胞胎失水火之养，所以堕也。胎既堕矣，而腹疼如故者，盖因心肾未接，欲续无计，彼此痛伤肝气，欲归于心而心不受，欲归于肾而肾不纳，故血犹未静而疼无已也。治法宜引肝之血，仍入于肝，而腹疼自已矣。然徒引肝之血而不平肝之气，则气逆而不易转，即血逆而不易归。方用**引气归血汤**。

白芍五钱，酒炒　当归五钱，酒洗　白术三钱，土炒　甘草一钱　黑芥穗三钱
丹皮三钱　姜炭五分　香附五分，酒炒　麦冬三钱，去心　郁金一钱，醋炒

水煎服。此方名为引气，其实仍是引血也。引血亦所以引气，气归于肝之中，血亦归于肝之内，气血两归，而腹疼自止矣。

难产

血虚难产 五十六

妊娠有腹疼数日，不能生产，人皆曰气虚力弱，不能送子出产门，谁知是血虚胶滞，胞中无血，儿难转身乎！夫胎之成，成于肾脏之精；而胎之养，养于五脏六腑之血，故血旺则子易生，血衰则子难产。所以临产之前，宜用补血之药，补血而血不能遽生，必更兼补气以生之。然不可纯补其气也，恐阳过于旺，则血仍不足，偏胜之害，必有升而无降，亦难产之渐也。防微杜渐，其惟气血兼补乎，使气血并旺，则气能推送，而血足以济之，是汪洋之中自不难转身也，又何有胶滞之患乎？方用**送子丹**。

生黄芪一两　当归一两，酒洗　麦冬一两，去心　熟地五钱，九蒸　川芎三钱

水煎服。二剂而生矣，且无横生倒产之患。此补血补气之药也。二者相较，补血之味，多于补气之品，盖补气止用黄芪一味，其余无非补血之品，血旺气得所养，气生血得所依。胞胎润泽，自然易产，譬如舟遇水浅之处，虽大用人力，终难推行，忽逢春水泛滥，舟自跃跃欲行，再得顺风以送之，有不扬帆而迅行者乎！

眉批： 产后忌用白芍，因其酸寒也。胎堕后用白芍五钱，惟上元生人可，若下元生人万不可用。必不得已而用之，将白芍炒炭，用三钱可也。余药如法制。

交骨不开难产 五十七

妊妇有儿到产门，竟不能下，此危急存亡之时也，人以为胞胎先破，水干不能滑利也，谁知是交骨不开之故乎！盖产门之上，原有骨二块，两相斗合，名曰交骨。未产之前，其骨自合，若天衣之无缝，临产之际，其骨自开，如开门之见山。妇人儿门之肉，原自斜生，皮亦横长，实可宽可窄，可大可小者也。苟非交骨连络，则儿门必然大开，可以手入探取胞胎矣。此交骨为儿门之下关，实妇人锁钥之键。此骨不闭，则肠可直下；此骨不开，则儿难降生。然而交骨之能开能合者，气血主之也。血旺而气衰，则儿虽向下而儿门不开；气旺而血衰，则儿门可开而儿难向下。是气所以开交骨，血所以转儿身也。欲生产之顺利，非大补气血不可。然交骨之闭甚易，而交骨之开甚难。临产交骨不开者，

多于产前贪欲，泄精太甚，精泄则气血失生化之本，而大亏矣。气血亏则无以运润于儿门，而交骨黏滞不开矣。故欲交骨之开，必须于补气补血之中，而加开骨之品，两相合治，自无不开之患，不必催生，而儿自迅下，母子俱无恙矣。方用**降子汤**。

当归一两　人参五钱　川芎五钱　红花一钱　川牛膝三钱　柞木枝一两

水煎服。一剂儿门必响亮一声，交骨开解，而儿乃降生矣。此方用人参以补气，芎、归以补血，红花以活血，牛膝以降下，柞木枝以开关解骨。君臣佐使，同心协力，所以取效如神，在用开于补之中也。然单用柞木枝亦能开骨，但不补气与血，恐开而难合，未免有下部中风之患，不若此方之能开能合之为神妙也。至于儿未临门之时，万不可先用柞木以开其门，然用降子汤亦正无妨，以其能补气血耳。若欲单用柞木，必须候到门而后可。

眉批：方妙。如头产交骨不开，加炙龟板尾三钱，生过子妇人顶心发三钱，洗净，用新瓦一个置火上焙发成灰，入药同煎，服下即效。

同治本眉批：方为子已临门救急而设。若子未临门，血虚难产，宜服前送子丹，不可遽服此方。

脚手先下难产 五十八

妊妇生产之际，有脚先下而儿不得下者，有手先下而儿不得下者，人以为横生倒产，至危之症也，谁知是气血两虚之故乎！夫儿在胞胎之中，儿身正坐，男面向后，女面向前，及至生时，头必旋转而向下生，此天地造化之奇，非人力所能勉强者。虽然先天与后天，原并行而不悖，天机之动，必得人力以济之。所谓人力者，非产母用力之谓也，谓产母之气与血耳。产母之气血足，则胎必顺；产母之气血亏，则胎必逆；顺则易生，逆则难产。气血既亏，母身必弱，子在胞中，亦必弱。胎弱无力，欲转头向下而不能，此胎之所以有脚手先下者也。当是之时，急用针刺儿之手足，则儿必痛而缩入。急用**转天汤**以救顺之。

人参一两　当归二两，酒洗　川芎一两　川牛膝三钱　升麻四分　附子一分，制

水煎服。一剂而儿转身矣，再二剂自然顺生。此方之妙，用人参以补气之亏，用芎、归以补血之亏，人人皆知其义。若用升麻，又用牛膝、附子，恐人未识其妙也。盖儿已身斜，非用提挈则头不易转，然转其身非用下行则身不易降，升麻、牛膝并用，而又用附子者，欲其无经不达，使气血迅速以催生也。

眉批：若服三剂后，以针刺儿手足，仍不转身，以针刺产妇合骨穴，儿即下。万不可使稳婆用手探取，以致子母俱危。戒之！

气逆难产 五十九

妇人有生产数日而胎不下者，服催生之药，皆不见效，人以为交骨之难开也，谁知是气逆不行而然乎！夫交骨不开，固是难产，然儿头到产门而不能下者，方是交骨不开之故，自当用开骨之剂。若儿头尚未到产门，乃气逆不行，儿身难转，非交骨不开之故也。若开其交骨，则儿门大开，儿头未转而向下，必致变症非常，是儿门万万不可轻开也。大凡生产之时，切忌坐草太早，若儿未转头，原难骤生，乃早于坐草，产妇见儿许久不下，未免心怀恐惧，恐则神怯，怯则气下而不能升，气既不升，则上焦闭塞，而气乃逆矣。上气既逆，而上焦必胀满，而气益难行。气沮滞于上下之间，不利气而徒催生，则气愈逆而胎愈闭矣。治法但利其气，儿自转身而下矣。方用**舒气汤**。

人参一两　当归一两，酒洗　川芎五钱　白芍五钱，酒炒　紫苏梗三钱　牛膝二钱　陈皮二钱　柴胡八分　葱白七寸

水煎服。一剂而逆气转，儿即下矣。此方利气而实补气。盖气逆由于气虚，气虚易于恐惧，补其气而恐惧自定，恐惧定而气逆者，将莫知其何以定也，何必开交骨之多事乎哉！

眉批：凡临产二日前，必先腹痛一小次，名曰试痛。此时万勿坐草临盆，但将包儿诸物预备现成，不可早叫稳婆来。过三日后，腹若大痛，方叫稳婆来，不可令产妇见面，暂让别室静待，不可高言。盖稳婆名曰收生，使其两手接收，不欲儿堕地受伤，非稳婆别有妙法也。若稳婆来之即令产妇见面，彼必胡言乱语，用力太早，必致难产，百变丛生。戒之，慎之！

子死产门难产 六十

妇人有生产三四日，儿已到产门，交骨不开，儿不得下，子死而母未亡者，服开骨之药不验，当有死亡之危。今幸而不死者，正因其子死而胞胎下坠，子母离开，母气已收，未至同子气俱绝也。治但救其母，而不必顾其子矣。然死子在产门，塞其下口，有致母死之患，宜用推送之法，补血以生水，补气以生血，使气血两旺，死子可出而存母命也。倘徒用降子之剂以坠之，则死子未必下，而母气先脱矣，非救援之善者也。山亲见此等之症，常用**救母汤**活人颇多，故志之。

人参一两　当归二两，酒洗　川芎一两　益母草一两　赤石脂一钱　芥穗三钱，炒黑

水煎服。一剂而死子下矣。此方用芎、归以补血，人参以补气，气旺血旺，则上能升而下能降，气能推而血能送。况益母又善下死胎，石脂能下瘀血，自然一涌而出，无少阻滞矣。

同治本眉批：方妙，不可加减。

子死腹中难产 六十一

妇人有生产六七日，胞衣已破，而子不见下，人以为难产之故也，谁知是子已死于腹中乎！夫儿死于儿门之边易辨，而死于腹中难识。盖儿已到产门之边，未死者头必能伸能缩，已死者必然不动，即以手推之，亦必不动如故。若系未死，用手少拔其儿之发，儿必退入，故曰易辨。若儿死在腹中，何从而知之？然实有可辨而知之者。凡子死腹中，而母可救者，产母之面，必无煤黑之气，是子死而母无死气也；子死腹中而母难救，产母之面必有烟熏之气，是子死而母亦无生机也。以此辨死生，断断不爽也。既知儿死腹中，不能用药以降之，危道也；若用霸道以泄之，亦危道也。盖生产至六七日，其母之气必甚困乏，乌能胜霸道之治？如用霸道以强逐其死子，恐死子下而母亦立亡矣。必须仍补其母，使母之气血旺，而死子自下也。方用**疗儿散**。

人参一两　当归二两，酒洗　川牛膝五钱　鬼臼三钱，研，水飞　乳香二钱，去油

水煎服。一剂死子下而母生矣。凡儿之降生，必先转其头，原因其母气血之虚，以致儿不能转头以向下。世人用催生之药，以耗儿之气血，则儿之气不能通达，反致闭闷而死于腹中，此实庸医杀之也。所以难产之疾，断断不可用催生之药，只宜补气补血，以壮其母，而全活婴儿之命正无穷也。此方救儿死之母，仍大补气血，所以救其本也，谁知救本即所以催生哉。

同治本眉批：下死胎不用厚朴妙。曾有产妇面黑舌青，用补气、养血、活血之药，而子母复得皆全者，亦万中之一幸也。

正产

正产胞衣不下 六十二

产妇有儿已下地，而胞衣留滞于腹中，二三日不下，心烦意躁，时欲昏晕，人以为胞衣之蒂未断也，谁知是血少干枯，粘连于腹中乎！世人见儿胞衣不下，

未免心怀疑惧，恐其冲之于心，而有死亡之兆。然而胞衣究何能上冲于心也？但胞衣不下，瘀血未免难行，恐有血晕之虞耳。治法仍宜大补其气血，使生血以送胞衣，则胞衣自然润滑，润滑则易下，生气以助生血，则血生自然迅速，尤易催堕也。方用**送胞汤**。

当归二两，酒洗　川芎五钱　益母草一两　乳香一两，不去油　没药一两，不去油　芥穗三钱，炒黑　麝香五厘，研，另冲

水煎服，立下。此方以芎、归补其气血，以荆芥引血归经，用益母、乳香等药逐瘀而下胞衣。新血既生，则旧血难存，气旺上升，而瘀浊自降，尚有留滞之苦哉！夫胞衣是包儿之一物，非依于子，即依于母，子生而不随子俱下，以子之不可依也，故留滞于腹，若有回顺其母之心。母胞虽已生子，而其蒂间之气，原未遽绝，所以留连欲脱而未脱，往往有存腹六七日不下，而竟不腐烂者，正以其尚有生气也。可见胞衣留腹，不能杀人，补之而自降耳。或谓胞衣既有生气，补气补血，则胞衣亦宜坚牢，何以补之而反降也？不知子未下，补则益于子，子已下，补则益于母，益子而胞衣之气连，益母而胞衣之气脱。此胞胎之气关，通则两合，闭则两开矣。故大补气血而胞衣反降也。

有妇人子下地五六日，而胞衣留于腹中，百计治之，竟不能下。而又绝无昏晕烦躁之状，人以为瘀血之粘连也，谁知是气虚不能推送乎！夫瘀血在腹，断无不作祟之理，有则必然发晕，今安然无恙，是血已净矣。血净宜清气升而浊气降，今胞衣不下，是清气下降而难升，遂至浊气上浮而难降。然浊气上升，又必有烦躁之病，今亦安然者，是清浊之气两不能升也。然则补其气不无浊气之上升乎？不知清升而浊降者，一定之理，未有清升而浊亦升者也。苟能于补气之中，仍分其清浊之气，则升清正所以降浊也。方用**补中益气汤**。

人参三钱　生黄芪一两　柴胡三分　炙草一分　当归五钱　白术五分，土炒　升麻三分　陈皮二分　莱菔子五分，炒，研

水煎服。一剂而胞衣自下矣。夫补中益气汤乃提气之药也，并非推送之剂，何以能降胞衣如此之速也？然而浊气之不降者，由于清气之不升也。提其气则清升而浊降，浊气降则腹中所存之物，即无不随浊气而尽降，正不必再用推送之法也。况又加莱菔子数分，能理浊气，不至两相扞格，所以奏功之奇也。

同治本眉批：方极效。

正产气虚血晕 六十三

妇人甫产儿后，忽然眼目昏花，呕恶欲吐，中心无主，或神魂外越，恍若

天上行云，人以为恶血冲心之患也，谁知是气虚欲脱而然乎！盖新产之妇，血必尽倾，血室空虚，止存几微之气，倘其人阳气素虚，不能生血，心中之血，前已荫胎，胎堕而心中之血亦随胎而俱堕，心无血养，所赖者几微之气以固之耳。今气又虚而欲脱，而君心无护，所剩残血，欲奔回救主，而血非正血，不能归经，内庭变乱，而成血晕之症矣。治法必须大补气血，断不可单治血晕也，或疑血晕是热血上冲，而更补其血，不愈助其上冲之势乎？不知新血不生，旧血不散，补血以生新血，正活血以逐旧血也。然血有形之物，难以速生，气乃无形之物，易于迅发，补气以生血，尤易于补血以生血耳。方用**补气解晕汤**。

人参—两　生黄芪—两　当归—两，不酒洗　黑芥穗三钱　姜炭—钱

水煎服。一剂而晕止，二剂而心定，三剂而血生，四剂而血旺，再不晕矣。此乃解晕之圣药，用参、芪以补气，使气壮而生血也；用当归以补血，使血旺而养气也，气血两旺，而心自定矣；用荆芥炭引血归经，用姜炭以行瘀引阳，瘀血去而正血归，不必解晕而晕自解矣。一方之中，药止五味，而其奏功之奇而大如此，其神矣乎！

同治本眉批：原方极效，不可加减。

正产血晕不语 六十四

产妇有子方下地，即昏晕不语，此气血两脱也，本在不救，然救之得法，亦有能生者。山得岐天师秘诀，何敢隐而不宣乎。当斯之时，急用银针刺其眉心，得血出则语矣。然后以人参一两煎汤灌之，无不生者；即用黄芪二两，当归一两，名**当归补血汤**，煎汤一碗灌之亦得生。万不可于二方之中，轻加附子，盖附子无经不达，反引气血之药，走而不守，不能专注于胞胎，不若人参、归、芪直救其气血之绝，聚而不散也。盖产妇昏晕，全是血室空虚，无以养心，以致昏晕。舌为心之苗，心既无主，而舌又安能出声耶。夫眉心之穴，上通于脑，下通于舌，而其系则连于心，刺其眉心，则脑与舌俱通，而心之清气上升，则瘀血自然下降矣。然后以参、芪、当归之能补气生血者，煎汤灌之，则气与血接续，又何至于死亡乎！虽单用参、芪、当归亦有能生者，然终不若先刺眉心之为更妙。世人但知灸眉心之法，不知刺更胜于灸，盖灸法缓而刺法急，缓则难于救绝，急则易于回生，所谓"急则治其标，缓则治其本"者，此也。

正产败血攻心晕狂 六十五

妇人有产后二三日，发热，恶露不行，败血攻心，狂言呼叫，甚欲奔走，

拿提不定，人以为邪热在胃之过，谁知是血虚心不得养而然乎！夫产后之血，尽随胞胎而外越，则血室空虚，脏腑皆无血养，只有心中之血尚存几微，以护心君。而脏腑失其所养，皆欲取给于心，心包为心君之宰相，拦绝各脏腑之气，不许入心，始得心神安静，是护心者全借心包之力也。使心包亦虚，不能障心，而各脏腑之气遂直入于心，以分取乎心血。心包情急，既不能内顾其君，又不能外御乎众，于是大声疾呼，号鸣勤王，而其迹象反近于狂悖，有无可如何之势，故病状似热而实非热也。治法须大补心中之血，使各脏腑分取以自养，不得再扰乎心君，则心君泰然，而心包亦安矣。方用**安心汤**。

当归二两　川芎一两　生地五钱，炒　丹皮五钱，炒　生蒲黄二钱　干荷叶一片，引

水煎服。一剂而狂定，恶露亦下矣。此方用芎、归以养血，何以又用生地、丹皮之凉血，似非产后所宜。不知恶露所以奔心，原因虚热相犯，于补中凉之，而凉不为害，况益之以荷叶，七窍相通，引邪外出，不惟内不害心，且佐蒲黄以分解乎恶露也。但只可暂用以定狂，不可多用以取咎也。谨之慎之。

同治本眉批： 服药后狂定，宜服加味生化汤：当归酒洗一两一钱，川芎三钱，桃仁钱半研，荆芥穗炒炭一钱，丹皮钱半，服四剂妙。

正产肠下 六十六

产妇肠下，亦危症也。人以为儿门不关之故，谁知是气虚下陷而不能收乎！夫气虚下陷，自宜用升提之药，以提其气。然新产之妇，恐有瘀血在腹，一旦提气，并瘀血升腾于上，则冲心之患，又恐变出非常，是气又不可竟提也。气既不可竟提，而气又下陷，将用何法以治之哉？盖气之下陷者，因气之虚也，但补其气，则气旺而肠自升举矣。惟是补气之药少，则气力薄而难以上升，必须以多为贵，则阳旺力强，断不能降而不升矣。方用**补气升肠饮**。

人参一两，去芦　生黄芪一两　当归一两，酒洗　白术五钱，土炒　川芎三钱，酒洗　升麻一分

水煎服。一剂而肠升矣。此方纯于补气，全不去升肠，即如用升麻一分，亦不过引气而升耳。盖升麻之为用，少则气升，多则血升也，不可不知。又方用草麻仁四十九粒捣涂顶心以提之，肠升即刻洗去，时久则恐吐血，此亦升肠之一法也。

眉批： 生产有子未下，肠先下者名盘肠生，勿遽服此方。急取一净盆用开水洗热，将肠置于盆内，净待勿惧。子下后，肠即徐徐收回。若时久，盆与肠

俱冷，不能速收，急用开水一盆待温，以入得手为度，将温水倾于置肠盆内，肠热气充，即可收起矣。若子先下，急服此方，少迟恐气脱不救。

产后

产后少腹疼 六十七

妇人产后少腹疼痛，甚则结成一块，按之甚疼，人以为儿枕之疼也，谁知是瘀血作祟乎！夫儿枕者，前人谓儿头枕之物也。儿枕之不疼，岂儿生不枕而反疼？是非儿枕可知矣。既非儿枕，何故作疼？乃是瘀血未散，结作成团而作疼耳。凡此等症，多是壮健之妇血有余，而非血不足也。似乎可用破血之药，然血活则瘀自除，血结则瘀作祟。若不补血而反败血，虽瘀血可消，毕竟耗损难免，不若于补血之中，以行逐瘀之法，则气血不耗，而瘀亦尽消矣。方用**散结定疼汤**。

当归一两，酒洗　川芎五钱，酒洗　丹皮二钱，炒　益母草三钱　黑芥穗二钱　乳香一钱，去油　山楂十粒，炒黑　桃仁七粒，泡，去皮尖，炒，研

水煎服。一剂而疼止而愈，不必再剂也。此方逐瘀于补血之中，消块于生血之内，妙在不专攻疼病，而疼病止。彼世人一见儿枕之疼，动用元胡、苏木、蒲黄、灵脂之类以化块，又何足论哉！

妇人产后少腹疼痛，按之即止，人亦以为儿枕之疼也，谁知是血虚而然乎！夫产后亡血过多，血室空虚，原能腹疼，十妇九然。但疼有虚实之分，不可不辨，如燥糖触体光景，是虚疼而非实疼也。大凡虚疼宜补，而产后之虚疼，尤宜补焉。惟是血虚之疼，必须用补血之药，而补血之味，多是润滑之品，恐与大肠不无相碍。然产后血虚，肠多干燥，润滑正相宜也，何碍之有。方用**肠宁汤**。

当归一两，酒洗　熟地一两，九蒸　人参三钱　麦冬三钱，去心　阿胶三钱，蛤粉炒　山药三钱，炒　续断二钱　甘草一钱　肉桂二分，去粗，研

水煎服。一剂而疼轻，二剂而疼止，多服更宜。此方补气补血之药也。然补气而无太郁之忧，补血而无太滞之患，气血既生，不必止疼而疼自止矣。

眉批： 前后二方极效，不必加减。

产后气喘 六十八

妇人产后气喘，最是大危之症，苟不急治，立刻死亡，人只知是气血之虚

也，谁知是气血两脱乎！夫既气血两脱，人将立死，何又能作喘？然此血将脱，而气犹未脱也。血脱而气欲挽之，而反上喘，如人救溺，援之而力不胜，又不肯自安于不救，乃召号同志以求助，故呼声而喘作。其症虽危，而可救处正在能作喘也。盖肺主气，喘则肺气似盛而实衰，当是之时，血将脱而万难骤生，望肺气之相救甚急，若赤子之望慈母然。而肺因血失，止存几微之气，自顾尚且不暇，又何能提挈乎血？气不与血俱脱者几希矣！是救血必须补气也。方用**救脱活母汤**。

人参二两　当归一两，酒洗　熟地一两，九蒸　枸杞子五钱　山萸五钱，蒸，去核　麦冬一两，去心　阿胶二钱，蛤粉炒　肉桂一钱，去，粗研　黑芥穗二钱

水煎服。一剂而喘轻，二剂而喘减，三剂而喘定，四剂而全愈矣。此方用人参以接续元阳，然徒补其气而不补其血，则阳燥而狂，虽回生于一时，亦旋得旋失之道。即补血而不补其肝肾之精，则本原不固，阳气又安得而续乎？所以又用熟地、山萸、枸杞之类，以补其肝肾之精，而后大益其肺气，则肺气健旺，升提有力矣。特虑新产之后，用补阴之药，腻滞不行，又加肉桂以补命门之火，使火气有根，助人参以生气，且能运化地黄之类，以化精生血。若过于助阳，万一血随阳动，瘀而上行，亦非保全之策，更加荆芥以引血归经，则肺气安而喘速定，治几其神乎！

同治本眉批：方妙，不可加减。

产后恶寒身颤 六十九

妇人产后恶寒恶心，身体颤，发热作渴，人以为产后伤寒也，谁知是气血两虚，正不敌邪而然乎！大凡人之气不虚，则邪断难入。产妇失血既多，则气必大虚，气虚则皮毛无卫，邪原易入，正不必户外之风来袭体也，即一举一动，风即可乘虚而入。然产后之妇，风易入而亦易出。凡有外邪之感，俱不必祛风。况产妇之恶寒者，寒由内生也；发热者，热由内弱也；身颤者，颤由气虚也。治其内寒，而外寒自散；治其内弱，而外热自解；壮其元阳，而身颤自除。方用**十全大补汤**。

人参三钱　白术三钱，土炒　茯苓三钱，去皮　甘草一钱，炙　川芎一钱，酒洗　当归三钱，酒洗　熟地五钱，九蒸　白芍二钱，酒炒　黄芪一两，生用　肉桂一钱，去粗，研

水煎服。一剂而诸病悉愈。此方但补气与血之虚，而不去散风与邪之实，正以正足而邪自除也，况原无邪气乎！所以奏功之捷也。

傅青主女科（节选）女科下卷

眉批： 宜连服数剂，不可只服一剂。

产后恶心呕吐 七十

妇人产后恶心欲呕，时而作吐，人皆曰胃气之寒也，谁知是肾气之寒乎！夫胃为肾之关，胃之气寒，则胃气不能行于肾之中；肾之气寒，则肾气亦不能行于胃之内，是肾与胃不可分而两之也。惟是产后失血过多，必致肾水干涸，肾水涸应肾火上炎，当不至胃有寒冷之虞，何故肾寒而胃亦寒乎？盖新产之余，水乃遽然涸去，虚火尚不能生，火既不生，而寒之象自现。治法宜补其肾中之火，然火无水济，则火在水上，未必不成火动阴虚之症，必须于水中补火，肾中温胃，而后肾无太热之患，胃有既济之欢也。方用**温肾止呕汤**。

熟地五钱，九蒸　巴戟一两，盐水浸　人参三钱　白术一两，土炒　山萸五钱，蒸，去核　炮姜一钱　茯苓二钱，去皮　白蔻一粒，研　橘红五分，姜汁洗

水煎服。一剂而呕吐止，二剂而不再发，四剂而全愈矣。此方补肾之药多于治胃之品，然而治肾仍是治胃也，所以肾气升腾，而胃寒自解，不必用大热之剂，温胃而祛寒也。

眉批： 服此方必得恶露尽后，若初产一二日之内恶心欲呕，乃恶露上冲，宜服加味生化汤。全当归一两酒洗，川芎二钱，炒姜二钱，东楂炭二钱，桃仁一钱研，用无灰黄酒一钟，水一钟同煎。

产后血崩 七十一

少妇产后半月，血崩昏晕，目见鬼神，人皆曰恶血冲心也，谁知是不慎房帏之过乎！夫产后业逾半月，虽不比初产之二三日，而气血初生，尚未全复，即血路已净，而胞胎之损伤未痊，断不可轻于一试，以重伤其门户。无奈少娇之妇气血初复，不知慎养，欲心大动，贪合图欢，以致血崩昏晕，目见鬼神，是心肾两伤，不特胞胎门户已也。明明是既犯色戒，又加酣战，以致大泄其精，精泄而神亦随之而欲脱，此等之症，乃自作之孽，多不可活。然于不可活之中，而思一急救之法，舍大补其气与血，别无良法也。方用**救败求生汤**。

人参二两　当归二两，酒洗　白术二两，土炒　九蒸熟地一两　山萸五钱，蒸　山药五钱，炒　枣仁五钱，生用　附子一分或一钱，自制

水煎服。一剂而神定，二剂而晕止，三剂而血亦止矣。倘一服见效，连服三四剂，减去一半，再服十剂，可庆更生。此方补气以回元阳于无何有之乡，阳回而气回，自可摄血以归神，生精而续命矣。

同治本眉批：亦有中气素虚，产后顷刻血崩不止，气亦随之而脱。此至危之症，十常不救者八九，惟用独参汤尚可救活一二。辽人参去芦五钱，打碎，急煎，迟则气脱不及待也。煎成，徐徐灌之；待气回再煎一服灌之。其余治法参看血崩门，但产后不可用杭芍炭，以及诸凉药。然此症皆系临产一二日前入房久战所致，戒之。

产后手伤胞胎淋漓不止 七十二

妇人有生产之时，被稳婆手入产门，损伤胞胎，因而淋漓不止，欲少忍须臾而不能，人谓胞破不能再补也，孰知不然。夫破伤皮肤，尚可完补，岂破在腹内者，独不可治疗？或谓破在外，可用药外治，以生皮肤；破在内，虽有灵膏，无可救补。然破在内者，外治虽无可施力，安必内治不可奏功乎？试思疮伤之毒，大有缺陷，尚可服药以生肌肉，此不过收生不谨，小有所损，并无恶毒，何难补其缺陷也。方用**完胞饮**。

人参一两　白术十两，土炒　茯苓三钱，去皮　生黄芪五钱　当归一两，酒炒
川芎五钱　桃仁十粒，泡、炒、研　红花一钱　益母草三钱　白及末一钱

用猪羊胞一个，先煎汤，后煎药。饥服十剂全愈。夫胞损宜用补胞之药，何以反用补气血之药也？盖生产本不可手探试，而稳婆竟以手探，胞胎以致伤损，则难产必矣。难产者，因气血之虚也。产后大伤气血，是虚而又虚矣，因虚而损，复因损而更虚，若不补其气与血，而胞胎之破，何以奏功乎？今之大补其气血者，不啻饥而与之食，渴而与之饮也，则精神大长，气血再造，而胞胎何难补完乎？所以旬日之内便成功也。

眉批：胞破，诸书单方最多，然不如此之妙。

产后四肢浮肿 七十三

产后四肢浮肿，寒热往来，气喘咳嗽，胸膈不利，口吐酸水，两胁疼痛，人皆曰败血流于经络，渗于四肢，以致气逆也，谁知是肝肾两虚，阴不得出之阳乎！夫产后之妇，气血大亏，自然肾水不足，肾火沸腾；然水不足则不能养肝，而肝木大燥，木中乏津，木燥火发，肾火有党，子母两焚，火焰直冲，而上克肺金，金受火刑，力难制肝，而咳嗽喘满之病生焉。肝火既旺而下克脾土，土受木刑，力难制水，而四肢浮肿之病出焉。然而肝木之火旺，乃假象而非真旺也。假旺之气，若盛而实不足，故时而热时而寒，往来无定，乃随气之盛衰以为寒热，而寒非真寒，热亦非真热，是以气逆于胸膈之间而不舒耳。两胁者

肝之部位也，酸者肝之气味也，吐酸胁疼痛，皆肝虚而肾不能荣之象也。治法宜补血以养肝，补精以生血，精血足而气自顺，而寒热、咳嗽、浮肿之病悉退矣。方用**转气汤**。

人参三钱　茯苓三钱，去皮　白术三钱，土炒　当归五钱，酒洗　白芍五钱，酒炒　熟地一两，九蒸　山萸三钱，蒸　山药五钱，炒　芡实三钱，炒　故纸一钱，盐水炒　柴胡五分

水煎服。三剂效，十剂痊。此方皆是补血补精之品，何以名为转气耶？不知气逆由于气虚，乃是肝肾之气虚也。补肝肾之精血，即所以补肝肾之气也。盖虚则逆，旺则顺，是补即转也，气转而各症尽愈。阴出之阳，则阴阳无扞格之虞矣。

同治本眉批： 方妙不可加减，白芍宜炒炭用。

产后肉线出 七十四

妇人有产后水道中出肉线一条，长二三尺，动之则疼痛欲绝，人以为胞胎之下坠也，谁知是带脉之虚脱乎！夫带脉束于任督之间，任脉前而督脉后。二脉有力，则带脉坚牢，二脉无力，则带脉崩坠。产后亡血过多，无以养任督，而带脉崩坠，力难升举，故随溺而随下也。带脉下垂，每每作痛于腰脐之间，况下坠者而出于产门之外，其失于关键也更甚，安得不疼痛欲绝乎！方用**两收汤**。

人参一两　白术二两，土炒　川芎三钱，酒洗　九蒸熟地二两　山药一两，炒　山萸四钱，蒸　芡实五钱，炒　扁豆五钱，炒　巴戟三钱，盐水浸　杜仲五钱，炒黑　白果十枚，捣碎

水煎服。一剂而收半，二剂而全收矣。此方补任督而仍补腰脐者，盖以任督连于腰脐也。补任督而不补腰脐，则任督无助，而带脉何以升举？惟两补之，则任督得腰脐之助，带脉亦得任督之力而收矣。

同治本眉批： 此方凡肾虚腰痛、遗尿皆可治，甚勿轻忽。

产后肝痿 七十五

妇人产后阴户垂下一物，其形如帕，或有角，或二歧，人以为产颓也，谁知是肝痿之故乎！夫产后何以成肝痿也？盖因产前劳役过伤，又触动怪怒，以致肝不藏血，血亡过多，故肝之脂膜随血崩坠，其形似子宫，而实非子宫也。若是子宫之下坠，状如茄子，只到产门，而不能越出于产门之外。惟肝之脂膜

往往出产门外者，至六七寸许，且有黏席干落一片，如手掌大者，如是子宫坠落，人立死矣。又安得而复生乎？治法宜大补其气与血，而少加升提之品，则肝气旺而易生，肝血旺而易养，肝得生养之力而脂膜自收。方用**收膜汤**。

生黄芪一两　人参五钱　白术五钱，土炒　白芍五钱，酒炒　当归三钱，酒洗
升麻一钱

水煎服。一剂即收矣。或疑产后禁用白芍，恐伐生气之原，何以频用之而奏功也？是未读仲景之书者，嗟乎！白芍之在产后不可频用者，恐其收敛乎瘀也，而谓伐生气之源，则误矣。况病之在肝者，尤不可以不用，且用之于大补气血之中。在芍药亦忘其为酸收矣，又何能少有作祟者乎？矧脂膜下坠，正借酸收之力，助升麻以提升气血，所以奏功之捷也。

眉批：收肝膜，全赖白芍之功，不可用炭。

产后气血两虚乳汁不下 七十六

妇人产后绝无点滴之乳，人以为乳管之闭也，谁知是气与血之两涸乎！夫乳乃气血之所化而成也，无血固不能生乳汁，无气亦不能生乳汁，然二者之中，血之化乳，又不若气之所化为尤速。新产之妇，血已大亏，血本自顾不暇，又何能以化乳？乳全赖气之力，以行血而化之也。今产后数日，而乳不下点滴之汁，其血少气衰可知。气旺则乳汁旺，气衰则乳汁衰，气涸则乳汁亦涸，必然之势也。世人不知大补气血之妙，而一味通乳，岂知无气则乳无以化，无血则乳无以生。不几向饥人而乞食，贫人而索金乎？治法宜补气以生血，而乳汁自下，不必利窍以通乳也。方名**通乳丹**。

人参一两　生黄芪一两　当归二两，酒洗　麦冬五钱，去心　木通三分　桔梗三分
七孔猪蹄二个，去爪壳

水煎服。二剂而乳如泉涌矣。此方专补气血以生乳汁，正以乳生于气血也。产后气血涸而无乳，非乳管之闭而无乳者可比。不去通乳而名通乳丹，亦因服之乳通而名之。今不通乳而乳生，即名生乳丹亦可。

产后郁结乳汁不通 七十七

少壮之妇，于生产之后，或闻丈夫之嫌，或听翁姑之谇，遂致两乳胀满疼痛，乳汁不通，人以为阳明之火热也，谁知是肝气之郁结乎！夫阳明属胃，乃多气血之腑也。乳汁之化原属阳明，然阳明属土，壮妇产后，虽云亡血，而阳明之气实未尽衰，必得肝木之气以相通，始能化成乳汁，未可全责之阳明也。

盖乳汁之化，全在气而不在血，今产后数日，宜其有乳，而两乳胀满作痛，是欲化乳而不可得，非气郁而何？明明是羞愤成郁，土木相结，又安能化乳而成汁也？治法宜大舒其肝木之气，而阳明之气血自通，而乳亦通矣，不必专去通乳也。方名**通肝生乳汤**。

白芍五钱，醋炒　当归五钱，酒洗　白术五钱，土炒　熟地三分　甘草三分　麦冬五钱，去心　通草一钱　柴胡一钱　远志一钱

水煎服。一剂即通，不必再服也。

眉批：麦冬用小米炒，不惟不寒胃，且得米味一直引入胃中，而化乳愈速。

阳曲傅青主征君手著
太平鲁清藩亦价校字

产后编上卷 共四十三症

产后总论

凡病起于血气之衰，脾胃之虚，而产后尤甚。是以丹溪先生论产后，必大补气血为先，虽有他症，以末治之，斯言尽治产之大旨。若能扩充立方，则治产可无过矣。夫产后忧惊劳倦，气血暴虚，诸症乘虚易入，如有气毋专耗散，有食毋专消导，热不可用芩、连，寒不可用桂、附，寒则血块停滞，热则新血崩流。至若中虚外感，见三阳表证之多，似可汗也，在产后而用麻黄，则重竭其阳；见三阴里证之多，似可下也，在产后而用承气，则重亡阴血。耳聋胁痛，乃肾虚恶露之停，休用柴胡。谵语出汗，乃元弱似邪之症，非同胃实。厥由阳气之衰，无分寒热，非大补不能回阳而起弱。痉因阴血之亏，不论刚柔，非滋荣不能舒筋而活络。乍寒乍热，发作无期，症似疟也，若以疟治，迁延难愈。言论无伦，神不守舍，病似邪也，若以邪治，危亡可待。去血过多而大便燥结，肉苁蓉加于生化，非润肠承气之能通。去汗过多而小便短涩，六君子倍加参、芪，必生津助液之可利。加参生化汤频服，救产后之危。长生活命丹屡用，苏绝谷之人癫疝脱肛，多是气虚下陷，补中益气之方；口噤拳挛，乃因血燥类风，加参生化之剂。产户入风而痛甚，服宜羌活养荣汤；玉门伤凉而不闭，洗宜麻儿黄硫散。怔忡惊悸，生化汤加以定志；似邪恍惚，安神丸以助归脾。因气而闷满虚烦，生化汤加木香为佐；因食而嗳酸恶食，六君子加神曲、麦芽为良。苏木、莪术大能破血；青皮、枳壳最消满胀。一应耗气破血之剂，汗吐宣下之法，止可施诸壮实，岂宜用于胎产？大抵新产后，先问恶露如何。块痛未除，不可遽加参、术，腹中痛止，补中益气无疑。至若亡阳脱汗，气虚喘促，频服加参生化汤，是从权也。又如亡阴火热，血崩厥晕，速煎生化原方，是救急也。王太仆云：治下补下，治以急缓，缓则道路达而力微，急则气味厚而力重。故治产当遵丹溪而固本，服法宜效太仆以频加。凡付生死之重寄，须着意于极危；欲救俯仰之无亏，用存心于爱物。此虽未尽产症之详，然所闻一症，皆援近乡治验为据，亦未必无小补云。

产前后方症宜忌

正产

正产者，有腹或痛或止，腰胁酸痛，或势急而胞未破，名弄胎。服八珍汤加香附自安。有胞破数日而痛尚缓，亦服上药俟之。

伤产

伤产者，胎未足月，有所伤动，或腹痛脐痛，或服催生药太早，或产母努力太过，逼儿错路，不能正产。故临月必举动从容，不可多睡、饱食、饮酒，但觉腹中动转，即正身仰卧，待儿转顺，与其临时费力，不如先时慎重。

调产

调产者，产母临月，择稳婆，办器用，备参药。产时不可多人喧闹，二人扶身，或凭物站。心烦，用滚水调白蜜一匙，独活汤更妙。或饥，服糜粥少许，勿令饥渴。有生息未顺者，只说有双胎，或胎衣不下，勿令产母惊恐。

催生

催生者，因坐草太早，困倦难产，用八珍汤，稍佐以香附、乳香，以助血气。胞衣早破，浆血已干，亦用八珍汤。

冻产

冻产者，天寒血气凝滞，不能速生，故衣裳宜厚，产室宜暖，背、心、下体尤要。

热产

热产者，暑月宜温凉得宜。若产室人众，热气蒸逼，致头痛、面赤、昏晕等症，宜饮清水少许以解之。然风雨阴凉，亦当避之。

横产

横产者，儿居母腹，头上足下，产时则头向下，产母若用力逼之，胎转至半而横，当令产母安然仰卧，令其自顺。稳婆以中指挟其肩，勿使脐带羁绊。用催生药，努力即生。

当归、紫苏各三钱，长流水煎服即下。

一方，用好京墨磨服之即下。

一方，用败笔头一个火煅，以藕节自然汁调服之，即下。

一方，用益母草六两浓煎，加童便一大杯调服即下。

盘肠产

盘肠产者，产则子肠先出，然后生子，其肠或未即收，以蓖麻子四十九粒，研碎涂头上，肠收。急急洗去，迟则有害。又方，止用四十粒，去皮研为膏，涂顶中，收即拭之。如肠燥，以磨刀水润之，再用磁石煎汤服之，须阴阳家用过有验者。

难产

难产者，交骨不开，不能生产也，服**加味芎归汤**，良久即下。

小川芎一两　当归一两　败龟版一个，酒炙　妇人发灰一握，须用生过男女者，为末

水一钟，煎七分服。

死产

死产者，子死腹中也。验母舌青黑，其胎已死。先用平胃散一服，酒、水各一钟，煎八分，投朴硝煎服，即下。用童便亦好，后用补剂调理。

下胞

胞衣不下，用滚酒送下失笑散一剂，或益母丸，或生化汤送鹿角灰一钱，或以产母发入口作吐，胞衣即出。有气虚不能送出者，腹必胀痛。单用**生化汤**。

全当归一两　川芎三钱　白术一钱　香附一钱

加人参三钱更妙，用水煎服。

一方：用蓖麻子二两，雄黄二钱，研膏，涂足下涌泉穴。衣下，急速洗去。

平胃散

南苍术米泔水浸，炒　厚朴姜炒　陈皮　炙草各二钱

共为粗末，或水煎或酒煎。煎成时加朴硝二钱，再煎一二沸，温服。

失笑散

五灵脂　蒲黄

俱研为细末，每服三钱，热酒下。

断脐

断脐，必以绵裹咬断为妙。如遇天寒，或因难产，母子劳倦，宜以大麻油纸撚，徐徐烧断，以助元气。虽儿已死，令气入脐，多得生，切勿以刀断之。

滑胎散临月常服数剂以便易生

当归三五钱　川芎五七钱　杜仲二钱　熟地三钱　枳壳七分　山药二钱

水二钟，煎八分，食前温服。如气体虚弱人，加人参、白术，随宜服之。如便实多滞者，加牛膝二钱。

治产秘验良方

治横生逆产，至数日不下，一服即下。有未足月，忽然胎动，一服即安。或临月先服一服，保护无虞。更能治胎死腹中，及小产伤胎无乳者，一服即如原体。

全当归　川芎各一钱五分　川贝母一钱，去心　荆芥穗　黄芪各八分　厚朴姜炒　蕲艾　红花各七分　菟丝子钱二分　白芍一钱三分，冬月不用　枳壳六分，面炒　羌活六分，面炒　甘草五分

上十三味，只用十二味，不可加减。安胎去红花，催生去蕲艾。用井水钟半，姜三片为引，热服，渣用水一钟煎半钟，热服。如不好，再用水一钟煎半钟，服之即效，不用二剂。

催生兔脑丸治横生逆产神效

腊月兔脑髓一个　母丁香一个　乳香一钱，另研　麝香一分

兔脑为丸，芡实大。阴干密封，用时以温酒送下一丸。

夺命丹

临产未产时，目反口噤，面黑唇青，口中吐沫，命在须臾。若脸面微红，子死母活，急用蛇退、蚕故子烧灰不存性，发灰一钱，乳香五分。共为细末，酒下。

加味芎归汤治子宫不收，产门不闭

人参二钱　黄芪一钱　当归二钱　升麻八分　川芎一钱　炙草四分　五味子十五粒

再不收，加半夏八分，白芍八分，酒炒。

新产治法

生化汤先连进二服。若胎前素弱妇人，见危症、热症、堕胎，不可拘贴数，服至病退乃止。若产时劳甚，血崩形脱，即加人参三四钱在内，频服无虞。若气促亦加人参，加参于生化汤者，血块无滞，不可以参为补而弗用也。有治产不用当归者，见偏之甚。此方处置万全，必无一失。世以四物汤治产，地黄性寒滞血，芍药微酸无补，伐伤生气，误甚。

产后用药十误

一，因气不舒而误用耗气、顺气等药，反增饱闷，陈皮用至五分，禁枳实、厚朴。

二，因伤气而误用消导，反损胃气，至绝谷，禁枳壳、大黄、蓬、棱、曲、朴。

三，因身热而误用寒凉，必致损胃增热，禁芩、连、栀、柏、升、柴。

四，因日内未曾服生化汤，勿用参、芪、术，以致块痛不消。

五，毋用地黄以滞恶露。

六，毋用枳壳、牛膝、枳实以消块。

七，便秘，毋用大黄、芒硝。

八，毋用苏木、棱、蓬以行块，芍药能伐气，不可用。

九，毋用山楂汤以攻块定痛，而反损新血。

十，毋轻服济坤丹以下胎下胞。

产后危疾诸症，当频服生化汤，随症加减，照依方论。

产后寒热

凡新产后，荣卫俱虚，易发寒热，身痛腹痛，决不可妄投发散之剂，当用生化汤为主，稍佐发散之药。产后脾虚，易于停食，以致身热。世人见有身热，便以为外感，遽然发汗，速亡甚矣，当于生化汤中加扶脾消食之药。大抵产后先宜补血，次补气。若偏补气而专用参、芪，非善也。产后补虚，用参、芪、芎、归、白术、陈皮、炙草，热轻则用茯苓淡渗之药，其热自除，重则加干姜。或云大热而用姜何也？曰：此热非有余之热，乃阴虚内生热耳。盖干姜能入肺分，利肺气，又能入肝分，引众药生血，然必与阴血药同用之。产后恶寒发热腹痛者，当主恶血。若腹不痛，非恶血也。

产后寒热，口眼歪斜，此乃气血虚甚，以大补为主。左手脉不足，补血药多于补气药；右手脉不足，补气药多于补血药。切不可用小续命等发散之药。

胎前患伤寒疫症、疟疾堕胎等症

胎前或患伤寒疫症、疟疾，热久必致堕胎，堕后愈增热，因热消阴血，而又继产失血故也。治者勿妄论伤寒、疟疫未除，误投栀子豉汤、柴、芩、连、柏等药，虽或往来潮热，大小便秘，五苓、承气等药，断不可用。只重产轻邪，大补气血，频服生化汤。如形脱气脱，加生脉散以防血晕。盖川芎味辛能散，干姜能除虚火，虽有便秘烦渴等症，只多服生化汤，自津液生而二便通矣。若热用寒剂，愈虚中气，误甚。

产后诸症治法

血块 第一

医家所见论慎，勿拘古方，妄用苏木、蓬、棱，以轻人命。其一应散血方、破血药俱禁用。虽山楂性缓，亦能害命，不可擅用。惟生化汤系血块圣药也。

生化汤 原方

当归八钱　川芎三钱　桃仁十四粒，去皮尖，研　黑姜五分　炙草五分

用黄酒、童便各半，煎服。

又益母丸、鹿角灰，就用生化汤送下一钱，外用烘热衣服，暖和块痛处，虽大暑亦要和暖块痛处。有气不运而晕迷厥，切不可妄说恶血抢心，只服生化汤为妙。俗有生地、牛膝行血，山棱、蓬术败血，山楂、沙糖消块，蕲艾、椒酒定痛，反致昏晕等症，切不可妄用。二、三、四日内，觉痛减可揉，乃虚痛也。宜加参生化汤。

如七日内，或因寒凉食物，结块痛甚者，加入肉桂八分于生化汤内。如血块未消，不可加参、芪，用之则痛不止。总之慎勿用峻利药，勿多饮姜椒艾酒，频服生化汤，行气助血，外用热衣以暖腹。如用红花以行之，苏木、牛膝以攻之，则误。其胎气胀，用乌药、香附以顺之；枳壳、厚朴以舒之。甚有青皮、枳实、苏子以下气定喘，芩、连、栀子、黄柏以退热除烦。至于血结更甚，反用承气汤下之而愈结；汗多小便短涩，反用五苓散通之而愈秘。非徒无益，而反又害之也。

凡儿生下，或停血不下，半月外尚痛，或外加肿毒，高寸许，或身热，减饮食，倦甚，必用生化汤加三棱、蓬术、肉桂等，攻补兼治，其块自消。如虚甚，食少泄泻，只服此帖定痛，且健脾胃，进食止泻。然后服消块汤。

加味生化汤治血块日久不消，半月后方可用之

川芎一钱　当归三钱　黑姜四分　桃仁十五粒　三棱醋炒，六分　元胡六分
肉桂六分　炙草四分

眉批：肉桂一作三分。

血晕 第二

分娩之后，眼见黑花，头眩昏晕，不省人事者，一因劳倦甚而气竭神昏，二因大脱血而气欲绝，三因痰火乘虚泛上而神不守。当急服生化汤二三帖，外用韭菜细切，纳有嘴瓶中，用滚醋二钟冲入瓶内，急冲产母鼻中，即醒。若偏信古方，认为恶血抢心，而轻用散血之剂；认为疫火，而用无补消降之方，误甚矣。

如晕厥，牙关紧闭，速煎生化汤，挖开口，将鹅毛探喉，酒盏盛而灌之。如灌下腹中渐温暖，不可拘帖数。外用热手在单衣上，从心揉按至腹，常热火暖之，一两时服生化汤四帖完，即神清。始少缓药，方进粥，服至十服而安。故犯此者，连灌药火暖，不可弃而不救。若在冬月，妇人身欠暖，亦有大害。临产时必预煎生化汤，预烧秤锤硬石子，候儿下地，连服二三帖。又产妇枕边，行醋韭投醋瓶之法，决无晕症。又儿生时，合家不可喜子而慢母，产母不可顾子忘倦，又不可产讫即卧，或忿怒逆气，皆致血晕，慎之慎之。

加味生化汤治产后三等血晕症

川芎三钱　当归六钱　黑姜四分　桃仁十粒　炙草五分　荆芥四分，炒黑
大枣，水煎服。

劳倦甚而晕，及血崩气脱而晕，并宜速灌两服。如形色脱，或汗多而脱，皆急服一帖，即加人参三四钱，一加肉桂四分，决不可疑参为补而缓服。痰火乘虚泛之上而晕，方内加橘红四分。虚甚，加人参二钱。肥人多痰，再加竹沥七分，姜汁少许，总不可用棱、术破血等方。其血块痛甚，兼送益母丸，或鹿角灰，或元胡散，或独胜散，上消血块方，服一服即效，不必易方，从权救急。

加参生化汤治产后形色脱晕，或汗多脱晕

人参三钱，有倍加至五钱者　川芎二钱　当归五钱　炙草四分　桃仁十粒　炮姜
四分

大枣，水煎服。

脉脱形脱，将绝之症，必服此方，加参四五钱，频频灌之。产后血崩、血晕，兼汗多，宜服此方。无汗不脱，只服本方，不必加参。左尺脉脱，亦加参。此方治产后危急诸症，可通用。一昼一夜，必须服三四剂，若照常症服，岂能接将绝之气血，扶危急之变症耶？产后一二日，血块痛虽未止，产妇气血虚脱，或晕或厥，或汗多，或形脱，口气渐凉，烦渴不止，或气喘急，无论块痛，从权用加参生化汤。病势稍退，又当减参，且服**生化汤**。

加减法：血块痛甚加肉桂七分。渴加麦冬一钱，五味十粒。汗多加麻黄根一钱。如血块不痛，加炙黄芪一钱以止汗。伤饭食、面食，加炒神曲一钱，麦芽五分炒。伤肉食，加山楂五个，砂仁四钱。

厥症 第三

妇人产后有用力过多，劳倦伤脾，故逆冷而厥，气上胸满，脉去形脱，非大补不可，岂钱数川芎、当归能回阳复神乎？必用加参生化汤，倍参，进二剂，则气血旺而神自生矣，厥自止矣。若服药而反渴，另有生脉散、独参代茶饮，救脏之燥。如四肢逆冷，又泄痢类伤寒阴证，又难用四逆汤，必用倍参生化汤，加附子一片，可以回阳止逆，又可以行参、归之力矣。立二方于下，分先后。

加参生化汤 治产后发厥，块痛未止，不可加芪、术

川芎二钱　当归四钱　炙草五分　炮姜四分　桃仁十粒，去皮尖，研　人参二钱
枣，水煎，进二服。

眉批： 炮姜，一作黑姜。

滋荣益气复神汤 治产后发厥，问块痛已除，可服此方

人参三钱　黄芪一钱　白术一钱，土炒　当归三钱　炙草四分　陈皮四分　五味十粒　川芎一钱　熟地一钱　麦芽一钱

枣一枚，水煎服。

手足冷，加附子五分。汗多，加麻黄根一钱，熟枣仁一钱。妄言妄见，加益智、柏子仁、龙眼肉。大便实，加肉苁蓉二钱。大抵产后晕、厥二症相类，但晕在临盆，症急甚于厥，宜频服生化汤几帖，块化血旺，神清晕止；若多气促、形脱等症，必加参、芪。厥在分娩之后，宜倍参生化汤，止厥以复神，并补气血也，非如上偏补气血而可愈也。要知晕有块痛，芪、术不可加。厥症若无块痛，芪、术、地黄并用，无疑也。

血崩 第四

产后血大来，审血色之红紫，视形色之虚实，如血紫有块，乃当去其败血也，止留作痛，不可论崩。如鲜红之血，乃是惊伤心不能生血，怒伤肝不能藏血，劳伤脾不能统血，且不能归经耳。当以崩治，先服生化汤几帖，则行中自有补。若形脱、汗多、气促，宜服倍参生化汤几帖以益气，非棕灰之可止者。如产后半月外崩，又宜升举大补汤治之，此症虚极，服药平稳，未见速效，须二十帖后，诸症顿除。

生血止崩汤 治产后血崩

川芎一钱　当归四钱　黑姜四分　炙草五分　桃仁十粒　荆芥五分，炒黑　乌梅五分，煅灰　蒲黄五分，炒

枣，水煎。忌姜、椒、热物、生冷。

鲜红血大来，荆芥穗炒黑、白芷各五分。血竭形败，加参三四钱。汗多气促，亦加参三四钱；无汗，形不脱，气促，只服生化汤，多服则血自平。有言归、芎但能活血，甚误。

升举大补汤 滋荣益气，如有块动，只服前方，芪、术勿用

黄芪　白术　陈皮各四分　人参二钱　炙草　升麻各四分　当归　熟地各二钱　麦冬一钱　川芎一钱　白芷四分　黄连三分，炒　荆芥穗四分，炒黑

汗多，加麻黄根一钱，浮麦炒一小撮。大便不通，加肉苁蓉一钱，禁用大黄。气滞，磨木香三分。痰，加贝母六分，竹沥、姜汁少许。寒嗽，加杏仁十粒，桔梗五分，知母一钱。惊，加枣仁、柏子仁各一钱。伤饭，加神曲、麦芽各一钱。伤肉食，加山楂、砂仁各八分，俱加枣，水煎。身热，不可加连、柏。伤食怒气，均不可专用耗散，无补药。凡年老虚人患崩，宜升举大补汤。

同治本按： 症虚极，注中有"身热不可加连、柏"云云。后复神汤项下注，有宜用此汤"少佐黄连坠火"云云。设无火可坠，此方内并无热药，无须反佐，恐黄连未可轻用，此处最宜详慎。又注中寒嗽加有知母，既系寒嗽，知母亦未可擅用。此条疑原刊"寒"字有误。

同治本眉批： 凡止崩用荆芥，俱宜炒黑。

气短似喘 第五

因血脱劳甚，气无所恃，呼吸止息，违其常度，自认为痰火，反用散气化痰之方，误人性命，当以大补血为主。如有块，不可用参、芪、术。无块，方

可用本方，去桃仁，加熟地并附子一片。足冷，加熟附子一钱，及参、术、陈皮、接续补气养荣汤。

加参生化汤治分娩后即患气短者。有块，不可加芪、术

川芎二钱　当归四钱　炙草五分　黑姜四分　桃仁十粒，去皮尖，研　人参二钱

引加枣一枚，连进二三帖后，再用后方。

补气养荣汤治产后气短促，血块不痛，宜服此方

黄芪一钱　白术一钱　当归四钱　人参三钱　陈皮四分　炙草四分　熟地二钱

川芎二钱　黑姜四分

如手足冷，加熟附子一钱。汗多，加麻黄根一钱，浮麦一小撮。渴，加麦冬一钱，五味子十粒。大便不通，加肉苁蓉一钱，麻仁一撮。伤面饭，加炒神曲一钱，炒麦芽一钱。伤肉食，加山楂、砂仁各五分。

按：麦芽有回乳之害，用者慎之。

眉批：黄芪、白术一作各二钱。凡止汗用浮麦宜炒。

妄言妄见 第六

由气血虚，神魂无依也，治当论块痛有无缓急。若块痛未除，先服生化汤二三帖，痛止，继服加参生化汤，或补中益气汤，加安神定志丸调服之。若产日久，形气俱不足，即当大补气血，安神定志，服至药力充足，其病自愈。勿谓邪祟，若喷以法水惊之，每至不救。屡治此症，服药至十数帖方效。病虚似邪，欲除其邪，先补其虚，先调其气，次论诸病。此古人治产后虚证，及年老虚喘，弱人妄言，所当用心也。

宁神生化汤治产后块痛未止，妄言妄见症，未可用芪、术

川芎一钱　柏子仁一钱　人参一二钱　当归二三钱　茯神二钱　桃仁十二粒

黑姜四分　炙草四分　益智八分，炒　陈皮三分

枣，水煎。

滋荣益气复神汤块痛已止，妄言妄见，服此方即愈

黄芪　白术　麦冬　川芎　柏子仁　茯神　益智各一钱　人参　熟地各二钱

陈皮三分　炙草四分　枣仁十粒，一钱　五味子十粒　莲子八枚　元肉八个

枣，水煎服。

产后血崩、血脱、气喘、气脱、神脱、妄言，虽有血气阴阳之分，其精散神去一也。此晕后少缓，亦危症也。若非厚药频服，失之者多矣，误论气实痰火者，非也。新产有血块痛，并用加参生化汤，行中有补，斯免滞血、血晕之

失也。其块痛止，有宜用升举大补汤，少佐黄连，坠火以治血脱，宁血归经也。有宜用倍参补中益气汤，少佐附子，助参以治气脱，摄气归渊也。有宜用滋荣益气复神汤，少佐痰剂，以清心火，安君主之官也。

伤食 _{第七}

新产后禁膏粱，远厚味。如饮食不节，必伤脾胃，治当扶元，温补气血，健脾胃，审伤何物，加以消导诸药。生化汤加神曲、麦芽以消面食，加山楂、砂仁以消肉食。如寒冷之物，加吴萸、肉桂。如产母虚甚，加人参、白术。又有块，然后消补并治，无有不安者。屡见治者不重产后之弱，惟知速消伤物，反损真气，益增满闷，可不慎哉。

加味生化汤 _{治血块未消，服此以消食}

川芎二钱　当归五钱　黑姜四分　炙草五分　桃仁十粒

问伤何物，加法如前，煎服。

健脾消食生化汤 _{治血块已除，服此消食}

川芎一钱　人参　当归各二钱　白术一钱半　炙草五分

审伤何物，加法如前。如停寒物日久，脾胃虚弱，恐药不能运用，可用揉按、炒神曲熨之，更妙。凡伤食误用消导药，反绝粥几日者，宜服此方。

长生活命丹

人参三钱，水一钟半，煎半钟，先用参汤一盏，以米饭锅焦研粉三匙，渐渐加参汤、锅焦粉，引开胃口。煎参汤用新罐或铜杓，恐闻药气要呕也。如服寒药伤者，加姜三大片煎汤。人参名活命草，锅焦名活命丹。此方曾活数十人。

忿怒 _{第八}

产后怒气逆，胸膈不利，血块又痛，宜用生化汤去桃仁，服时磨木香二分在内，则块化怒散，不相悖也。若轻产重气，偏用木香、乌药、枳壳、砂仁之类，则元气反损，益增满闷。又加怒后即食，胃弱停闷，当审何物，治法如前。慎勿用木香槟榔丸、流气引子之方，使虚弱愈甚也。

木香生化汤 _{治产后血块已除，因受气者}

川芎二钱　当归六钱　陈皮三分　黑姜四分

服时磨木香二分在内。此方减桃仁，用木香、陈皮，前有减干姜者，详之。

健脾化食散气汤 _{治受气伤食，无块痛者}

白术二钱　当归二钱　川芎一钱　黑姜四分　人参二钱　陈皮三钱

审伤何物，加法如前。大抵产后忿怒气逆及停食二症，善治者，重产而轻怒气消食，必以补气为先，佐以调肝顺气，则怒郁散而元不损；佐以健脾消导，则停食行而思谷矣。若专理气消食，非徒无益，而又害之。

同治本眉批：陈皮一作三分，又有炙草四分，存参。

类疟 第九

产后寒热往来，每日应期而发，其症似疟，而不可作疟治。夫气血虚而寒热更作，元气虚而外邪或侵，或严寒，或极热，或昼轻夜重，或日晡寒热，绝类疟症，治当滋荣益气，以退寒热。有汗急宜止，或加麻黄根之类；只头有汗而不及于足，乃孤阳绝阴之危症，当加地黄、当归之类；如阳明无恶寒，头痛无汗，且与生化汤，加羌活、防风、连须葱白数根以散之。其柴胡清肝饮等方，常山、草果等药，俱不可用。

滋荣养气扶正汤治产后寒热有汗，午后应期发者

人参二钱　炙黄芪　白术　川芎　熟地　麦冬　麻黄根各一钱　当归三钱
陈皮四分　炙草五分

枣，水煎。

加减养胃汤治产后寒热往来，头痛无汗类疟者

炙草四分　白茯苓一钱　半夏八分，制　川芎一钱　陈皮四分　当归二钱　苍术一钱　藿香四分　人参一钱

姜引煎服。

有痰，加竹沥、姜汁、半夏、神曲，弱人兼服河车丸。凡久疟不愈，兼服参术膏以助药力。

参术膏

白术一斤，米泔浸一宿，剉，焙，人参一两，用水六碗，煎二碗，再煎二次，共汁六碗，合在一处，将药汁又熬成一碗，空心米汤化半酒盏。

类伤寒二阳证 第十

产后七日内，发热头痛恶寒，毋专论伤寒为太阳证；发热头痛胁痛，毋专论伤寒少阳证，二症皆由气血两虚，阴阳不和而类外感。治者慎勿轻产后热门，而用麻黄汤以治类太阳证。又勿用柴胡汤以治类少阳证。且产母脱血之后，而重发其汗，则虚虚之祸可胜言哉。昔仲景云：亡血家不可发汗。丹溪云：产后切不可发表。二先生非谓产后真无伤寒之兼症也，非谓麻黄汤、柴胡汤之不可

对症也，诚恐后辈学业偏门而轻产，执成方而发表耳。谁知产后真感风感寒，生化中芎、姜亦能散之乎。

加味生化汤治产后三日内发热头痛症

川芎　防风各一钱　当归三钱　炙草四分　桃仁十粒　羌活四分

查刊本去桃仁，然必须问有块痛与否，方可议去。服二帖后，头仍痛，身仍热，加白芷八分、细辛四分。如发热不退，头痛如故，加连须葱五个，人参三钱。产后败血不散，亦能作寒作热，何以辨之？曰：时有刺痛者，败血也；但寒热无他症者，阴阳不和也。刺痛用当归，乃和血之药。若乃积血而刺痛者，宜用红花、桃仁、归尾之类。

眉批：一本无桃仁，有黑姜四分。

类伤寒三阴证 第十一

潮热有汗，大便不通，毋专论为阳明证。口燥咽干而渴，毋专论为少阴证。腹满液干，大便实，毋专论为太阴证。又汗出谵语便闭，毋专论为肠胃中燥粪宜下症。数症多由劳倦伤脾，运化稽迟，气血枯槁，肠腑燥涸，乃虚证类实，当补之症，治者勿执偏门轻产，而妄议三承气汤，以治类三阴之证也。间有少壮产后妄下，幸而无妨，虚弱产妇亦复妄下，多致不救。屡见妄下成膨，误导反结。又有血少，数日不通，而即下致泻不止者，危哉！《妇人良方》云：产后大便秘，若计其日期，饮食数多，即用药通之，祸在反掌。必待腹满觉胀，欲去不能者，反结在直肠，宜用猪胆汁润之。若日期虽久，饮食如常，腹中如故，只用补剂而已。若服苦寒疏通，反伤中气，通而不止，或成痞满，误矣。

养正通幽汤治产后大便秘结类伤寒三阴证

川芎二钱半　当归六钱　炙草五分　桃仁十五粒　麻仁二钱，炒　肉苁蓉酒洗，去甲，一钱

汗多便实，加黄芪一钱，麻黄根一钱，人参二钱。口燥渴，加人参、麦冬各一钱。腹满溢便实，加麦冬一钱，枳壳六分，人参二钱，苁蓉一钱。汗出谵语便实，乃气血虚竭，精神失守，宜养荣安神，加茯神、远志、苁蓉各一钱，人参、白术各二钱，黄芪、白芷各一钱，柏子仁一钱。

以上数等大便燥结症，非用当归、人参至斤数，难取功效。大抵产后虚中伤寒，口伤食物，外症虽见头痛发热，或胁痛、腰痛，是外感宜汗，犹当重产亡血禁汗。惟宜生化汤量为加减，调理无失。又如大便秘结，犹当重产亡血禁下，宜养正助血通滞，则稳当矣。

又润肠粥治产后日久，大便不通

芝麻一升研末，和米二合，煮粥食，肠润即通。

类中风 第十二

产后气血暴虚，百骸少血濡养，忽然口噤牙紧，手足筋脉拘搐等症，类中风痫痉。虽虚火泛上有痰，皆当以末治之，勿执偏门，而用治风消痰之方，以重虚产妇也。治法当先服生化汤，以生旺新血，如见危症，三服后即用加参，益气以救血脱也。如有痰火，少佐以橘红、炒芩之类，竹沥、姜汁亦可加之，黄柏、黄连切不可并用，慎之。

滋荣活络汤治产后血少，口噤项强，筋搐类风症

川芎一钱半　当归　熟地　人参各二钱　黄芪　茯神　天麻各一钱　炙草　陈皮　荆芥穗　防风　羌活各四分　黄连八分，姜汁炒

有痰，加竹沥、姜汁、半夏。渴，加麦冬、葛根。有食，加山楂、砂仁以消肉食，神曲、麦芽以消饭食。大便闭，加肉苁蓉一钱半。汗多，加麻黄根一钱。惊悸，加枣仁一钱。

天麻丸治产后中风，恍惚语涩，四肢不利

天麻一钱　防风一钱　川芎七分　羌活七分　人参　远志　柏子仁　山药　麦冬各一钱　枣仁一两　细辛四两　南星曲八分　石菖蒲一钱

研细末，炼蜜为丸，辰砂为衣，清汤下六七十丸。

同治本眉批：一本枣仁用一钱，细辛用四分。存参。

类痉 第十三

产后汗多，即变痉者，项强而身反，气息如绝，宜速服加减生化汤。

加减生化汤专治有汗变痉者

川芎　麻黄根各一钱　当归四钱　桂枝五分　人参一钱　炙草五分　羌活五分　天麻八分　附子一片　羚羊角八分

如无汗类痉者中风，用川芎三钱，当归一两酒洗，枣仁、防风俱无分量。

同治本眉批：一本用生姜一片，枣一枚。

出汗 第十四

凡分娩时汗出，由劳伤脾、惊伤心、恐伤肝也。产妇多兼三者而汗出，不可即用敛汗之剂，神宁而汗自止。若血块作痛，芪、术未可遽加，宜服生化汤二三帖，以消块痛，随继服加参生化汤，以止虚汗。若分娩后倦甚，濈濈然汗

出，形色又脱，乃亡阳脱汗也。汗本亡阳，阳亡则阴随之，故又当从权，速灌加参生化汤，倍参以救危，毋拘块痛。妇人产多汗，当健脾以敛水液之精，益荣卫以嘘血归源，灌溉四肢，不使妄行。杂症虽有自汗、盗汗之分，然当归六黄汤不可治产后之盗汗也，并宜服加参生化汤，及加味补中益气二方。若服参、芪而汗多不止，及头出汗而不至腰足，必难疗矣。如汗出而手拭不及者，不治。产后汗出气喘等症，虚之极也，不受补者，不治。

麻黄根汤 治产后虚汗不止

人参二钱　当归二钱　黄芪一钱半，炙　白术一钱　桂枝五分　麻黄根一钱　粉草五分，炒　牡蛎研，少许　浮麦一大撮

虚脱汗多，手足冷，加黑姜四分，熟附子一片。渴，加麦冬一钱，五味十粒。肥白人产后多汗，加竹沥一盏，姜汁一小匙，以清痰火。恶风寒，加防风、桂枝各五分。血块不落，加熟地三钱，晚服八味地黄丸。

山茱萸　山药　丹皮　云苓各八钱　泽泻五钱　熟地八钱　五味子五钱　炙黄芪一两

炼蜜为丸。阳加于阴则汗，因而遇风，变为痉疾者有之，尤难治。故汗多，宜谨避风寒。汗多，小便不通，乃亡津液故也，勿用利水药。

盗汗 第十五

产后睡中汗出，醒来即止，犹盗瞰人睡，而谓之盗汗。非汗自至之比。"杂症论"云：自汗阳亏，盗汗阴虚。然当归六黄汤又非产后盗汗方也，惟兼气血而调治之，乃为得耳。

止汗散 治产后盗汗

人参二钱　当归二钱　熟地一钱半　麻黄根五分　黄连五分，酒炒　浮小麦一大撮

又方

牡蛎煅，细末，五分　小麦面炒黄，研末

眉批： 一本牡蛎、小麦炒黄，各五分，空心调服。

口渴兼小便不利 第十六

产后烦躁，咽干而渴，兼小便不利，由失血汗多所致。治当助脾益肺，升举气血，则阳升阴降，水入经而为血为液，谷入胃而气长脉行，自然津液生而便调利矣。若认口渴为火，而用芩、连、栀、柏以降之，认小便不利为水滞，

而用五苓散以通之，皆失治也。必因其劳损而温之益之，因其留滞而濡之行之，则庶几矣。

生津止渴益水饮

人参　麦冬　当归　生地各三钱　黄芪一钱　葛根一钱　升麻　炙草各四分 茯苓八分　五味子十五粒

汗多，加麻黄根一钱，浮小麦一大撮。大便燥，加肉苁蓉一钱五分。渴甚，加生脉散，不可疑而不用。

遗尿 第十七

气血太虚，不能约束，宜八珍汤加升麻、柴胡，甚者加熟附子一片。

产后编下卷

误破尿胞 第十八

产理不顺，稳婆不精，误破尿胞膀胱者，用参、芪为君，归、芎为臣，桃仁、陈皮、茯苓为佐，猪羊尿胞煎药，百服乃安。又方云：用生黄丝绢一尺，白牡丹皮根为末，白及末各二钱，水二碗，煮至绢烂如饴，服之。宜静卧，不可作声，名补脬饮，神效。

同治本眉批： 胞破，《女科》下卷另有方，极妥且效。

患淋 第十九

由产后虚弱，热客于脬中，内虚频数，热则小便淋涩作痛，曰淋。

茅根汤 凡产后冷热淋并治之

石膏一两　白茅根一两　瞿麦　白茯苓各五钱　葵子　人参　桃胶　滑石各一钱　石首鱼头四个

灯心水煎，入齿末，空心服。

又方治产后小便痛，淋血

白茅根　瞿麦　葵子　车前子　通草以上俱无份量　鲤鱼齿一百个

水煎服，亦入齿末。

按： 齿末，疑均是鲤鱼齿。

同治本眉批： 一本小注载，症由内虚，方用石膏一两，无此治法，不可拘执陈方，以致误人。一本石膏作一钱，无滑石；一作各等分。

便数 第二十

由脬内素有冷气，因产发动，冷气入脬故也。用赤石脂二两末，空心服。

又方：治小便数及遗尿，用益智仁二十八枚为末，米饮送下二钱。

又桑螵散

桑螵蛸三十个　人参　黄芪　鹿茸　牡蛎　赤石脂各三钱

为末，空心服二钱，米饮送下。

泻 第二十一

产后泄泻，非杂症，有食泄、湿泄、水谷注下之论，大率气虚、食积与湿也，气虚宜补，食积宜消，湿则宜燥。然恶露未净，遽难骤燥，当先服生化汤二三帖，以化旧生新，加茯苓以利水道，俟血生，然后补气消食，燥湿以分利水道，使无滞涩虚虚之失。若产旬日外，方论杂症，尤当论虚实而治也。如痛下清水，腹鸣，米饮不化者，以寒泄治。如粪水黄赤，肛门作痛，以热泄治之。有因饮食过多，伤脾成泄，气臭如败卵，以食积治之。又有脾气久虚少食，食下即鸣，急尽下所食之物方觉快者，以虚寒泄治之。治法寒则温之，热则清之，脾伤食积，分利健脾，兼消补虚，善为调治，无失也。产后虚泻，眠昏人不识，弱甚形脱危症，必用人参二钱、白术、茯苓各二钱，附子一钱，方能回生。若脉浮弦，按之不鼓，即为中寒，此盖阴先亡而阳欲去，速宜大补气血，加附子、黑姜以回元阳，万勿忽视。

加减生化汤 治产后块未消，患泻症

川芎二钱　茯苓二钱　当归四钱　黑姜五分　炙草五分　桃仁十粒　莲子八枚

水煎，温服。

健脾利水生化汤 治产后块，已除，患泻症

川芎一钱　茯苓一钱半　归身二钱　黑姜四分　陈皮五分　炙草五分　人参三钱　肉果一个，制　白术一钱，土炒　泽泻八分

寒泻加干姜八分。寒痛加砂仁、炮姜各八分。热泻加炒黄连八分。泻水腹痛、米饮不化，加砂仁八分，麦芽、山楂各一钱。泻有酸嗳臭气，加神曲、砂仁各八分。脾气久虚，泻出所食物方快，以虚寒论，泻水者加苍术一钱以燥湿。脾气弱，元气虚，必须大补，佐消食清热却寒药。弱甚形色脱，必须第一方，参、术、苓、附，必用之药也。诸泻俱加升麻酒炒、莲子十粒。

完谷不化 第二十二

因产后劳倦伤脾，而运转稽迟也，名飧泄。又饮食太过，脾胃受伤亦然，

俗呼水谷痢是也。然产方三日内，块未消化，此脾胃衰弱，参、芪、术未可遽加，且服生化汤加益智、香砂，少温脾气。俟块消后，加参、芪、术补气，肉果、木香、香砂仁、益智温胃，升麻、柴胡清胃气，泽泻、茯苓、陈皮以利水，为上策也。

加味生化汤 治产后三日内完谷不化，块未消者

川芎一钱　益智一钱　当归四钱　黑姜四分　炙草四分　桃仁十粒　茯苓一钱半

眉批： 一本当归作三钱，有枣一枚。

参苓生化汤 治产后三日内块已消，谷不化，胎前素弱，患此症者

川芎一钱　当归二钱　黑姜四分　炙草五分　人参二钱　茯苓一钱　白芍一钱，炒　益智一钱，炒　白术二钱，土炒　肉果一个，制

泻水多加泽泻、木通各八分。腹痛加砂仁八分。渴加麦冬、五味子。寒泻加黑姜一钱，木香四分。食积加神曲、麦芽消饭面，砂仁、山楂消肉食。产后泻痢日久，胃气虚弱，完谷不化，宜温助胃气，六君子汤加木香四分，肉果一个（制）。

眉批： 一本有莲子八枚，去心；枣一枚。

痢 第二十三

产后七日内外，患赤白痢，里急后重频并，最为难治。欲调气行血而推荡痢邪，犹患产后元气虚弱；欲滋荣益气，而大补虚弱，又助痢之邪，惟生化汤减干姜，而代以木香、茯苓，则善消恶露，而兼治痢疾，并行而不相悖也。再服香连丸，以俟一二日后病势如减，可保无虞。若产七日外，有患褐花色后重频并虚痢，即当加补药无疑。若产妇禀厚，产期已经二十余日，宜服生化汤加连、芩、厚朴、芍药行积之剂。

加减生化汤 治产后七日内患痢

川芎二钱　当归五钱　炙草五分　桃仁十二粒　茯苓一钱　陈皮四分　木香磨，三分

红痢腹痛，加砂仁八分。

同治本眉批： 一本作十数日。

青血丸 治禁口痢

香连为末，加莲肉粉，各一两半，和匀为丸，酒送下四钱。

凡产三四日后，块散，痢疾少减，共十症，开后依治。

一，产后久泻

元气下陷，大便不禁，肛门如脱，宜服六君子汤，加木香四分，肉果一个（制），姜汁五分。

二，产后泻痢

色黄，乃脾土真气虚损，宜服补中益气汤，加木香、肉果。

三，产后伤面食

泻痢，宜服生化汤，加神曲、麦芽。

眉批： 一本神曲、麦芽下有各一钱。

四，产后伤肉食

泻痢，宜服生化汤，加山楂、砂仁。

五，产后胃气虚弱

泻痢完谷不化，当温助胃气，宜服六君子汤，加木香四分，肉果一个（制）。

六，产后脾胃虚弱

四肢浮肿，宜服六君子汤加五皮散。见后水肿

七，产后泻痢

无后重，但久不止，宜服六君子汤，加木香、肉果。

八，产后赤白痢

脐下痛，当归、厚朴、黄连、肉果、桃仁、川芎。

九，产后久痢

色白，属血虚，宜四物汤，加荆芥、人参。

十，产后久痢

色赤，属气虚，宜六君子汤，加木香、肉果。

霍乱 第二十四

由劳伤气血，脏腑空虚，不能运化食物及感冷风所致，阴阳升降不顺，清浊乱于脾胃，冷热不调，邪正相搏，上下为霍乱。

生化六和汤 治产后血块痛未除，患霍乱

川芎二钱　当归四钱　黑姜　炙草　陈皮　藿香各四分　砂仁六分　茯苓一钱
姜三片，煎。

附子散 治产后霍乱吐泻，手足逆冷。须无块痛，方可服

白术一钱　当归二钱　陈皮　黑姜　丁香　甘草各四分
共为末，粥饮送下二钱。

同治本眉批： 一本有附子五分。

温中汤 治产后霍乱，吐泻不止，无块痛者可服

人参一钱　白术一钱半　当归二钱　厚朴八分　黑姜四分　茯苓一钱　草豆蔻六分

姜三片，水煎服。

呕逆不食 第二十五

产后劳伤脏腑，寒邪易乘于肠胃，则气逆呕吐而不下食也。又有瘀血未净而呕者，亦有痰气入胃，胃口不清而呕者，当随症调之。

加减生化汤 治产妇呕逆不食

川芎一钱　当归三钱　黑姜　砂仁　藿香各五分　淡竹叶七片

水煎，和姜汁二匙服。

温胃丁香散 治产后七日外呕逆不食

当归三钱　白术二钱　黑姜四分　丁香四分　人参一钱　陈皮五分　炙草五分前胡五分　藿香三分

姜三片，水煎服。

石莲散 治产妇呕吐，心冲目眩

石莲子去壳，去心，一两半　白茯苓一两　丁香五分

共为细末，米饮送下。

眉批： 一本有白术，无白茯苓，丁香作五钱，用者酌之。

生津益液汤 治产妇虚弱，口渴气少，由产后血少，多汗内烦，不生津液

人参　麦冬去心　茯苓各一两　大枣　竹沥　浮小麦　炙草　栝蒌根

大渴不止，加芦根。

同治本眉批： 一本作人参一钱，麦冬、茯苓三钱，存参。

咳嗽 第二十六

治产后七日内，外感风寒，咳嗽鼻塞，声重恶寒，勿用麻黄以动汗。嗽而胁痛，勿用柴胡汤。嗽而有声，痰少面赤，勿用凉药，凡产有火嗽、有痰嗽，必须调理半月后，方可用凉药，半月前不当用。

加味生化汤 治产后外感风寒咳嗽及鼻塞声重

川芎一钱　当归二钱　杏仁十粒　桔梗四分　知母八分

有痰加半夏曲；虚弱有汗，咳嗽加人参。总之，产后不可发汗。

加参安肺生化汤治产后虚弱，旬日内外感风寒，咳嗽声重有痰，或身热头痛及汗多者

川芎一钱　人参一钱　知母一钱　桑白皮一钱　当归二钱　杏仁十粒，去皮尖　甘草四分　桔梗四分　半夏七分　橘红三分

虚人多痰，加竹沥一杯，姜汁半匙。

同治本眉批：知母，一本作四分。

同治本按：咳嗽论中明示，纵有火嗽，在半月前犹不得轻用凉药，垂戒綦严。而第一与第二方中均有知母，小注均有"外感风寒"云云。此必于既感之后，将蕴而为燥热，不得已而用之，小注未及申明。如谓不然，苟初感即用此凉品。岂不与前论显为枘凿？读者须会前人微意，庶不致用古方而自少权衡耳。

加味四物汤治半月后干嗽有声痰少者

川芎　白芍　知母　栝蒌仁各一钱　生地　当归各二钱　诃子二钱　冬花六分　桔梗四分　甘草四分　兜铃四分　生姜一大片

水肿 第二十七

产后水气，手足浮肿，皮肤见光荣色，乃脾虚不能制水，肾虚不能行水也，必以大补气血为先，佐以苍术、白术、茯苓补脾。壅满用陈皮、半夏、香附消之。虚人加人参、木通。有热加黄芩、麦冬以清肺金。健脾利水，补中益气汤。七日外，用人参、白术各二钱，茯苓、白芍各一钱，陈皮五分，木瓜八分，紫苏、木通、大腹皮、苍术、厚朴各四分。大便不通加郁李仁、麻仁各一钱。如因寒邪湿气伤脾，无汗而肿，宜姜皮、半夏、苏叶加于补气方，以表汗。

五皮散治产后风湿客伤脾经，气血凝滞，以致面目浮虚，四肢肿胀气喘

五加皮　地骨皮　大腹皮　茯苓皮各一钱　姜皮一钱

枣一枚，水煎服。

又云，产后恶露不净，停留胞络，致令浮肿。若以水气治之，投以甘遂等药误矣。但服调经散，则血行而肿消矣。

调经散

没药另研　琥珀另研，各一钱　肉桂　赤芍　当归各一钱

上为末，每服五分，姜汁、酒各少许调服。

眉批：此方能调经治腹痛。

流注 第二十八

产后恶露流于腰臂、足关节之处，或漫肿，或结块，久则肿起作痛，肢体

倦怠，急宜用葱熨法以治外肿，内服参归生化汤以消血滞，无缓也。未成者消，已成者溃。

葱熨法

用葱一握，炙热，捣烂作饼，敷痛处，用厚布二三层，以熨斗火熨之。

参归生化汤

川芎一钱半　当归二钱　炙草五分　人参二钱　黄芪一钱半　肉桂五分　马蹄香二钱

此症若不补气血，节饮食，慎起居，未有得生者。如肿起作痛，起居饮食如常，是病气未深，形气未损，易治。若漫肿微痛，起居倦怠，饮食不足，最难治。或未成脓，未溃，气血虚也，宜服八珍汤。憎寒恶寒，阳气虚也，宜服十全大补汤。补后大热，阴血虚也，宜服四物汤，加参、术、丹皮。呕逆，胃气虚也，宜服六君子汤，加炮姜、干姜。食少体倦，脾气虚也，宜服补中益气汤。四肢冷逆，小便频数，肾气虚也，补中益气汤加益智仁一钱。神仙回洞散治产后流注恶露，日久成肿，用此宜导其脓，若未补气血旺，不可服此方。

臌胀 第二十九

妇人素弱，临产又劳，中气不足，胸膈不利，而转运稽迟，若产后即服生化汤以消块止痛，又服加参生化汤以健脾胃，自无中满之症。其膨胀，因伤食而误消，因气郁而误散，多食冷物而停留恶露；又因血虚大便燥结，误下而愈胀。殊不知气血两虚，血块消后，当大补气血，以补中虚。治者若但知伤食宜消，气郁宜散，恶露当攻，便结可下，则胃气反损，满闷益增，气不升降，湿热积久，遂成膨胀。岂知消导坐于补中，则脾胃强，而所伤食气消散，助血兼行，大便自通，恶露自行。

如产后中风，气不足，微满，误服耗气药而胀者，服**补中益气汤**。

人参五分　当归五分　白术五分　白茯苓一钱　川芎四分　白芍四分　萝卜子四分　木香三分

眉批： 一本人参、白术俱作一钱，当归作二钱，有姜一片。

如伤食，误服消导药成胀；或胁下积块，宜服**健脾汤**。

人参　白术　当归各三钱　白茯苓　白芍　神曲　吴萸各一钱　大腹皮　陈皮各四分　砂仁　麦芽各五分

眉批： 一本人参、白术作二钱。

如大便不通，误服下药成胀，及腹中作痛，宜服**养荣生化汤**。

当归四钱　白芍一钱　白茯苓一钱　人参一钱　白术二钱　陈皮五分　大腹皮五分　香附五分　苁蓉一钱　桃仁十粒，制

块痛，将药送四消丸。屡误下，须用参、归半斤，大便方通，膨胀方退。凡误用消食耗气药，以致绝谷，长生活命丹屡效，方见"伤食"条。

眉批：一本无桃仁。

怔忡惊悸 第三十

由产忧惊劳倦，去血过多，则心中跳动不安，谓之怔忡。若惕然震惊，心中怯怯，如人将捕之状，谓之惊悸。治此二症，惟调和脾胃，志定神清而病愈矣。如分娩后血块未消，宜服生化汤，且补血行块，血旺则怔定惊平，不必加安神定志剂。如块消痛止后患此，宜服**加减养荣汤**。

当归二钱　川芎二钱　茯神一钱　人参一钱　枣仁一钱，炒　麦冬一钱　远志一钱　白术一钱　黄芪一钱，炙　元肉八枚　陈皮四分　炙草四分

姜煎。

虚烦加竹沥、姜汁，去川芎、麦冬，再加竹茹一团；加木香，即归脾汤。

养心汤 治产后心血不定，心神不安

炙黄芪一钱　茯神八分　川芎八分　当归二钱　麦冬一钱八分　远志八分　柏子仁一钱　人参一钱半　炙草四分　五味十粒

姜，水煎服。

眉批：一本有元肉六枚。

骨蒸 第三十一

宜服保真汤。先服清骨散。

柴胡梅连汤 即清骨散作汤速效

柴胡　前胡　黄连　乌梅去核

各二两，共为末听用。再将猪脊骨一条，猪苦胆一个，韭菜白十根，各一寸，同捣成泥，入童便一酒盏，搅如稀糊，入药末，再捣为丸，如绿豆大，每服三四十丸，清汤送下。如上膈热多，食后服。此方凡男女骨蒸皆可用之，不专治产妇。

保真汤

黄芪六分　人参二钱　白术二钱，炒　炙草四分　川芎六分　当归二钱　天冬一钱　麦冬二钱　白芍二钱　枸杞二钱　黄连六分，炒　黄柏六分，炒　知母二钱

生地二钱　五味十粒　地骨皮六分

枣三枚，去核，水煎服。

眉批： 一本无麦冬、黄连。

加味大造汤 治骨蒸劳热。若服清骨散、梅连丸不效，服此方

人参一两　当归一两　麦冬八分　石斛八分，酒蒸　柴胡六钱　生地二两　胡连五钱　山药一两　枸杞一两　黄柏七分，炒

先将麦冬、地黄捣烂，后入诸药，同捣为丸；加蒸紫河车另捣，焙干为末，炼蜜丸。

同治本眉批： 一本麦冬、石斛俱作八钱，柴胡五钱，黄柏四分，酒炒。

心痛 第三十二

此即胃脘痛。因胃脘在心之下，劳伤风寒，及食冷物而作痛，俗呼为心痛。心可痛乎？血不足则怔忡惊悸不宁耳。若真心痛，手足青黑色，旦夕死矣。治当散胃中之寒气，消胃中之冷物，必用生化汤，佐消寒食之药，无有不安。若绵绵而痛，可按止之，问无血块，则当论虚而加补也。产后心痛、腹痛二症相似，因寒食与气上攻于心，则心痛；下攻于腹，则腹痛。均用生化汤加肉桂、吴萸等温散之药也。

加味生化汤

川芎一钱　当归三钱　黑姜五分　肉桂八分　吴萸八分　砂仁八分　炙草五分

伤寒食加肉桂、吴萸。伤面食加神曲、麦芽。伤肉食加山楂、砂仁。大便不通加肉苁蓉。

腹痛 第三十三

先问有块无块。块痛只服生化汤，调失笑散二钱，加元胡一钱。无块则是遇风冷作痛，宜服**加减生化汤**。

川芎一钱　当归四钱　黑姜四分　炙草四分　防风七分　吴萸六分　白蔻五分　桂枝七分

痛止去之，随伤食物，所加如前。

小腹痛 第三十四

产后虚中，感寒饮冷，其寒下攻小腹作痛。又有血块作痛，又产后血虚脐下痛者，并治之以加减**生化汤**。

川芎一钱　当归三钱　黑姜四分　炙草四分　桃仁十粒

有块痛者，本方中送前胡散，亦治寒痛。若无块，但小腹痛，亦可按而少止者，属血虚，加熟地三钱，前胡、肉桂各一钱为末，名前胡散。

虚劳 第三十五

指节冷痛，头汗不止。

人参三钱　当归三钱　黄芪二钱　淡豆豉十粒　生姜三片　韭白十寸　猪肾二个

先将猪肾煮熟，取汁煎药八分，温服。

同治本眉批：一本有或用猪胃一个，先将胃略煮，后再煎汤煮羹。

遍身疼痛 第三十六

产后百节开张，血脉流散，气弱则经络间血多阻滞，累日不散，则筋牵脉引，骨节不利，故腰背不能转侧，手足不能动履，或身热头痛，若误作伤寒，发表出汗，则筋脉动荡，手足发冷，变症出焉，宜服**趁痛散**。

当归一钱　甘草　黄芪　白术　独活各八分　肉桂八分　桑寄生一钱　牛膝八分　薤白五根

姜三片，水煎服。

眉批：一本有川芎八分。

同治本眉批：一本无桑寄生。

腰痛 第三十七

由女子肾位系胞，腰为肾腑，产后劳伤肾气，损动胞络，或虚未复而风乘之也。

养荣壮肾汤治产后感风寒，腰痛不可转

当归二钱　防风四分　独活　桂心　杜仲　续断　桑寄生各八分

生姜三片，水煎服。两帖后痛未止，属肾虚，加熟地三钱。

同治本眉批：一本有川芎八分。

加味大造丸治产后日久，气血两虚，腰痛肾弱。方见"骨蒸"条

青娥丸

胡桃十二个　破故纸八两，酒浸，炒　杜仲一斤，姜汁炒，去丝

为细末，炼蜜丸，淡醋汤送六十丸。

眉批：胡桃一本作二十个。

胁痛 第三十八

乃肝经血虚气滞之故。气滞用四君子汤加青皮、柴胡。血虚用四物汤加柴胡、人参、白术。若概用香燥之药，则反伤清和之气，无所生矣。

补肺散治胁痛

山萸　当归　五味　山药　黄芪　川芎　熟地　木瓜　白术　独活　枣仁各等分

水煎服。

同治本眉批：一本山萸二钱，当归二钱，五味十粒，黄芪八分，川芎六分，熟地钱半，木瓜、白术各一钱，独活八分，枣仁一钱，姜一片，无山药。存参。

阴痛 第三十九

产后起居太早，产门感风作痛，衣被难近身体，宜用**祛风定痛汤**。

川芎一钱　当归三钱　独活　防风　肉桂　荆芥各五分　茯苓一钱　地黄二钱　枣二枚，煎服。

又附阴疳阴蚀：阴中疮曰䘌疮，或痛或痒，如虫行状，浓汁淋漓，阴蚀几尽者，由心肾烦郁，胃气虚弱，致气血流滞。《经》云：诸疮痛痒，皆属于心。治当补心养肾，外以药熏洗。宜用**十全阴疳散**。

川芎　当归　白芍　地榆　甘草各等分

水五碗煎二碗，去渣，熏日三夜四，先熏后洗。

一方，用蒲黄一升，水银二两，二味调匀搽。

一方，用虾蟆、兔粪等分为末，敷疮。

一方，治疳虫食下部及五脏，取东南桃枝，轻打头散，以绵缠之。

一方，用石硫黄末将缚桃枝蘸而燃，烟熏之。

按：此条宜于上条合看。

一方，截一短竹筒，先纳阴中，以桃枝烧烟熏之。

恶露 第四十

即系裹儿污血，产时恶露随下，则腹不痛而产自安。若腹欠温暖，或伤冷物，以致恶露凝块，日久不散，则虚症百出；或身热骨蒸，食少羸瘦；或五心烦热，月水不行，其块在两胁，动则雷鸣，嘈杂晕眩，发热似疟，时作时止。如此数症，治者欲泄其邪，先补其虚，必用补中益气汤送三消丸，则元气不损，恶露可消。

加味补中益气汤

人参一钱　白术二钱　当归三钱　黄芪一钱，炙　白芍一钱　广皮四分　甘草四分

姜枣煎服。

三消丸治妇人死血、食积、痰三等症

黄连一两，一半用吴萸煎汁去渣浸炒，一半用益智仁炒，去益智仁不用　莱菔子一两五钱，炒　川芎五钱　桃仁十粒　山栀　青皮　三棱　莪术各五钱，俱用醋炒　山楂一两　香附一两，童便浸炒

上为末，蒸饼为丸，食远服。用补中益气汤送下五六十丸，或用白术三钱，陈皮五钱，水一钟，煎五分送下亦可。

同治本眉批：此方治产后伤食，恶露不尽。若初产恶露不下，宜服生化汤加楂炭三钱。每日一帖，连服四剂妙。

乳痈 第四十一

乳头属足厥阴肝经，乳房属足阳明胃经。若乳房臃肿，结核色红，数日外肿痛溃稠脓，脓尽而愈，此属胆胃热毒，气血壅滞，名曰乳痈，易治。若初起内结小核，不红不肿不痛，积之岁月，渐大如巉岩山，破如熟榴，难治。治法：痛肿寒热，宜发表散邪；痛甚宜疏肝清胃；脓成不溃，用托里；肌肉不生，脓水清稀，宜补脾胃；脓出及溃，恶寒发热，宜补血气；饮食不进，或作呕吐，宜补胃气。乳岩初起，用益气养荣汤加归脾汤，间可内消。若用行气破血之剂，速亡甚矣。

栝蒌散治一切痈疽，并治乳痈。痈者，六腑不和之气，阳滞于阴则生之

栝蒌一个，连皮捣烂　生甘草五分　当归三钱　乳香五分，灯心炒　没药五分，灯心炒　金银花三钱　白芷一钱　青皮五分

水煎，温服。

回脉散乳痈未溃时服此，毒从大便出，虚人不用

大黄三钱半　白芷八分　乳香五分　木香五分　没药五分　穿山甲五分，蛤粉拌炒

共为末，人参二钱煎汤，调药末服。

同治本眉批：一本大黄作三钱，有人参三钱。

十全大补汤

人参　白术　黄芪　熟地各三钱　茯苓八分　甘草五分　川芎八分　金银花三钱

泻，加黄连、肉果。渴，加麦冬、五味。寒热往来，用马蹄香捣散。凡乳痈，服薏苡仁粥好。

同治本眉批：一本人参四味各二钱。

又方：用乌药软白香辣者五钱，研，水一碗，牛皮胶一片，同煎七分，温服。如孕妇腹内痈，此二方可通用。

又有乳吹，乃小儿饮乳，口气所吹，乳汁不通，壅结作痛，不急治则成痈，宜速服栝蒌散，更以手揉散之。

风甚 第四十二

用山羊血取色新者，于新瓦上焙干，研末，老酒冲下五六分为度，重者用至八分，其效如神。

又用抱不出壳鸡子，瓦上焙干，酒调服。

如治虚寒危症，用蓝须子根刮皮，新瓦上焙干，研末，温服一钱为度，虽危可保万全。

不语 第四十三

乃恶血停蓄于心，故心气闭塞，舌强不语，用**七珍散**。

人参　石菖蒲　川芎　生地各一两　辰砂五分，研　防风五钱　细辛一钱

共为细末，用薄荷汤下一钱，因痰气郁结，闭口不语者，用好明矾一钱，水飞过，沸汤送下。

一方，治产后不语

人参　石莲子去心　石菖蒲各等分

水煎服。

《妇人良方》云：产后喑，心肾虚不能发声，七珍散。脾气郁结，归脾汤。脾伤食少，四君子汤。气血俱虚，八珍汤，不应，独参汤。更不宜急加附子。盖补其血以生血，若单用佛手散等破血药，误矣。

补编

产后大便不通

用生化汤内减黑姜，加麻仁；胀满，加陈皮；血块痛，加肉桂、元胡。如燥结十日以上，肛门必有燥黄，用蜜枣导之。

炼蜜枣法

用好蜜二三两，火炼滚至茶褐色，先用湿桌，倾蜜在桌上，用手作如枣样，插肛门，待欲大便，去蜜枣，方便。

又方：用麻油，口含竹管入肛门内，吹油五口，腹内粪和，即通。或猪胆亦可。

治产后鸡爪风

桑柴灰三钱，存性　鱼胶三钱，炒　手指甲十二个，炒

共为末，黄酒送下，取汗即愈。

保产无忧散

当归钱半，酒洗　川芎钱半　炒黑芥穗八分　艾叶七分，炒　面炒枳壳六分　炙黄芪八分　菟丝子钱四分，酒炒　羌活五分　厚朴七分，姜炒　川贝母一钱，去心　白芍钱二分，酒炒　甘草五分

姜三片，温服。

上方保胎，每月三五服，临产热服，催生如神。

治遍体浮肿

是脾虚水溢之过，凡浮肿者可通用，俱神效。

真缩砂仁四两，莱菔子二两四钱，研末，水浸浓取汁。浸砂仁，候汁尽，晒干，研极细末，每服一钱，渐加至二钱为度，淡姜汤送下。

眉批：如气肿，减去黄芪，加生条参一钱。

保产神效方

未产能安，临产能催。偶伤胎气，腰疼腹痛，甚至见红不止，势欲小产，危急之际，一服即愈，再服全安。临产时交骨不开，横生逆下，或子死腹中，命在垂危，服之奇效。

全当归一钱五分，酒洗　真川芎一钱五分　紫厚朴七分，姜汁炒　菟丝子一钱五分，酒泡　川贝母二钱，去心，净煎好，方和入　枳壳六分，麸炒　川羌活六分　荆芥穗八分　黄芪八分，蜜炙　蕲艾五分，醋炒　炙草五分　白芍一钱二分，冬用二钱，酒炒

生姜三片，水二钟，煎八分；渣水一钟，煎六分。产前空心预服二剂，临产随时热服。此乃仙授奇方，慎勿以庸医轻加减其分两。

同治本按：保产无忧散、保产神效方与编首治产秘验良方俱相同，特引论略别，并存参看可也。

妇科玉尺（节选）

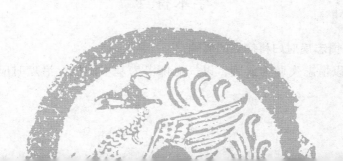

导 读

成书背景

《妇科玉尺》，妇产科著作，6 卷，清代沈金鳌（芊绿）撰，成书于乾隆三十八年（1773），系《沈氏尊生书》之一种。作者认为取玉尺所刻分寸"坚久不磨"，可以作为衡量、诊断妇女疾病之标准，故以"玉尺"为书名。每论先述病机，后立治法。强调以脉象变化来辅助诊断妇女诸疾，谓"所言诸病，必按脉切证"。提出妇女"多先为气病，后及血病"的临证见解。沈氏把崩漏与月经分卷论述，提出崩漏有火热、虚寒、劳伤、气陷、血瘀及虚弱 6 种证候，根据各个证候遣方用药。沈氏论述月经诸病证治，平正可法，示人以规矩准绳，提供规范，且有论有方，取舍精当，议论中肯。

作者生平

沈金鳌，清代医家（1717—1776）。字芊绿，号汲门、再平、尊生老人，江苏无锡人。早年习儒，博闻强记，涉猎广博，经史诗文、医卜星算，皆有涉猎。著《尚书随笔》等。至中年，犹屡试不中，遂矢志攻医，于临证各科，均甚精通。又研习《灵》《素》、仲景之学及仲景以下历代名家，互相参订。后来又勤于著述，先后撰成《脉象统类》《诸脉主病诗》《杂病源流犀烛》《伤寒论纲目》《妇科玉尺》《幼科释迷》《要药分剂》，总其名曰《沈氏尊生书》，内容赅博，论述精辟，颇有影响。《妇科玉尺》体现了沈金鳌为妇科病诊治寻求规矩准绳的初衷。

学术特点

1. 强调情志病对妇科病症的影响

情志病以情志失调为病因，以气血郁滞为基本病机，治疗时应兼化痰饮、祛瘀血、消食积、清火热，随证加减化裁，用药不宜酸敛滋腻。对于妇科病症，情志失调也是其重要的发病原因，贯穿经、带、胎、产和杂病始终，医者当详查。同时沈氏还强调了身心同治，配合情志养生和导引疗法。

2. 强调妇科调理冲任的意义

冲任的盛通是妇人经、孕、产、乳之本。《妇科玉尺》云："凡有胎者，贵冲任脉旺。""冲任"二脉，皆起于胞中，为人体经脉之海。"冲"是人体全身气血运行之要冲，《灵枢·海论》称之为"十二经脉之海"和"血海"。任脉主人体一身之阴，凡精血津液都属任脉总司，是妊养之本。所以冲任脉的盛通乃是妇人产生月经、胎孕、产乳的先决条件，是妇人经、孕、产、乳之本。而冲任与脾、胃、肝、肾关系最为密切。肾为先天之本，主藏精，为妇人生殖、孕育之根本；肾又为天癸之源，冲任之本，胞宫之系，五脏之根，与肝同源。肝为血海，冲任之系，若冲任失守，则血海妄行也；妇人以血为本，血化生于脾胃，藏受于肝。血源源不断，灌溉全身，一部分下归于血海为经，月经之至，必由冲任脉始下，冲任的受损是妇科病发病的重要病机。

3. 总结不孕原因，并列出相应调理方法

《妇科玉尺》总结不孕的原因："女一胞胎冷也，二脾胃寒也，三带脉急也，四肝气郁也，五痰气盛也，六相火旺也，七肾水亏也，八任督病也，九膀胱气化不行也，十气血虚而不能摄精也。"并提出相应的治法："胞胎冷者温之，脾胃寒者暖之，带脉急者缓之，肝气郁者开之，痰气盛者消之，相火旺者平之，肾气衰者补之，任督病者除之，膀胱气化不行者，助其肾气，气血不能摄胎者益其气血，则女子无子者，亦可以有子。"

《妇科玉尺》卷1论求嗣、月经病；卷2论胎前；卷3论临产及小产诸疾；卷4系产后调治；卷5专述崩漏、带下；卷6为妇女杂病证治。本书主要选取其中求嗣、月经、产后、崩漏、带下部分内容，涵盖妇女常见病证。与现代妇科临床技术相结合，更能发挥中医的独特优势，以便为妇科疾病诊疗和生殖技术提供个性化方案，为妇女健康事业做出更大的贡献。

自序

尺者，划分寸，量短长，取其准也。尺而以玉为之，分寸所划，坚久不磨，尤准之准也。余窃思短长之数，必取准于尺，于物然，于病亦然，于妇女之病更无不然。何则？妇女深居闺房，则情不畅；妇女见地拘局，则识不开；妇女以身事人，则性多躁；妇女以色悦人，则心偏妒。稍有不遂，即为忧思；忧思之至，激为怨怒。不知忧则气结，思则气郁，怨则气沮，怒则气上，血随气行。故气逆而血亦逆，血气乖争，百疾于是乎作。及其疾作，又苦不自知，即或知之，而幽私隐曲，又不肯自达，且多掩蔽。于是其家一委之医，医一凭之脉，而此翕翕跳动之脉，欲借以测妇女幽私，达妇女隐曲，毫厘千里，贻祸不小，岂非妄意揣度，而未知用玉尺以量之，且用玉尺以求得其准乎！昔者仓公诊女子，知其欲男子不得，脉出鱼际一寸，是以玉尺量准者也。古来如仓公之医者不乏，要皆量以玉尺而能准者，举古人为法，求得其准焉，夫何幽私隐曲之不可达哉。虽然言医之书甚繁，其不能读者无论已，有能读者，苟非识精见卓，确有把持，将此纷纷聚讼者，何自援以为准？余故不惮参稽，著为《妇科》六卷，所言诸病，必按脉切症，要于的当，不失幽私隐曲之所在。摘录前人之语及方，悉皆至精至粹、百用百效者，以是而当尺之分寸，庶几如玉所划，坚久不磨，取以量妇女病，应无不得其准之准者欤。

乾隆甲午清明前二日无锡沈金鳌自书

凡例

　　——妇女病倍多于男子，其原不外经产崩带数大端，故是书篇目，虽止有九，而一切病，皆统于是矣。

　　——每篇正文，皆充类至尽，似无遗症，然病变无方，或有未备者，又当临时裁度，因势酌方，不可拘泥。岳武穆云：运用之妙，存乎一心。兵法也，亦医法也。

　　——妇科书本言妇女病，若求嗣一款，则兼言男女，故列于首篇。

　　——崩漏虽属血病，然非专由经也，前人往往杂于经病中，非是，余故次于产后病下。

　　——小产原是胎前之患，不得以大产小产递及，今列于临产前者，明其病属于胎前也。

　　——每篇正文后，前人论说，必择至精且当，归于一是者，然后采录，期免矛盾之诮。

　　——所采古方，除试验获效外，其余必取方药之性味，按合所主之症，再四考订，果属针对不爽，才敢载笔；稍觉阻碍，即弃去。虽分量多寡，亦必筹较，未敢轻心相掉，贻误将来也。

　　——方有与症相合，本文及前论，却俱未引及者，亦附录备考，不肯割爱云尔。

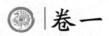

卷一

求嗣

　　有夫妇，则有父子。婚配之后，必求嗣续固已，而求嗣之术，不越男养精、女养血两大关键。盖男精女血，因感而会，精成其子，万物资始于乾元也；血成其胞，万物资生于坤元也。阴阳交媾，胎孕乃凝，理固然也。

　　养精之法有五，袁了凡云：一须寡欲，二须节劳，三须息怒，四须戒酒，五须慎味。盖肾为精府，凡男女交接，肾气必为震动，肾动则精随以流，外虽未泄，精已离宫，未能坚忍者，必有真精数点，随阳之痿而溢出，故贵寡欲。精成于血，如目劳于视，则血于视耗；耳劳于听，则血于听耗；心劳于思，则血于思耗。吾随事节之，则血得其养，故贵节劳。肾主闭藏，肝主疏泄，二脏皆有相火，而其系上属于心。心，君火也，怒则伤肝，而相火动，动则疏泄者用事，而闭藏不得其职，虽不交易，亦暗流而潜耗，故贵息怒。酒能动血，人饮酒，则面赤手足红，是扰其血而奔驰之也，血气既衰之人，数月保养，精得稍厚，然使一夜大醉，精随荡矣，故贵戒酒。浓郁之味，不能生精，淡泊之味，乃能补精。盖万物皆有真味，调和胜，则真味衰，不论腥素淡，煮之得法，自有一段冲和恬淡之气。盖人肠胃能啖食谷味，最能养精，故贵慎味。此其大要也。至于炼精有法，服药有方，宜五子衍宗丸、阳起石丸、续嗣丹、温肾丸，则又当遵而行之。

　　养血之法，莫先调经，其法方另详经脉门。盖经不调，则血气乖争，不能成孕。每见妇人之无子者，其经必或前或后，或气虚而多，或血虚而少且淡，或虚而行后作痛，或滞而将行作痛，及凝块不散，或滞而挟热挟寒，至色成紫黑，皆当斟酌用药，直至积行滞去虚回，方能受孕。娄全善治经不调，只一味香附末醋丸服之，谓为百发百中之剂，以能调气血也。然或子宫多冷，宜琥珀调经丸、暖宫丸、螽斯丸、济阴丹。冲任多伤，宜温经汤、加味养荣丸，并宜治之。

　　若夫配合之强弱，男女之疾病，交会之禁忌，时日之协期，皆一一不可忽。

脉法

《脉经》曰：男子脉微弱而涩，为无子，精气清冷也。妇人少腹冷，恶寒，少年者得之为无子，年大者得之为绝产。肥人脉细，胞有寒，故令少子。色黄者，胸中有寒。

《素问》曰：督脉生病，其女子不孕。注曰：督与冲任并起于胞间也。

龚信曰：求嗣之脉，专责于尺。右尺偏旺，火动好色；左尺偏旺，阴虚非福。惟沉滑匀，易为生息。微涩精清，兼迟冷极。若见微濡，入房无力。女不好生，亦尺脉涩。

陈氏士铎曰：脉有十二经，不宜太过而数，数则热；不宜不及而迟，迟则寒。不宜太无力而虚，乃正气正血虚也；不宜太有力而实，乃正虚而火邪乘以实之也。亦有男女上热下寒，表实里寒，而未得孕者，宜睡时服凉膈药以清上，早服补药以温下，暂进升散药以达表，久服厚味药以实里。又有女人气多血少，寒热不调，月水先后，白带频下而无子者，皆当诊脉而以活法治之。

进火有法

孙思邈曰：进火之时，当至阴节间而止，不尔，则过子宫矣。盖深则少阴之分，肃杀之方，何以生化？浅则厥阴之分，融和之方，故能发生。所以受胎之处，在浅而不在深也，非月经往来后，皆不可用事。惟经后一日男，二日女，三日男，此外皆不成胎。大风雨，大寒暑，阴晦，日月蚀，皆不可交接，所生男女痴聋，四体不完。

万全曰：诀曰玉湖须浅泛，重载却成忧，阴血先参聚，阳精向后流，血开包玉露，平步到瀛洲。浅泛者，即《素女论》所谓九浅一深之法也。盖男女交媾，浅则女美，深则女伤，故云重载即成忧。又曰《养生经》云：交合之时，女有五伤之候，一者阴户尚闭不开，不可强刺，刺则伤肺；二者女兴已动欲男，男或不从，兴过始交，则伤心，心伤则经不调；三者少阴而遇老阳，玉茎不坚，举而易软，虽入不得摇动，则女伤其目，必至于盲；四者经水未尽，男强逼合，则伤其肾；五者男子饮酒大醉，与女交合，茎物坚硬，久刺不止，女情已过，阳兴不休，则伤腹。五伤之候，安得有子？又曰：未交之时，男有三至，女有五至。男子三至者，谓阳道奋昂而振者，肝气至也；壮大而热者，心气至也；坚劲而久者，肾气至也。三至俱足，女心之所悦也。若痿而不举，肝气未至也，肝气未至而强合，则伤其筋，其精流滴而不射矣。壮而不热者，心气未至也，心气未至而强合，则伤其血，其精清冷而不暖矣。坚而不久者，肾气未至也；肾气未至而强合，则伤其骨，其精不出，虽出亦少矣。此男子求子所贵清心寡欲，以养肝心肾之气也。女子五至者，面上赤起，眉厣乍生，心气至也；眼光涩沥，斜视送情，肝气至也；低头不语，鼻中涕出，肺气至也；交颈相偎，其身自动，脾气至也；玉户开张，琼液浸润，肾气至也。五气俱至，男子方与之合，而行九浅一深之法，则情洽意美。其候亦有五也，娇吟低语，心也；合目不开，肝也；咽干气喘，肺也；两足或屈或伸，仰卧如尸，脾也；口鼻气冷，阴户沥出黏滞，肾也。有此五候，美快之极，男子识其情而采之，不惟有子，且有补益之助。

择鼎有诀

万全曰：骨肉莹光，精神纯实，有花堪用。五种不宜：一曰螺阴，户外绞如螺蛳样旋入内；二曰文阴，户小如箸头，只可通溺，难为交合，名曰石女；三曰鼓花，头绷急似无孔；四曰角花，头尖削似角；五曰脉，或经脉未及十四而先来，或十五六而始至，或不调，或全无。此五种无花之器，不能配合，焉能成胎孕也哉。

男女情兴

万全曰：天地絪缊，万物化醇，男女媾精，万物化生。诚哉是言也。男女胥悦，阴阳交通，而胚胎成矣。尝观《周颂》云：思媚其妇，有依其士，则夫妇亲爱之情，虽在田野，未之忘也。故于衽席之间，体虽未合，神已先交，阳施阴受，血开精合，所以有子。苟夫媚其妇，而女心未惬，则玉体才交，琼浆先吐，阳精虽施，而阴不受矣。妇依其夫，而士志或异，则桃浪徒翻，玉露未滴，阴血虽开，而阳无入矣。阴阳乖离，成天地不交之否，如之何其能生化万物哉。又曰：男女情动，彼此神交，然后行之，则阴阳和畅，精血合凝，有子之道也。若男情已至，而女情未动，则精早泄，谓之孤阳；女情已至，而男情未动，则女兴已过，谓之寡阴。《玉函经》云：孤阳寡阴即不中，譬诸鳏夫及寡妇，谓不能生育也。

絪缊有时

袁了凡云：天地生物，必有絪缊之时，万物化生，必有乐育之时。猫犬至微，将受孕也，其雌必狂呼而奔跳，以絪缊乐育之气，触之而不能自止耳。此天地之节候，生化之真机也。

《丹经》云：一月止有一日，一日止有一时，凡人一月经行一度，必有一日缊缊之候。于一时辰间，气节蒸而热，昏而闷，有欲交接不可忍之状，此的候也。于此时逆而取之则成丹，顺而取之则成胎。其曰：三日月出庚。又曰：温温铅鼎，光透帘帏，皆言其景象也。当欲情浓动之时，子宫内有如莲花蕊者，不拘经尽几日，自然挺出阴中，如莲蕊初开，内人洗下体，以指探之自知也，但含羞不肯言耳。男子须预密告之，令其自言，则一举即中矣。

鳌按：此缊缊之时，交合成胎，亦偶然耳，非若经尽受胎之期为有准也。以其另成一法，故录之以备用。

胎孕所由

孙思邈云：褚氏云男女之合，二情交畅，阴血先至，阳精后冲此所谓先后只在一时辨之，血开裹精，精入为骨，而男形成矣。阳精先入，阴血后参，精开裹血，血入为本，而女形成矣。阳气聚面故男子面重，溺死必伏；阴气聚背，故女子背重，溺死必仰；阴阳均，为非男非女之身，精血散分，成骈胎品胎之兆。父少母老，产女必羸；母壮父衰，生男必弱。古之良工，首察乎此，与之补之，补羸女则养血壮脾，补弱男则壮脾节欲；羸女宜及时而嫁，弱男宜待壮而婚。此疾外所务之本，不可不察也。

鳌按：褚氏男女成形之说，最为精确。若东垣、丹溪辈以胎系之，属左为男，属右为女，立论恐未当，故弗录。

万全曰：男子以精为主，女子以血为主。阳精溢泻而不竭，阴血时下而不愆，阴阳交畅，精血合凝，胚胎结而生育滋矣。不然，阳施不能下应于阴，阴亏不能上从乎阳，阴阳抵牾，精血乖离，是以无子。昧者不知此方，且推生克于五行，祈补养于药饵，以伪胜真，以人夺天，虽孕而不育，育而不寿者众矣。又曰：求子者，男当益其精而节其欲，使阳道之常健；女当养其血而平其气，使月事之时下，交相培养，有子之道也。又曰：妇人血经方绝，金水才生，此时子宫正开，乃受精结胎之候，妙合太和之时，过此佳期，则子宫闭而不受胎矣。男女之分，各有要妙存焉。如月信方绝，一、三、五日交合者成男，二、四、六日交会者成女，过此不孕。

鳌按：过期则子宫闭而不受胎，非子宫之闭，子宫之气闭也。

炼精之法

《保生书》曰：炼精者，全在肾家下手。内肾一窍名元关，外肾一窍名牝户。真精未泄，乾体未破，则外肾阳气至子时而兴，人身之气与天地之气两相吻合。精泄体破，而吾身阳生之候渐晚，有丑而生者，有寅而生者，有卯而生者，有终不生者，始与天地不相应矣。炼之之诀，须夜半子时，即披衣起坐，两手搓极热，以一手将外肾兜住，以一手掩脐，而凝神于内肾，久久习之，而精旺矣。

秦桂丸辨

朱震亨曰：医者昧于无子之起于何因，遂以秦桂丸之温谓可用，致受燔灼之祸。何者？阳精之施，阴血能摄，精成其子，血成其胞，胎孕乃成。今妇人无子，率由血少不足以摄精也。血少固非一端，然必调补阴血，使无亏欠，乃可成胎。何乃径用热剂，煎熬脏腑，血气沸腾，经来必转紫黑，渐成衰少。始则饮食骤进，久则口苦而干，病且蜂起，焉能成胎？纵然生子，亦多不寿，以秦桂丸能耗损天真之阴也，戒之！慎之！又曰：妇人无子者，多由血少不能摄精。俗医悉谓子宫虚冷，投以辛热之药，致祸不旋踵。或有服艾者。不知艾性至热，入火灸则下行，入药服则上行，多服则致毒，咎将谁挽。

无子之由

陈士铎曰：凡男不能生子有六病，女不能生子有十病。

六病维何？一精寒也，二气衰也，三痰多也，四相火盛也，五精少也，六气郁也。精寒者，肾中之精寒，虽射入子宫，而女子胞胎不纳，不一月而即堕矣。气衰者，阳气衰也，气衰而不能久战，以动女之欢心，男精已泄，而女精未交，何能生物乎？精少者虽能入而精必衰薄，胞胎之口大张，些少之人，何能餍足，故随入而随出矣。痰多者，多湿也，多湿则精不纯矣，夹杂之精，纵然生子，必致夭丧。相火甚者，过于久战，女情已过，而男精未施，及男精施而女兴寝，又安能生育哉。气郁者，肝气郁塞，不能生胞中之火，则怀抱忧愁，而阳事因之不振，或临炉而兴已阑，或对垒而戈忽倒，女子之春思正浓，而男子之浩叹顿起，柴米之心难忘，调笑之言绝少，又何能种玉蓝田哉。故精寒者温其火，气衰者补其气，痰多者消其痰，火盛者补其水，精少者益其精，气郁者舒其气，则男之无子者可以有子，不可徒补其相火也。

十病维何？一胞胎冷也，二脾胃寒也，三带脉急也，四肝气郁也，五痰气盛也，六相火旺也，七肾水亏也，八任督病也，九膀胱气化不行也，十气血虚而不能摄精也。胞胎之脉，所以受物者也，暖则生物，而冷则杀物矣，纵男子精热而时入之，安能茹之而不吐乎。脾胃虚寒则带脉之间必然无力，精即射入胞胎，又安能胜任乎。带脉宜迟不宜急，脉急者由于腰脐不利也，腰脐不利则胞胎无力，又安能载物乎。肝气郁则心境不舒，何能为欢于床第？痰气盛者必肥妇也，毋论身肥，则下体过胖，子宫缩入，难以受精，即或男甚健，鼓勇而战，精射直入，而湿由膀胱，必有泛滥之虞。相火旺者过于焚烧，焦干之地，又苦草木难生。肾水亏者子宫燥涸，禾苗无雨露之濡，亦成萎黄，必有堕胎之患。任督之间，倘有疝瘕之症，则物不能施，因外有所障也。膀胱与胞胎相近，倘气化不行，则水湿之气，必且渗入胞胎而不能受孕。女子怀胎，必气血足而后能养，倘气虚则阳衰，血虚则阴衰，气血双虚则胞胎下堕而不能升举，小产之不免也。故胞胎冷者温之，脾胃寒者暖之，带脉急者缓之，肝气郁者开之，痰气盛者消之，相火旺者平之，肾气衰者补之，任督病者除之，膀胱气化不行者助其肾气，气血不能摄胎者益其气血，则女之无子者，亦可以有子，而不可徒治其胞胎为也。

治男女求嗣方

五子衍宗丸　治男子无嗣。

杞子九两　酒浸菟丝子七两　覆盆子五两　车前子三两　五味子一两

蜜丸。酒下九十丸，临卧盐汤下五十丸。

春丙丁巳午，夏戊己辰戌丑未，秋癸亥子，冬甲乙寅卯日。并须上旬晴日修合，忌僧尼、寡妇、孝服、六畜不净之物。

惯遗精者，去车前，以莲子代之。

阳起石丸　治丈夫精清精冷，是以无子。

阳起石煅，另研　菟丝子酒制　鹿茸酒蒸焙干，另研　天雄炮　韭子炒　酒苁蓉各一两　覆盆子酒浸　桑寄生　石斛　沉香　原蚕蛾酒炙　五味子各五钱

酒煮糯米糊丸。空心盐汤下。

续嗣丹　丈夫无子宜服。

黄肉　天冬　麦冬各二两半　补骨脂四两　菟丝子　杞子　覆盆子　蛇床子　韭子　熟地各两半　龙骨　牡蛎　黄芪　当归　锁阳　山药各一两　人参　杜仲各七钱半　陈皮　白术各五钱

黄狗外肾酥炙二对，为末，用紫河车一具蒸制，同门冬、地黄捣为丸。每百丸早晚各以盐汤酒任下。

温肾丸　无子宜服。

熟地　萸肉各三两　巴戟二两　当归　菟丝子　鹿茸　益智仁　生地　杜仲　茯神　山药　远志　续断　蛇床子各一两

蜜丸。酒下。精不固，倍鹿茸，加龙骨、牡蛎。

琥珀调经丸　治妇人胞冷无子，能令经正。

香附一斤，童便、醋分浸九日，和熟艾四两，再加醋五碗煮干　川芎　当归　白芍　熟地　生地　没药各二两　琥珀一两

醋糊丸。艾醋汤下。

暖宫螽斯丸　治妇人无子。

厚朴两二钱半　吴萸　茯苓　白及　白蔹　白附子　石菖蒲　肉桂　人参　没药各一两　酒当归　细辛　乳香　酒牛膝各七钱半

蜜丸，酒下一二十丸，壬子日修合，一名壬子丸。

济阴丹　治数经堕胎，胞冷无子，皆冲任虚冷，胞内宿挟疾病，经不调，或崩带三十六疾，致孕育不成，亦治产后百病。

苍术八两　香附　熟地　泽兰各四两　蚕退纸　人参　桔梗　石斛　藁本　秦艽　甘草各二两　当归　肉桂　干姜　细辛　丹皮　川芎各两半　木香　茯苓　京墨煅　桃核仁各一两　川椒　山药各七钱半　糯米炒，一升　大豆黄卷炒，半升

蜜丸，每两作六丸。每丸细嚼，酒或醋汤下。

温经汤　治冲任虚，月经不调，或曾半产，瘀血停留，唇口干燥，五心烦热，少腹冷痛，久不受胎。

炮附子　当归等分

每咀片三钱，空心煎服。

加味养荣丸　治经来前，外潮内烦，咳嗽食少，头昏目眩，带下，血风血气，久无子，及一切痰火等症，服之受孕。亦治胎动胎漏，常服可不小产。

熟地　当归　白术炒，各二两　白芍　川芎　黄芩　香附各一两半　陈皮　贝母　麦冬　茯苓各一两　阿胶七钱　甘草五钱　黑豆去皮，炒，四十粒

蜜丸。酒下。忌猪血。

附前人效方

大黄丸　治带下百病无子

川芎五两　大黄切，炒黑　柴胡　朴硝　干姜各一升　茯苓二两　川椒半两

蜜丸。先食服七丸，米饮下，加至十丸，以知为度。五日微下，十日下血，二十日下长虫及青黄汁，三十日病除，五十日肥白。

紫石英天门冬丸　治风冷在子宫，有子常堕，或始为妇，便患心痛，仍成心疾，月水都未曾来，服之肥充，令人有子。

紫石英　禹余粮　天冬各三两　芫藁　乌头　肉桂　肉苁蓉　甘草　石斛　五味子　柏子仁　人参　泽泻　远志　杜仲各二两　川椒　卷柏　桑寄生　云母石　石南　当归　乌贼骨各一两

蜜丸。酒下二十丸，加至四十丸，日二服。

资生顺坤丸　治女子寒多热少，久无孕。

四制香附一斤，去头末，取中末半斤　酒当归　土白术各三两　川芎　白芍　益母草　熟地　生地　茯苓　丹皮　黄芩　柴胡　臭椿根白皮各二两

醋糊丸。空腹淡醋汤下，食干物压之。

苍术导痰丸　肥盛妇人无子。

制苍术　便香附各二两　南星　半夏　枳壳　川芎　神曲各一两　飞滑石四两　陈皮　茯苓各两半

姜汁浸，蒸饼丸。

韩飞霞女金丹　治子宫虚寒不受孕。

白术　当归　川芎　赤石脂　白薇　丹皮　延胡索　人参　藁本　白芍　肉桂　没药　茯苓　甘草各一两

上除石脂、没药另研，余酒浸三日，焙干为末，足十五两，香附醋浸三日，略炒为细末，亦取足十五两，筛和蜜丸弹子大，磁瓶收。每取七丸，鸡未鸣下一丸，以茶清漱咽喉后细嚼，以酒或白汤下，咸物干果压之。服至四十丸为一剂，以经调受孕为度。胎中三日一丸，百日止。

艾附暖宫丸　治同上。

香附六两，醋五升煮一日夜，打烂，勿作饼，慢火焙干　艾叶　当归各三两　川断两半　吴萸　川芎　白芍　黄芪各二两　生地一两　官桂五钱

醋糊丸。食远淡醋汤下。壬子日合，或天德合月德合，生气日虔制。

乌鸡丸　治妇人脾胃虚弱，冲任损伤，血气不足，经候不调，以致无子，服之屡验。

白毛乌骨雄鸡一只，先以粳米喂七日，勿令食虫蚁，吊死去毛杂，以一斤为率，生地、熟地、天冬、麦冬各二两入肚中，好酒十碗，砂罐煮烂，取出，再用桑柴火上焙，去药，更以余酒淹尽，焙至枯焦　杜仲　归身　川芎　白术　丹参　茯苓　破故纸　人参　炙草酒洗　肉苁蓉去鳞甲切片烘干　小茴香微炒　砂仁各一两　香附醋浸三

日，焙干，四两

酒调面糊丸。每五十丸，空心饮酒或米饮下。

金凤衔珠丸 治月经不调，赤白带下，经病脐腹痛，小便白浊，阳事不举，遗精等症。

蛇床子四钱　母丁香　肉桂　杏仁　白及　吴萸　菟丝子　北细辛　薏苡仁　砂仁　牡蛎　川椒各三钱　麝香少许

生蜜丸樱桃大。每用一丸，入炉柔存，多待先动其情，待药性行，方交。一月后即有孕矣。

抑气丸 治妇人气盛于血，所以无子。寻常目晕头眩，膈满体疼，怔忡，皆可服。

香附　陈皮各二两　茯神　炙草各一两

每末三钱，不拘时白汤下。

月经

经者常也。女子十四岁，任脉通而天癸至，任与冲遂为经脉之海，外循经络，内荣脏腑，气血调和，运行不息，一月之间，冲任溢而行，月事以时下，此常经也。故曰：经贵乎如期。若来时，或前或后，或多或少，或月二三至，或数月一至，皆为不调。不调则病作，甚至积而不行，则病更作。昔人谓经至，十年无男子合则不调，未至十年，思男子合而不得，亦不调。不调则瘀不去，新误行，或溃而入骨，或变而成肿，故云室女忧思积想在心，则经闭而痨怯者多。然亦有因脾胃伤损者，不尽可作血凝经闭治也，只宜调养脾胃，脾气旺则能生血而经自通。亦有因饮食停滞致伤脾胃者，宜消食健脾。

若经来时，饮冷受寒，或吃酸物，以致凝积，血因不流，当以辛温活血行气药通之，此经闭也。精神壮盛，阴血有余，偶感风寒，或食冷物，以致气滞血凝而闭，宜以通气活血药导之，此气滞也。先天不足，或病后、产后失于调理，以致真阴亏损，火热煎熬，或阴虚火旺，肝不生血，或堕胎，及产多而亡血，或因久患潮热，盗汗耗血，乃将成痨瘵之候矣，宜以滋阴养血清火药治之，此血枯也。故即血凝之症，当有经闭、气滞、血枯三项因缘，未可概视。若专用攻伐，恐经不通而血反涸也。至如痛经一症，乃将行经而少腹腰腿俱痛，此瘀血，当于临经时血热气滞也，宜以通利活血药调之。

经病大端，不过如是。而其详则有可举者：如经水不调，所下淡色似水者，血虚也，宜四物汤加参、芪、香附，腹痛加阿胶、艾。下血色紫而成块者，热从火化而热血凝结也，或离经蓄血所致，经水必下多或作痛，宜四物加芩、连、知、柏、白芍。妇人室女月不调，血积坚如石者，受寒也，宜和血通经汤。妇女经不调者，或由诸般气滞也，宜艾附丸。经不调先期而来者，血热也，宜四物加芩、连，或凉血调经丸。经行先期腰腹发热者，亦血热也，宜凉血丸。经水不调，临行时先腹痛者，气滞血实也，宜四物加延胡索、炒枳壳、蓬术、木香、桃仁。月行时，口渴，吃水多，心痞，喜呕，不进饮食者，脾病也，宜山栀汤。妇人年二十余，月来不匀，来时先呵欠，腹隐痛，血色紫，食少无力者，弱也，宜黄连白术汤。经来紫黑色，一月二次，或三次，不思饮食，口干而苦，发热者，血热妄行也，宜四君子汤加生地、当归、陈皮、麦冬、白芍、木通、甘草。经来或不来，腹痛，喜食热物者，气痛也，宜半夏木通汤。经来时，心神不宁，四肢微热，虚劳者，曾受惊也，宜菖蒲饮。临经时，或食生冷酸涩，至膀胱小腹疼，腹饱闷者，血偶滞也，宜破结丸。经水后期而行者，血虚有寒也，宜四物加黄芪、陈皮，或香附芎归汤；过期太甚，胶艾丸。经水过期色淡者，痰也，宜二陈汤加川芎、当归。有痰占住血海之地，因而不来，目必渐昏，肥人多有之，是痰碍经而不行也，宜星芎丸。经来十数日不止者，血热也，宜止血药中加山栀、柴胡。经水来而不止者，气虚不能摄血也，宜补气固经丸。经水过多不止，平日肥壮，不发热者，体虚寒也，宜姜棕散。经水过多不止，平日瘦弱，常发热者，由火旺也，宜龟板丸。经来上止及血崩者，血溢也，宜必效散。妇人四十九岁，经当止。今每月却行过多，及五旬外，月事比少时更多者，血热或血不归经也，宜芩心丸、琥珀丸。

妇人室女经闭，疼痛，或成血瘕者，瘀积也，宜通经丸。经闭，或但不调，血块气瘕腹痛者，气血滞也，宜调经汤。或烦热，肢疼体痛，口干盗汗，嗜卧，经不调，寒热如疟，痰嗽骨蒸者，血虚也，宜逍遥散；不愈，加味逍遥散。瘦弱人经闭者，血气受伤，或生育多也，宜四物加红花、桃仁。又瘦人经闭者，或气滞也，宜通经丸、调经汤。经壅，身体发虚，四肢无力，潮热骨疼者，内有气块也，宜苍术香附丸。经闭腹痛者，内结腹痛也，宜归尾丸。经事不来者，血闭也，宜调经琥珀汤。经闭不来，或过月者，血不调也，宜红花汤。

经行后作痛者，气血虚也，宜八珍汤。妇人室女，七情伤感，至于血并，心腹作疼，或连腹痛，或引背膂上下攻刺痛，血瘀作搐，或经不调，一切血气病也，宜延胡索散。有血气发，来似刀刮搅肠胃，及心胸刺痛欲绝者，血气冲心也，宜红花散。有游走至腰膂俱痛者，亦血气痛也，宜蓬术散。有上气冲心，变作干血气者，血气久而不行也，宜丝瓜散。有干血瘀者，忧思积想所致也，宜月红汤。有女人血黄者，血瘀病也，宜茄子散。其总治经水不调，或前或后，或多或少，及一切气食等症，则惟四制香附丸，或丹参散为主。经病之烦多若此。

然而有宜小心者，妇人二三月经不行，宜用验胎法以验之，未可遽用攻伐通利之剂也。如果验之无胎，斯可随症而通之。或至瘦弱身热，口干唇颊红色，下午尤甚，或先微寒，乃血枯经闭，阴虚发热，将成痨瘵也，宜逍遥散。妇人之病，甚于男子，不益可信哉。

脉法

《脉经》曰：左手关上脉阴虚者，足厥阴经也，妇人病苦月经不利，腰腹痛。肝脉沉之而急，浮之亦然，女人月事不来，时亡时有，得之少时有所坠堕。尺脉滑，血气实，妇人经脉不利，宜服大黄朴硝汤，下去经血，针关元泻之。少阴脉弱而微，微则少血，寸口脉浮而弱，浮则为虚，弱则无血，脉来如琴弦，少腹痛，主月不利，孔窍生疮。尺脉来而断续者，月水不利，当患小腹引腰痛，气滞上攻胸臆也，经不通，绕脐寒疝痛。其脉沉紧，此由寒气客于血室，血凝积，血为气所冲，新血与故血相搏，故痛。肾脉微涩，为不月。

李梴曰：浮涩，胁伤经不利；浮绝，精伤与经闭。又曰：经病前后，脉软如常，寸关虽调，尺绝痛肠。沉缓下弱，来多要防。微虚不利，间月何妨。浮觉一止，或微迟涩，居经三月，气血不别。三月以上，经闭难当。心脾病发，关伏寸浮。心事不足，左寸沉结。又曰：肾脉沉微，气虚也，女子崩带，经脉不调。

月水不调

陈自明曰：妇人月水不调，由风邪乘虚客于胞中，而伤冲任之脉，损手太阳少阴之经。盖冲任之脉皆起胞中，为经血之海，与小肠、心为表里，乳汁下为月水。然月水乃经络之余，苟能调摄得宜，则经以时应矣。

刘完素曰：月不调，则风热伤于经血，故血在内不通。或内受邪热，脾胃虚损，不能饮食，荣卫凝涩，或大肠虚，变为下利，流入关元，致绝子嗣。

李杲曰：经不调，右尺脉按之空虚，是气血俱脱大寒症。轻手其脉数疾，举指弦紧或涩，皆阳脱症，阴火亦亡。见热症于口鼻眼，或渴，此皆阴躁阳欲去也，用升阳举经汤，大升浮血气，补命门之下脱也。

戴思恭曰：月水或前后，或多少，或欲来先病，或来而断续，皆曰不调，和气饮加香附五分。经来或不来，皆腹痛，皆血不调也，欲调血先调气，四物加吴萸五分；痛甚，延胡索汤。然又恐感外邪食积，宜详审，和气饮却能兼治。

李梴曰：以期言之，对期者，性和血足易受孕，差一二日不为害；以色言之，心主血，阴从阳，故红为正，虽不对期，而色正者易调。或前后多少，或逾月不至，或一月再至，当归散、调经散、单丹参散。经前后痛，通用交加地黄丸、七制香附丸。

万全曰：经不调整有三：一脾虚，二冲任损伤，三痰脂凝塞。胃为水谷之海，血气之母也，惟忧愁思虑，心气受伤，则脾气失养，郁结不通，腐化不行，饮食减少，斯有血枯血闭，及血少色淡，过期，或数月一行也。又脾为血海冲任之系，或嫉怒褊急，以伤肝气，致冲任失守，血气妄行，或血未行而妄合以动血，或经未断而即合，冲任内伤，血海不固，为崩为漏，有一月再行者矣。肥硕之人，膏脂充满，元室之户不开，或痰涎壅滞，血海之波不流，故有过期而经始行，或数月而经一行，及为浊为带为经闭，为无子之病者矣。

月闭

陈自明曰：或醉饱入房，或劳役过度，或吐血失血，伤损肝脾，但滋其化源，其经自通。若小便不利，头眩腰背痛，足寒时痛，久而血结于内，变为癥瘕。若血水相并，脾胃虚弱，壅滞不通，变为水肿。若脾气衰弱，不能制水，水浸肌肉，变为肿满。当益津液，大补脾胃，方可保生。

张从正曰：月不通者，经曰胞脉闭也。胞脉者属火，而络于胞中。今气上迫肺，心气不得下通也，茶调散吐之。吐讫，玉烛散、三和汤、桂苓白术散，量虚实选用，慎勿服峻热药，致变肺痿骨蒸潮热，咳嗽咯脓，呕血喘逆，尿涩，寝汗不已，渐至脉大形瘦，必不救。

李杲曰：二阳之病发心脾，女子不月，其传为风消，为息贲，死不治。妇人脾胃久虚，形羸气血衰，致经不行，病中消，胃热善食，渐瘦液枯。夫经者，血脉津液所化，为热所烁，肌肉消瘦，时燥渴，血海枯竭，病名血枯经绝，宜泻胃之燥热，补益气血，经自行矣，此症或经适行而有子，子不安，为胎病者有矣。或心包脉洪数，躁作，时见大便秘涩，小便虽清不利，而经闭绝，此乃血海干枯，宜调血脉，除包络中火邪，而经自行。《内经》所谓小肠移热于大肠，为癥瘕，为沉。脉涩不利，则月事沉滞而不利，故云为癥瘕为沉也。或因劳心，心火上炎，月事不来，安心和血泻火，经自行矣，故经云胞闭也。胞脉者属心而络于胞中，今气上迫肺，心气不得下，故月不来也。又曰：凡妇女之病，经水适断，俱作少阳治之，伤寒杂病皆同。经云：身有病而有邪，经脉闭也。经脉闭者，尺中不至，胞脉闭者，生化源绝，二者皆血病也，厥阴主之，厥阴病则少阳病矣。治法或实作大热，或变成痨，脉有浮中沉之不同，故药有表里和之不一，察其在气在血，定其行阴行阳，使大小得宜，轻重各当，则可万全。此少阳一治不可不知也。

朱震亨曰：阴虚，经脉久不通，尿涩体痛，四物加苍术、牛膝、陈皮、甘草；又用苍莎丸料加苍耳、酒芍药为丸，就用前药吞下。经候微少，渐渐不通，手足烦疼渐瘦，潮热，脉微数，四物去芎、地，加泽兰三倍、甘草半分。

王伦曰：经不行，有由脾胃损伤者，不可便为经闭死血，轻用攻破药，须审脾胃如何。若因饮食劳倦，损伤脾胃，少食恶食，泄泻疼痛，或因误服汗下攻伐药，伤其中气，致血少不行，只宜用白术为君，苓芍为臣，佐以黄芪、甘草、陈皮、麦芽、柴胡、芎、归等，脾旺自能生血，而经自行。又有饮食积滞，致损脾胃，亦宜消积补脾。若脾胃无病，果有血结，方可行血通经。

李梴曰：经行时，余血一点未尽，或外被风寒，湿冷暑热，或内伤生冷，七情郁结，为痰为瘀，曰血滞。或经止后，用力太过，入房太甚，及食燥热，以致火动邪盛而精血衰，曰血枯。经后被惊，血行妄行，上逆则从口鼻出，逆于身则水血相搏，变为水肿。恚怒则气血逆于腰腿、心腹、背胁、手足间，重痛，经行则发，过期则止。怒极伤肝，则有眩晕、呕血、瘰疬、血风、疮疡等病，加之经血渗漏于其间，遂成窍穴生疮，淋沥不断，湿热相搏，遂为崩带。血结于内，变为癥瘕。凡此变症百出，不过血滞血枯而已。但血滞血枯，俱有虚热，故重则经闭不通，以滞枯分言之；轻则经不调，止言虚与热而已。总而言之，经水不通，不出虚、热、痰、气四症，不调亦相似。则饮食调和，自然血气流通，更有凝滞，然后可用红花当归散、紫葳散、通经丸、导经丸之类，虚者只用当归散。通后又须养血益阴，使津液流通，若以毒药攻逐，必死。又曰，经闭腹大，仅一月间便能动作，乃至过期不产，或腹痛，必是虫症，雄砂丸主之。

李时珍曰：经闭有有余不足二症，有余者血滞，不足者伤肝。《素问》云：

少时有所大脱血，或醉入房中，气郁肝伤，故月来衰少，或不来，治之以乌贼骨四蘆茹一。此正血闭不足之病也。

万全曰：经闭而骨蒸潮热，脉虚，用增损八物柴胡汤；热甚，服此不平者，加干姜灰神效。经闭发热咽燥，唇干脉实者，四物凉膈散。

张介宾曰：血枯血隔本不同，盖隔者阻隔，枯者枯竭。阻隔者邪气隔滞，血有所逆也；枯竭者冲任亏败，源断其流也。凡妇女病损，至旬月半载之间，未有不经闭者，正因阴竭所以血枯。枯之为义，无血而然，故或羸弱，或困倦，或咳嗽，或血热，或饮食减少，或亡血失血，及一切无胀无痛无阻无隔，而经有久不至者，皆血枯经闭之候。欲其不枯，无如养荣，欲以通之，无如充之此诚要义。但使血行，则经脉自至。乃医者不论有滞无滞，多兼开导之药，其有甚者，则专以桃仁、红花之类通利为事，岂知血滞者可通，血枯者不可通乎。是宜知之矣。

经血暴下

成无己曰：妇人年及五十以上，经血暴下者，妇人经血终于七七之数，数外暴下，《内经》曰火主暴速。亦因暴喜暴怒，忧结惊恐之致，切不可作冷病治，用峻热药必死，止可用黄连解毒汤以清于上，更用莲壳灰、棕灰以渗于下，然后用四物加延胡索散，凉血和经之药是也。

来止腹痛

张从正：经来腹痛，由风冷客于胞络冲任，或伤手太阳少阴经，用温经汤、桂枝桃仁汤；若忧思气郁而血滞，桂枝桃仁汤、地黄通经丸；若血结成块，万病丸。

刘完素曰：气冲经脉，月事频并，脐下痛，芍药六合汤；若经欲来，脐腹绞痛，八物汤。

朱震亨曰：经候过而作痛者，乃虚中有热也，经将来作疼者，血实也，四物加桃仁、黄连、香附；临行腰疼腹痛，乃郁滞有瘀血，四物加红花、桃仁、蓬术、延胡、木香、香附，发热加黄芩、柴胡；紫色成块者热也，四物加黄连、柴胡；经行微少，或胀或疼，四肢痛，四物加延胡、没药、白芷为末，淡醋汤下；经不调，心腹疼痛，只用芎归二味，名君臣散；经欲行，脐腹绞痛，四物加延胡、槟榔、苦楝，木香减半。又曰：月候不调之中，有兼疼痛者，或常时痛，或经前痛，血积也；或经后痛，血虚也；有兼发热者，或常时热，积也；

或经来时热，血虚有热也。

王肯堂曰：仲景治带下，月水不利，小腹满痛，经一月再见者，土瓜根散主之。此散乃破坚下血之剂，观此则经不及期，有因瘀血者矣，前论所未及也。然欲知瘀血，须以小腹满痛为凭。又曰：经水者，行气血，通阴阳，以荣于身者也，或外亏卫气之充养，内乏荣血之灌溉，血气不足，经候欲行，身体先痛也。

张介宾曰：凡经期有气逆作痛，全滞而不虚者，须顺气，宜调经饮，甚者，排气饮；气血俱滞，失笑散；若寒滞于经，或因外寒所逆，或平日不慎寒凉，致凝聚作痛，而无虚者，须祛寒，宜调经饮加姜、桂、吴萸，或和胃饮；若血热血燥，滞涩不行作痛，加味四物汤，或保阴煎去续断加减。以上诸症，但察其有滞无虚，方是真实，若兼虚不得任行克伐。若痛在经后，多由血虚，八珍汤。然必察其寒热虚实以为佐使，自效。其有余滞未行者，决津煎最妙。若但遇经期，则必作痛，或食则呕吐，肢体困倦，或兼寒热，是必素禀不足，八珍汤。虚而寒甚者，理阴煎，渐加培补，久必愈。有因带浊多而虚痛者，大营煎，随寒热加佐使主之。

血色痛块

朱震亨曰：经水阴血也，阴必从阳，故其色红，禀火色也。血为气配，其成块者，气之凝也；将行而痛，气之滞也；来后作痛，气血俱虚也；色淡亦虚也；错经妄行，气乱也；紫者气热也；黑者热甚也。人但见紫黑痛块，率为风冷，而用温热，必败。夫热甚者必兼水化，所以热则紫，甚则黑也。

李梴曰：色紫，风也；黑者，热甚也；淡白，虚也；或挟痰停水混之也，如烟尘水，如屋漏水，如豆汁，或带黄混浊模糊者，湿痰也；成块作片，色不变，气滞也，或风冷乘之也；色紫黑，血热也。大概紫者，四物加白芷、荆、防；黑者，四物加香附、芩、连；淡白者，古芎归汤加参、芪、白芍、香附；有痰，二陈加芎、归；如烟尘，二陈加秦艽、防风、苍术；如豆汁，四物加芩连；成块，四物加香附、延胡、陈皮、枳壳，通用琥珀调经丸。

热入血室

李杲曰：昼则明了，夜则谵语，热入血室，无犯胃气及上二焦，不治自愈。甚则四顺饮子、桃仁承气汤，症相似，当不妨用之。

罗天益曰：热入血室而成结胸，由邪气传入经络，与主气相搏，上下流行，遇经适来适断，邪乘虚入于血室，血为邪迫入于肝经，肝受邪，则谵语见鬼。复入膻中，则血结于胸，何则？妇人平日水养木，血养肝，未孕为月水，既孕则养胎，既产则为乳，皆血也。

李梴曰：妇女伤寒，寒热似疟，经水适断者，亦名热入血室，其血必结而不行，小柴胡汤，或黄龙汤加丹皮、桃仁。妇人此症最多，切忌汗下。若见喜忘如狂，腹满泉清，当以淋血法治之，又不可拘于不下也。男女均有此，男由阳明而传，女人则随经而入。

武之望曰：邪入血分，则发在暮，且谵语属胃经者多，恐误犯之，故仲景云无犯胃气也。又曰：凡经后似疟谵语，便是热入血室。又曰：经水适来适断，或有往来寒热者，先服小柴胡以去其寒热，后以四物汤和之。又曰：潮热有时，为内伤为虚；无时，为外感为实。虚者，大温汤；热者，四物加芩、连；骨蒸者，大胡连丸；五心潮者，四物加黄连、胡黄连；经前潮热，血虚有滞，逍遥散加丹皮、桃仁、延胡；经后潮热，血虚有热，逍遥散去柴胡加生地、地骨皮。此方加减，为退热圣药。

室女寡妇师尼

李梴曰：女子十四月至，必近二十方可配，阴气不易成也。或恣食咸酸热燥，致气血上壅不通，红花当归散、大黄膏、紫葳散。如逾年未下，或年未及而思男，思伤心血，火炎脾亏，肺烁肾枯，而血闭成痨者难治，四物加柴、芩，逍遥散加芩、连、山栀，以养血凉血，降火柏子仁丸亦妙。因怒逆者，四制香附丸加黄芩、生地；因惊者，抱胆丸。又曰：寡妇郁闷百端，或想夫，或门户不支，或望子孙，心火频炽，加之饮食厚味，遂成痰火。其症恶风体倦，乍寒乍热，面赤心烦自汗，肝脉弦长，当抑肝之阴气，柴胡抑肝汤、抑阴地黄丸、越鞠丸。贫苦食淡者，四制香附丸。每日上午，神思昏愦，怕见明处，恶闻人声，至午后方可，及头昏腹痛惊惕，稍涉劳动，及经来时尤剧，此不得遂志也，宜清神养荣四物汤加人参、茯神、陈皮、柴胡、羌活、甘草、香附。

万全曰：愆期未嫁之女，偏房失宠之妾，寡居之妇，庵院之尼，欲动不能遂，感愤不得言，多有经闭之疾。含羞强忍，不欲人知，致成痨瘵难治者，宜四制香附丸、参术大补丸。攻补兼行，庶几可瘳。此七情之变，难以法治者也。

张介宾曰：张氏云，室女月不行切不可用青蒿等凉药。医家多以室女血热，故以凉药解之。殊不知，血得热则行，冷则凝，不可不知。若经微少，渐渐不通，手足骨肉烦疼，日渐羸瘦，渐生痨热，其脉微数，此由阴虚血弱，阳往乘之，少水不能灭盛火，火逼水涸，耗亡津液。治当养血益阴，毋以毒药通之，宜柏子仁丸、泽兰汤。

罗天益曰：宋褚澄疗师尼寡妇，别制方者，盖有谓也。此二种寡居，独阴无阳，欲心萌而多不遂，是以阴阳交争，乍寒乍热，全类温疟，久则为痨瘵也。

武之望曰：师尼寡妇之瘵，专主肝经，以相火寄于肝也。男女之欲，皆从此出，观天地之气始于春，则知欲火之动亦由于肝也，鸟兽挛尾亦然。故治此者，当以柴胡汤为法。

治月经病方

大黄朴硝汤　治经年月水不行，胞中有风冷所致，宜下之。

大黄　牛膝各五两　代赭石一两　朴硝　丹皮　甘草　紫菀各三两　虻虫　水蛭　桃仁　干姜　细辛　芒硝各二两　麻仁五合

水一斗五升，煮五升，去渣，内硝，分五服，五更为首，去一炊顷。自下后将息，忌见风。

小柴胡汤　治妇人经病，间用此加减。

柴胡　黄芩　人参　半夏　甘草　姜　枣

二陈汤　治女人经病，有痰在中脘，饮食少进。

茯苓　陈皮　半夏各一钱　炙草五分

八珍汤　治气血两虚。

人参　茯苓　白术　炙草　川芎　当归　白芍　熟地

调经汤　治瘀积经闭。

当归　延胡索　白术各二钱　香附　白芍　生地各一钱　川芎　陈皮　丹皮各八分　甘草六分　益母草三钱

经来日，空心服。

逍遥散　治血虚经闭。

当归　柴胡　白术　白芍　茯苓　甘草

加味逍遥散　治血虚经病。

逍遥散加山栀　丹皮

必效散　治妇人月经不调，及崩漏不止。

棕皮烧　木贼炭去节，各二两　麝香一钱

另研。每二钱，空心酒服。

大温经汤　治冲任虚损，月候不调，或来多不已，或过期不行，或崩中去血过多，或胎产瘀血停留。小腹急痛，五心烦热，并皆治之。但此温剂，内冷者宜。

当归　川芎　人参　阿胶　桂心　白芍碎炒，各一钱　淡吴黄　丹皮　炙草各一钱　麦冬二钱　半夏二钱半　姜五片

食前稍热服。

八物汤　治经事将行，脐腹绞痛者。气滞血涩故也。

当归　川芎　白芍　熟地　延胡索　苦楝碎，炒，各一钱　木香　槟榔各五分

食前服。

和血通经汤　治因受寒而经不调，或闭。

当归　三棱各五钱　蓬术四钱　木香　熟地　官桂各三钱　红花　苏木各二钱　血竭另研，一钱

共为末。酒下。

艾附丸　治由气滞经不行。

蕲艾四两　香附一斤　当归四两，半酒半醋炒

醋糊丸。有气，加枳壳、陈皮四两；肌瘦，加人参二两，白术四两，茯苓三两；身热，加柴胡四两。

苍术香附丸　治气块。

苍术　三棱　神曲　姜厚朴　生地　莪术　当归　香附各二两　明矾半斤，麸炒黑

归尾丸　治血块。

槟榔　秦艽　归尾　延胡索　姜炭　木香　桃仁　丹皮

破结丸　治经闭，由过食生冷酸涩。

琥珀　延胡索　降香　五灵脂　莪术　牛膝各五钱　桃仁　归尾各一两　肉桂心　血竭各三钱

凉血调经丸　治血热经病，及热甚经闭。

黄芩　黄柏　白芍　鳖甲　杞子　归身　樗皮

凉血丸　治经行先期。

枇杷叶　白芍　五味子　生地　青蒿　甘草　山萸　黄柏　川断　杜仲　阿胶

山药打糊丸。

香附芎归汤　治经行后期。

川芎　当归　香附　白芍　蕲艾　熟地　麦冬　杜仲　橘红　甘草　青蒿

若太甚，并半边头痛，加甘菊、藁本、荆芥、童便，去艾、杜仲、香附、橘红。

胶艾丸　治经行后期太甚。

香附　生地　枳壳　白芍　砂仁　艾叶　阿胶

山药糊丸。

越鞠丸　治郁伤气滞，胸膈痞闷，肚腹膨胀，饮食少思，吞酸嗳腐，女人经病。

香附　苍术　川芎　山栀　山楂　神曲等分

神曲糊丸。食远，白汤下。

桃仁承气汤　治月事沉滞。

桃仁十二个　官桂　甘草　芒硝各五钱

粗末。五钱，水煎。

黄连解毒汤　治经血暴下。

黄连　黄柏　黄芩　山栀等分

每粗末五钱，水煎。

升阳举经汤　治经水不调，右尺按之空虚，轻手数疾，举指弦紧或涩。

柴胡根　当归根　白术　黄芪各三钱　羌活根　防风根　藁本各二钱　红花白芍各五分　独活根　细辛各六分　桃仁去皮尖，十枚　川芎　熟地　人参　炮附子　甘草梢各一钱　肉桂心秋冬五分，夏不用

每㕮咀。二钱，空心水煎，稍热服。

诸药言根者，近根处去苗便是。

补气固经丸　治经病由气虚。

人参　炙草　茯苓　白术　黄芪　砂仁

姜棕散　治虚寒经病。

棕炭一两　炮姜五钱

为末。酒煎，乌梅汤下。若初血崩尚有火，宜槐子灰，用醋汤下。

龟板丸　治经水来而过多不止。

龟板醋炙　条芩　白芍　椿根皮各一两　黄柏蜜炙，三钱

蜜丸。淡醋汤下。

芩心丸　治年老月行不止。

芩心二两，醋浸七日炙干，又浸七次

醋糊丸酒下。

琥珀丸　治同上。

黄芩炒黑　便香附二两　当归　川芎各一两　三棱　琥珀各五钱

黄米饭丸。空心服。

柴胡抑肝汤　治寡居独阴，寒热似疟等症，女人阴病。

柴胡二钱半　赤芍　丹皮各一钱半　青皮二钱　连翘　生地各五分　地骨皮
香附　苍术　山栀各一钱　川芎七分　神曲八分　甘草三分

山栀汤　治脾病。

山栀　木通各钱半　黄芩一钱　白术　陈皮各二钱　甘草三分

半夏木通汤　治气痛。

白术　茯苓　木通　半夏　甘草

黄连白术汤　治月经来止，多少不匀。

白术四钱　黄连　陈皮各二钱半　丹皮二钱　木通　茯苓　山萸　人参各钱半
炙草三分

苍莎丸　调中散郁。

苍术　香附各四两　黄芩二两

蒸饼丸。姜汤下。

失笑散　治经水时行时止，心痛。

蒲黄　五灵脂等分

每末二钱，醋调膏，水冲服。

加味四物汤　治血分有热。

四物加柴胡　丹皮　山栀

抱胆丸　治室女经将行，惊邪蕴结。并治男女一切惊恐风狂，神效。

黑铅两半　水银二两　朱砂　乳香各一两

先熔铅化，入水银，候结砂子，再下朱、乳末，柳枝锤研匀，丸芡子大。
每一丸，空心井水下。病者得睡，莫惊动，醒即安，二服除根。

雄砂丸　治虫症经闭腹痛。

鹤虱　芜荑　干漆　僵蚕各三钱　榴皮　贯仲各五钱　朱砂　雄黄　雷丸
甘遂各钱半

米粉糊丸，麻子大。每十丸，五更时粥饮下。

一方，加麝香少许尤妙。

紫葳散　治经不来，发热腹胀。

紫葳　肉桂　赤芍　白芷　延胡索　当归　刘寄奴　丹皮等分　红花少许

酒一水二煎。

玉烛散　治二便闭塞，月事不行。

四物汤加芒硝　大黄　甘草　姜三片

万病丸　治经不行，绕脐痛。

干漆　酒浸牛膝焙，各一两

以生地汁一升，入末，熬至可丸。每二十丸，空心米饮下。一名万痛丸。

土瓜根散　治带下经水不利，小腹满痛，经一月再至者。

土瓜根　白芍　桂枝　䗪虫各七钱半

每末方寸匕，酒下，日三服。

温经汤　治血海虚寒，月水不调。

川芎　当归　白芍　莪术各钱半　人参　牛膝各二钱　桂心　丹皮各一钱

甘草五分

菖蒲饮　治惊恐而致经病。

人参　菖蒲各一钱　茯神　远志各钱半　麦冬　山药各二钱　真珠　琥珀各三

分　金箔一片　胆星五分　牛黄二分　麝香五厘　天竺黄　雄黄　朱砂各二分

为末，薄荷姜汤下。

红花汤　治经行过期，及不月。

红花　琥珀　白芍　麝香　没药　当归　桂枝　桃仁　苏木

调经琥珀汤　治不月。

三棱　蓬术　白芍　刘寄奴　当归　熟地　官桂　甘菊　延胡索　蒲黄

痛甚，加炮姜、红花、桃仁、牛膝、苏木、香附。

星芎丸　治痰滞经病。

南星四两　便香附四两　川芎　苍术各三两

红花散　治血气。

当归一两　没药　红花　官桂　赤芍　苏木　青皮各二钱半

蓬术散　治血气游走。

蓬术　干漆　胡桃

共末，酒下。

茄子散　治血黄。

黄茄子阴干为末，酒下。

丝瓜散　治血行不行。

干丝瓜烧存性，研末酒下。

丹参散　治月候不准。

丹参晒为末，酒下。

交加地黄丸　治月不调，血块，气瘕，肚腹痛。

生地捣汁存渣　老姜捣汁存渣，各一斤　延胡索　当归　川芎　白芍各二两
没药　木香各一两　桃仁　人参各五钱　香附半斤

共为末，先以姜汁浸地黄渣，地黄汁浸姜渣，晒干汁尽，共十一味，作一
处晒干，研细，醋糊丸。空心姜汤下。

桂枝桃仁汤　治经前腹痛不可忍。

桂枝　白芍　生地各二两　桃仁四十枚　甘草一两

每咀片五钱，加姜三片，枣二枚，煎服。

延胡索汤　治妇人室女，七情伤感，致血与气并，心腹作痛，或连腰胁，
或引背膂，上下攻刺，甚作搐搦，经候不调，但是一切血气疼痛，并可服之。

延胡索　酒当归　赤芍　炒蒲黄　官桂忌火，各五钱　姜汁炒　黄连　木香
忌火　乳香　没药各三钱　炙草二钱半

每咀片四钱，加姜五片煎，食前服。如吐逆，加半夏、橘红各五钱。

三和汤　治热结血闭。

生地　白芍　川芎　当归　连翘　大黄　朴硝　薄荷　黄芩　山栀　甘草
各七分

此方乃集四物、凉膈、调胃承气三方为一方。

通经汤　治月闭。

四物汤加大黄　官桂　厚朴　枳壳　枳实　黄芩　红花　苏木各七分　乌梅一
姜三　枣二

通经丸　治月候不调，致成血痢。

桂心　炮大黄　青皮　炮姜　川椒炒出汗　炮川乌　莪术　干漆　酒当归
炒桃仁各一钱

鸡子清丸。每二十丸，淡醋汤下，加至三十丸。

调经散　又名温经汤，治月不调。

麦冬二钱　当归钱半　人参　半夏　川芎　白芍　丹皮各一钱　阿胶　炙草各七分半　吴萸　肉桂各五分　姜三

四制香附丸　能调和经脉。

香附米一斤，分四制。一盐水姜汁煮，略炒，主降痰；一醋煮，略炒，主补血；一山栀四两同炒，去栀，主散郁；一童便洗，不炒，主降水　川芎　当归各二两

面糊丸。每五七十丸，随症作汤下。气虚，加四君子汤；血虚，加四物汤。

七制香附丸　治月事不调，结成癥瘕，或骨蒸发热。

香附米足十四两，匀七分。一同当归二两，酒浸；一同蓬术二两，童便浸；一同丹皮、艾叶各一两，米泔浸；一同乌药二两，米泔浸；一同川芎、延胡各一两，水浸；一同三棱、柴胡各一两，醋浸；一同红花、乌梅各一两，盐水浸。

各浸春五夏三秋七冬十日，晒干，只取香附为末，以浸药汁打糊为丸。临卧，酒下八十丸。

导经丸　治经闭不通，腰腹痛。

大黄二两　川芎　当归　白芍　官桂　桃仁　甘草各一两　血竭二钱半　红花一钱　斑蝥糯米同炒，二十个

蜜丸，酒下。

琥珀调经丸　治妇人胞冷无子，能令经调。

香附一斤分各半，童便、醋各浸九日，和净熟艾四两，再加醋五碗，砂锅内炒干　琥珀一两　川芎　当归　熟地　白芍　生地　没药各二钱

醋糊丸。每百丸，空心艾醋汤下。

当归散　治妇人久积疼痛，小便刺痛，四肢无力。

当归　酒赤芍　刘寄奴　枳壳　延胡索　没药等分

每末二钱，热酒调下，不拘时。

柏子仁丸　治血虚有火，月经耗损，渐至不通，日渐羸瘦而生潮热。兼治室女思虑成痨，经闭。切毋以毒药通之，宜此，兼服泽兰汤。

柏子仁炒，另研　牛膝　卷柏　泽兰　川断各二两　熟地三两

捣泥加蜜丸。

泽兰汤　治同上。

泽兰三两　酒当归　白芍各一两　甘草五钱

每咀片五钱煎。

单大黄膏　治妇人干血气。

大黄四两为末

醋熬膏，成丸芡子大。每一丸，酒化，临卧温服。大便一二行，红脉自下，是调经之仙药也。

一方加归头；一方加香附二两，童便浸炒为末，入膏，丸桐子大，酒下四十丸。

抑阴地黄丸　治寡妇痨瘵。

生地二两　赤芍一两　柴胡　黄芩　秦艽各五钱

蜜丸。乌梅汤下。

芎归汤　亦治妊娠先患冷气，忽中心腹痛如刀刺。

人参　川芎　吴萸　茯苓　酒当归　桔梗各三两　厚朴　白芍各二两

水煎，分三服。

和胃饮　兼治孕妇胃寒气实，胎气上逼者。

厚朴　陈皮各钱半　炮姜一二钱　炙草一钱

理阴煎　治妇人脏寒忽呕，胎气不安；亦治产后脾气虚寒，呕吐食少腹痛；又治产后阳虚中寒，或外感寒邪，以致心腹痛，呕吐厥逆。

熟地三五七钱或一二两　炙草一二两　当归二三钱或五七钱　干姜炒黄，一二钱

煎，热服。或加桂。

保阴煎　兼治胎气热而不安，亦治产妇淋沥不止。

生地　熟地　白芍各二钱　山药　川断　黄芩　黄柏　生草各一钱

食远温服。

决津煎　兼治产后，及胎气已动，势有难留。

当归三五钱或一两　泽兰钱半　牛膝二钱　肉桂一二钱　乌药一钱　熟地二三钱或五七钱

如气血虚弱，不用乌药。

验胎法　验胎之有无。

川芎二三钱

炒为末。艾汤下，停一二时，小腹内微动者胎也；如不动，再一服，又不动，则非胎矣。

卷四

产后

俗云：胎前一团火，产后一盆冰，理固然也。盖以胎前每多邪热，易至气血沸腾，故如火；产后真元大损，气血空虚，其如冰也必矣。故产后之疾，先以大补气血为主，纵有他疾，亦以末治之；或欲祛邪，必兼补益，此大较也。其间又当细分气虚血虚、血闷血脱症候之别，以或补或泄之。盖气虚者当补气，血虚者当补血；血闷者婴儿下盆之后，血上冲心，以致牙关紧闭，面色赤，脉洪数，须问产时去血多少，可以行瘀药导之；血脱者，因儿下之时去血过多，面色白，唇舌色淡，短气不足以息，脉来或沉或浮，宜用人参，即血脱补气之说也。然亦有血虽脱而瘀血未尽者，其腹内痛，必攻补兼施，血脱者但骨节痛，以此为辨耳。夫产后气血大亏，固多虚症，然有全虚者，或有虚实兼者，间又有全实者，亦不可不辨，概作虚治，其说详见于后张氏论中。至月内产母，切不可恃健不自保重，或劳碌以损荣，或多食以伤胃，外感六淫之邪，内伤七情之气，倘丝毫犯之，甚至恶露未尽，而作热作疼，真元难复，而为劳为瘵，其为患有不可胜言者。夫力壮易产者，尚不免感疾，况素虚弱，而不可不慎乎。

盖产后病最重而难治者，莫如蓐劳。蓐劳之由有二：一由内伤，因产理不顺，调养失宜，或忧劳思虑，伤其脏腑，荣卫不宣，令人寒热如疟，头痛自汗，痰咳气逆，虚羸喘乏，体倦肢怠，宜补虚汤。一由外感，不满日月，气血虚耗，风冷乘之，与气血相搏，不能湿于肌肤，令人发热憔悴，饮食不消，肢体烦痛。若风冷之邪，感入于肺，肺受微寒，咳嗽口干，头昏体痛，荣卫受于风邪，流注脏腑，发眩盗汗，寒热如疟，背膊烦痛，肢体沉重，此皆蓐劳之所由成也，宜白茯苓散、加味佛手散、人参鳖甲散。其或兼内伤饮食泄泻，与夫瘀血未尽者，皆有之，不可不别也。

产后又有三大病：一病痓，二病郁冒，三病大便难。仲景云：新产血虚多汗出，喜中风，故令病痓；亡血复汗，寒多，故令郁冒；亡津液，胃燥，故大便难是也。余每临症，详察病情，三者常相因。如新产胃虚，不食，往往昏冒而神不清，或厥，是郁冒也，宜白薇汤。郁冒则多汗，必致痉，宜钩藤汤。且多汗必液少而大便秘，至五七日、七八日之久，宜养荣血，肠自润矣，宜苏麻粥。

产后血晕，亦险症也，宜立应四物汤，于产儿下地时，用荆芥炭五分，童便调服，可预防血晕之患。其或血去过多而晕，宜芎归汤加人参；或为血闭、血迷而晕，宜血竭破棺丹，皆宜详究。产后中风，口噤，牙关紧闭，手足瘈疭者，以气血大损，经络空虚，劳碌太早，风邪从虚而入，宜举卿古拜散、小续命汤。故忽然口眼歪斜，痰涎潮壅，或角弓反张，宜大豆子汤。产后伤寒，因气血大虚，虽有寒邪，不可大发散，宜芎归汤加参、苏、葛根微汗之；即或大热不止，宜芎归汤加黄连、知母，亦不可妄投峻剂，以耗元气。苟非正伤寒，不可绝其饮食。二者皆产后重症，不可轻视。

产后发寒热，多因血虚，只宜养血。其外感者十之一二，即系外感，不可大发散，只宜和解。或阴分不足，憎寒壮热，日轻夜重，宜四物汤加炭姜，微热加茯苓；或血虚发热，而自汗心烦短气，宜人参当归散；或因乳蒸而发热，宜四物汤加黄芪、花粉；或因收束骨节而发热，此不必药，只多服益母草汤足已。

产后儿枕腹痛，宜延胡索散；或身体壮热，小腹有块而痛，亦名儿枕，宜归尾泽兰汤、杏苏散；或不发热，但腹痛，或有块，时起时没，亦名儿枕，宜延胡索散、归尾泽兰汤。二症皆产后所常患，几于十人而八九，调治之可也。产后心腹痛，则以败血凝聚，气上冲心之故，宜大岩蜜汤；亦或七情相干，血与气并而心疼，宜延胡索汤；亦或败血攻刺心腹而疼，宜当归失笑散；亦或寒气相侵而腹疼，宜理中汤，吐加姜，小便不利加茯苓，肾气动去术。产后遍身疼痛，因气血走动，升降失常，留滞于关节间，筋脉引急，或手足拘挛，不能屈伸，故遍身肢节走痛，宜趁痛散；若瘀血不尽，流于遍身，则肢节作痛，宜如神汤。产后头痛，有由血虚所致者，其症朝轻暮重，时作时止，虽亦太阳巅顶痛，惟眉棱骨不痛，不可作外感治。若风寒头痛，则无时间止，并眉棱骨痛耳，然虽属风寒，亦宜以四物加减；或手足搐搦，咬牙，头痛而昏冒者，尤宜急治，宜先用四物汤加减，后用秦艽汤；有头疼作呕不食者，乃血虚火炎也，宜麦冬橘红汤；如呕止而头痛，加天冬。产后腹痛呕吐，由恶露下少，败血乘虚散入于脾而为胀满，胃受之则呕吐也，宜抵圣汤；或腹胀呕逆，为胃不和，宜桔梗半夏汤；或干呕不止，不思食，为胃弱不和，宜和胃汤。产后腿痛，不能立久，而不进饮食，此脾阴不足之候，脾主四肢，故病下体也，宜石斛牛膝汤；甚则连腰脐腿胯俱痛，则又兼肾气不足矣，宜补骨四物汤。以上诸痛症，患之者虽不若寒热儿枕痛之多，要皆为产后所常患者。

此外则有由内因者，如产后不语，因败血上干于心，心气闭塞，舌为心苗，故舌强不语，宜逐血补心汤；亦或痰气壅滞，目闭不言，宜白矾汤吐之；亦或恶血攻心，欲死而不语，宜郁金三钱，烧存性，醋调服之。产后浮肿，有因败血蓄于五脏，循经流入四肢而化为水，因乘虚浮肿者，宜调经汤；有气血大虚，肢体浮者，不可利水，宜八珍汤；有浮肿而有水气当利者，宜宣气汤。产后怔忡惊悸，心血虚耗也，必睡不宁，宜养心汤、益荣汤；心气虚耗亦然，宜茯苓汤。产后乍见鬼神，由血虚之极，败血攻冲，邪淫于心，胡言乱语，如见鬼祟，非风邪也，宜调经散、妙香散。产后气喘急，下血过多，荣血暴竭，气无所主，独发于肺，故令喘，此孤阳绝阴，难治。若败血停滞，上朝于肺，而亦作喘，宜夺命丹、固血汤；气滞，亦作喘，宜苏木汤。若自汗不止，饮汤即汗，为气虚，亦作喘，宜苏木汤加归、地、黄芪；不效，宜补心，心主血，又汗为心液，故血耗而病汗也，宜白芍、枣仁、五味子等。痰饮盛，亦作喘，宜润肺汤。产后惊悸，闻声欲死，非他人用力抱持，则虚烦欲死，由心肝脾三经虚也，宜石斛散。产后五六朝，狂乱胡言，持刀欲杀人，乃阴血晕崩，肝火虚炎也，宜泽兰汤。产后阴虚血弱，有烦闷者，宜知母汤；亦有因虚耗而血热心烦口渴者，宜凉血饮、生脉散。产后失血，或因去血过多，兼腹疼身热自汗，宜当归黄芪汤；或兼眩晕，宜芎归汤；或兼虚热，宜芎归汤加人参、姜炭；或兼腹痛，宜加肉桂；或兼寒热往来，盗汗脉浮，宜和解四物汤；或兼阴虚内热，而自汗心烦气短，宜当归建中汤。产后诸淋，宜茅根汤，或则败血不止，淋漓不断，宜乌金散，或则淋久不止，四肢沉困无力，宜牡蛎散；或则小便闭而淋沥，小腹膨胀，宜祐元汤。

产后口鼻黑而衄，由产时气消血败，荣卫不理，散乱入于诸经，不得还元，故口鼻黑气而变衄血，此乃产后虚热成为胃绝肺败，皆死症也，宜犀角地黄汤。若产后即见鼻衄，则由血滋妄行，宜必效四物汤。产后虚渴，必口干少气，足弱，头昏目晕，宜熟地黄汤。产后消渴，饮水不止，由于液枯火燥已极，宜止渴四物汤。产后小便不利，宜木通散；大便闭结，宜通润四物汤，皆由火盛。产后小便尿血，宜牛膝一味浓煎；大便小血，宜黄连四物汤，皆由血虚而热。

产后恶露不下，有结聚成块，心胸烦闷，脐下坚痛者，宜当归血竭丸；有恶露不下，兼受冷热劳禄，腰脊骨烦疼者，宜丹参散；有恶露不下，寒热交攻，心慌昏沉，腹中痛者，宜通瘀饮；有恶露方下，忽然断绝，骤作寒热，脐腹百脉皆痛如锥刺，由冷热不调，或思虑动作气所壅遏，血蓄经络者，宜没药丸。产后恶露不止，小便急痛，宜磨块四物汤；或血下过多，渐至瘦弱，宜八珍汤去甘草，加厚朴、黄柏、阿胶、丹皮；或下如豆汁，紫黑过多，宜加味四物汤；或至月余，犹淋沥不止，已为陷下，宜加味四物汤；或下不止，至于数月及半载之久，宜千金方；或恶血不绝，崩血不可禁，腹中绞痛，气息急，宜牛角䚡丸；或恶露淋沥不断，心闷短气，四肢乏弱，头目昏重，五心烦热，面黄体瘦，宜牡蛎散。以上皆由于内因者。

　　又有由外因者，如产后下痢腹痛，里急后重，宜香连散加消导药；或痢久不止，宜四君子汤加收敛药。产后疟疾，治与胎前略同，却宜以虚为主，其或寒热往来，或热多于寒皆是也，宜草果饮。产后泄泻，有挟寒腹痛，肠鸣小水清白，口不渴者，宜君苓汤加肉果、肉桂、白芍；有热泄肠垢，口渴，痛一阵下一阵者，宜君苓汤加黄连、木通、六一散；有湿胜水泄者，宜胃苓汤。产后霍乱，或渴而饮水，宜五苓散；或寒多不渴，宜人参理中汤；或吐利厥冷，宜附子理中汤；或腹痛甚而手足寒，宜高良姜散；或转筋，宜木瓜散，不止，辣蓼煎汤洗之。

　　产后偏正头风，有头疼目眩者，宜愈风四物汤；有风壅目眩，遍身疼痛者，宜泻肝四物汤。产后四肢麻痹，皮肤搔痒不仁，皆血虚风袭之，宜逐邪四物汤。产后大惊恐而发寒热，呕吐痰盛，呕即汗出，宜八珍汤加黄芪，小腹痛加桂。产后闪伤，腹痛，血崩，宜兼去瘀，宜五灵脂汤，或代赭石汤。产时稳婆误损其尿胞，每致日夜淋沥，宜参术膏。以上皆由于外因者。

　　而又有兼内外因者，如产后风痿，经云：诸风痿弱，筋挛无力，血不足以养筋也，宜血风汤；有血弱气虚多汗，风抟而成痉者，其症口噤，脊强反张，若汗出不止者死，宜大圣汤加川芎。产后咳嗽，有因恶露上攻，肺经受邪者，宜二母散；有感风咳嗽，由外邪，恶风寒发热者，宜参苏饮；有产后血风，感寒暑湿气，咳嗽喘满壅甚者，宜旋覆散。产后脚气，热闷气上冲，若因平日感六淫之气，今又因产后血气不足，遂袭于足经，因乘虚而发也，宜独活寄生汤。以上皆兼内外因者也。

　　产后之病，其繁琐累重若此。丹溪谓宁治十男子，莫治一妇人，正以此也。至于生子有乳，乃天地化生自然之理，所谓有是子，则有所以养是子者，其或不行，皆由气血虚弱，经络不调所致。或产后乳胀疼痛，由年少之人，初经产乳，内有风热也，须服清利药则乳行；若累经产而无乳，亡津液故也，须服滋阴药；若虽有乳，却苦其少，须服通经药，并引以羹臛，盖乳资于冲脉与胃经通也。此其大略也。其或产后血气盛实而乳汁不通，宜通草散；其或妇人肥盛，气脉壅滞而乳不通，又经络凝滞，乳内胀痛，欲作痈肿，宜漏芦散、秘传涌泉散；其或乳汁不通，或乳房结硬疼痛，宜皂角散；其或气血虚而乳不通，宜加味四物汤；其或乳脉不行，身体壮热疼痛，头目昏痛，大便涩滞，宜玉露散；其或气脉不足，经血衰弱，而乳汁涩少，宜通乳汤，皆当随症而各与以药。乃有乳汁自出者，是胃气虚所致，宜止以补药；若乳多溢满急痛，温帛熨之，但以漏芦散亦可；有未产前而乳汁自出者，谓之乳泣，生子多不育，此无药可服。至如乳上外症，详杂病中，兹不重载。

脉法

《脉经》曰：诊妇人新生乳子脉，沉小滑者生，实大坚弦急者死。诊妇人新生乳子，因得热病，其脉悬小，四肢温者生，寒清者死。诊妇人生产，因中风伤寒热病，喘鸣而肩息实者，浮缓者生，小急者死。诊妇人生产之后，寸口脉焱疾不调者死，沉微附骨不绝者生。

《脉决》曰：产后因得热病临，脉细四肢暖者生，脉大忽然肢逆冷，须知其死不留停。

陈自明曰：新产之脉缓滑吉，实大弦急死来侵；若得沉重小者吉，忽若坚牢命不停；寸口涩疾不调死，沉细附骨不绝生；审看此后分明记，长须念此向心经。

产后脉症总论

仲景曰：新产妇人有三病，一者病痉，二者病郁冒，三者大便难，何谓也？师曰：新产血虚，多汗出，喜中风，故令病痉；亡血复汗寒多，故令郁冒；亡津液胃燥，故大便难。产妇郁冒，其脉微弱，呕不能食，大便反坚，但头汗出，所以然者，血虚而厥，厥而必冒，冒家欲解，必大汗出，以血虚下厥，孤阳上出，故头汗出，所以产妇喜汗出者，亡阴血虚，阳气独胜，故当汗出，阴阳乃复。大便坚，呕不能食，小柴胡汤主之。又病解能食，七八日更发热者，此谓胃实，大承气汤主之。又产后腹中㽲痛，当归生姜羊肉汤主之。又产后腹痛，烦满，不得卧，枳实芍药散主之。又产妇腹痛，法当以枳壳芍药散，假令不愈，此为腹中有干血着脐下，宜下瘀血汤。又产后七八日，无太阳症，少腹坚痛，此恶露不尽，不大便，烦躁发热，切脉微实，再倍发热，日晡时烦躁者，不食，食则谵语，至夜即愈，大承气汤主之，热在里，结在膀胱也。又产后风，续续数十日不解，头微痛，恶寒时时有热，心下闷，干呕汗出，虽久，阳旦症续在耳，可与阳旦汤。又产后中风发热，面正赤，喘而头痛，竹叶汤主之。又妇人乳中虚，烦乱呕逆，安中益气，竹皮大圆主之。又产后下利，虚极，白头翁加甘草阿胶汤主之。又妇人少腹满如敦状，小便微难而不渴，此为水与血俱结在血室也，大黄甘遂汤主之。又妇人昼后脏躁喜悲伤，欲哭，象如神灵所作，数欠伸，甘麦大枣汤主之。

刘完素曰：产后经水适断，感于异症，手足牵搐，咬牙昏冒，宜增损柴胡汤。前症已去，次服秦艽汤，去其风邪。又产后风气在表，面目四肢浮肿，宜七圣丸，以利为度；如又喘嗽，加木香、槟榔倍之，谓气多也；如又昏冒，加羌活、川芎，谓多风也。又产后虚劳，虽日久而脉浮疾者，三元汤；日久虚劳，微有寒热，脉沉而浮，宜柴胡四物汤；日久虚劳，针灸小药俱不效者，三分散；日久虚劳不能食，十全散。又产后诸积不可攻，当养阴去热，其病自退，芍药汤。又产后冲胀，胸中有物，状如噎，气不降，紫金丹。又产后头痛，血虚、痰癖、寒厥，皆令头痛，加减四物汤；如有汗者，是气弱头痛也，加芍药三两，桂一两五钱，生姜煎；如痰癖头痛，加半夏三两，茯苓一两半，生姜煎；如热厥头痛，加天麻三两，附子一两半，生姜煎。又产后诸病，但以双解散服之，通身中外血气宣通，病皆除愈。然孕妇及产后月经过多，并泄泻者，勿与服之。又俗未知产后亡液，损血疼痛怖惧，以致神狂气乱，则阴气虚损，邪热太甚，而为诸热症，由不读《素问》，不知造化，故不识症候阴阳，反妄以为产后诸虚百损，便为虚冷而无热也，遂以热药温补，或见烦渴者，不令饮水，本虽善心，为害多矣。但以临时审其脏腑，六气虚实，明其标本，如法治之而已。

朱震亨曰：产后血运，因虚火载血上行，渐渐运来，方用鹿角烧灰，出火毒研极细，酒同童便灌下，一呷即醒，行血极快。大凡产后有病，先固正气。又产后泄泻，恶露不行，此余血渗入大肠为泻，洞泄不禁，下青白黑色，用荆芥穗炒黑，入麝研汤下，药虽微，能治大病，方名的奇散。又产后才见身热，便不可发表，发热恶寒，皆是气血虚，左手脉不足，补血多于补气药；右手脉不足，补气多于补血药。恶寒发热腹痛者，当去恶血，腹满者不是，腹痛者是。又尝见尿胞因稳婆不谨，破损而得淋沥，遂为废疾，因思肌肉尚可完补，胞虽在腹，亦可治，其症血气必虚，必用大补，以参、术为君，芎、归为臣，桃仁、陈皮、茯苓、黄芪为佐，而煎以猪羊胞，极饥时饮之。亦必多服，气血自长，其胞自完，恐稍迟缓，殊难成功。

李梴曰：产妇体实无病，不药可也。但难产气衰，瘀血停留，非药不行。古法产后用古芎归汤加童便一半服之，如无童便，以淡醋磨墨一小盏煎汤药亦好。又产后百病，皆血虚火盛，瘀血妄行而已，间有内伤饮食，外感风寒，然亦必先逐瘀补虚为主。又产后瘀消，方可行补，如左脉弱，加补血药；右脉弱，加补气药。如不兼逐瘀，但服参、芪停滞之剂，有瘀血攻心即死者。食肉太早亦然。又凡产母，但觉小水短少此是微旨，即是病生，便须服药，调理脾胃肝肾，如不愈者，必气滞且逆。盖妇人凡事多忧思恚怒，忧思过，则气结而血亦结，恚怒过，则气逆而血亦逆，甚则乳硬胁痛烦热。要之，女病皆因气血郁结，所以古方多用行气药。

薛己曰：产后发痉，大补气血，可保无虞，但攻风邪，死无疑矣。又产后寒热，因气血虚弱，或脾胃不足。经云：阴虚则发热，阳虚则恶寒。若兼大便秘，尤属气血虚，切不可发表降火。若寸口脉微，阳不足，阴气上入阳中则恶寒，补中益气汤；尺脉微，阴不足，阳气下陷阴中则发热，六味地黄丸。大抵阴不足，阳往乘之，则阳内陷而发热；阳不足，阴往从之，则阴上入而恶寒，此阴阳不归其分，以致寒热交争，故恶寒又发热也，八珍汤。又妇人性情执着，不能宽解，多被七情所伤，遂遍身痛，肢节肿痛，或气填胸满，或如梅核塞喉，咽吐不出，或涎痰壅盛，上气喘急，或呕逆恶心，甚者渴闷欲绝，产妇多成此症，宜四七汤，先调滞气，更用养血。若因忧思致小便白浊者，用此药吞青州白丸子，屡效。又血出过多，恒病睛珠痛不能视，羞明隐涩，眼睫无力，眉骨太阳酸痛，当归养荣汤、当归补血汤、除风益损汤选用。有热，加黄芩；脾胃不和，恶心不进食，加生姜；产漏，加阿胶，复其血，使有所养则愈，然要忌咸物。经曰：咸走血，血病无多食咸。

王肯堂曰：凡妇人患风气，脐下虚冷，皆产后未满百日会合之故，慎之。

张介宾曰：凡产后气血俱去，诚多虚症，然有虚者，有少虚者，有全实者，当随人随症，辨其虚实以治，不得有成心，概行大补，以致助邪。又产妇虚症，素弱之人多有之，或于产后气血俱去，而更弱者亦有之，总当因人察脉，因脉察症。若脉气、形气、病气俱不足，此当以全虚治之；若形气不足，病气有余，或兼火邪，或兼外邪，或以饮食停滞，此亦虚中有实，不可不审，此中委曲，未能言尽，惟明者悟之。产后不虚症，或因素日无病，或以年少，或以素耐辛苦贫劳之质，此辈无不足，一旦受孕，乃于无病腹中参入于此物，故致气血壅塞，为胀为呕，是皆添设有余之病。及其既产，始见通快，所留得去，仍复故吾。常人之产，此类极多，是何虚之有？然或内伤，或外感，产后之病，难保必无，倘有所犯，去之即愈，若概行大补，果能堪否？即临盆带去血气未免暂见耗损，然以壅滞之余，不过皆护胎随从之物，去者当去，生者旋生，不出数日，必已来复，此生化自然之理，何至是产皆虚也。凡遇此类，固当因症用治。产后全实症，有如外感风寒，头痛身热，便硬中满，脉紧数洪大有力，此表邪之实症也。又火之盛者，必热渴躁烦，或便结腹痛，嗅舌焦黑，酷喜冷饮，眼多眵，尿管痛，脉见洪滑，此内热之实症也。又郁怒动肝，胸胁胀痛，大便不利，脉弦而滑，此气逆之实症也。又恶露未尽，瘀血上冲，心腹胀满，疼痛拒按，大便难而小便利，此血逆之实症也。又凡富贵家保养太过，或过用人参、芪、术，以致血壅盛；过用糖酒炭火，以致内热；或产本不虚，而妄用大补之药，以致增病，此调摄之实症也；又或因产过食，并其劳困，固令勉强，以致停蓄不散，此内伤之实症也。夫既有表证，则不得不解，既有火邪，则不得不清，既有内伤停滞，则不得不开通消导。丹溪但补气血之言，岂可偏执。又《病机机要》云：治胎产之病，当从厥阴证论之，当无犯胃气及上二焦，是为三禁，谓不可汗，不可下，不可利小便，但使不犯三禁，则营卫自和，而寒热自止。凡治法，如发渴则白虎，气弱则黄芪，血虚则当归，腹痛则白芍。大抵产病天行，从加减柴胡，杂症从增损四物，宜察脉症用之。按此虽为产育之大法，然病发不同，倘有是症不得不用是药，所谓有病则病受之也。但此经常之法，固不可不知，而应变之权，亦不可执一。又新产后有阳虚而寒从中生，或寒由外入，致心腹作痛，呕吐不食，四肢厥冷者，大岩蜜汤，或理阴煎；产后有脾虚肾虚而为腹痛者，此不由产而由脏气不足，若脾气虚寒，为呕吐，为食少，而兼腹痛者，五君子煎、六君子汤、温胃饮；肾气虚寒，为泻为痢，而兼腹痛者，胃关煎、理阴煎；若饮食停滞，及气逆作痛，亦当因类而消去之，排气饮、大和中饮。

鳌按： 景岳一书，多偏温热，议亦驳杂，无甚特识，独产后一门，则特辟精旨，能发前人之所未发，其酌方治，亦至当不易，诚妇科之宝箓也。

虚极生风

陈自明曰： 产后生风，因去血过多，气无所主，以致唇青，冷汗出，目眩神昏，命在须臾，此但虚极生风也，急服济危上丹，若投风药，误甚。

妇科玉尺（节选）

卷四

感冒风邪

陈士铎曰：产后太阳感风，大喘大吐大呕，不治症也。喘则元阳将绝，况大喘乎？吐则胃气将亡，况大吐乎？呕则脾气将脱，况大呕乎？方用人参、麦冬、白术、当归、川芎、荆芥、桂枝，名转气救产汤。大剂与之，喘逆止，当有生机，否则仍死。若太阳症，口吐脓血，头痛欲破，心烦不止，腹痛如死，或作结胸，小见症便难救，若齐见必死，方用佛手散，多加人参，佐以肉桂、荆芥即见功矣。产后少阳感风，谵语烦躁，更加惊悸者死，盖少阳胆经也，胆无汁不能润心，心无血不能为养，是以心中恍惚，而谵语烦躁惊悸，相因而生也。夫胆木受邪，不发表，则血无以生，然徒发表，则血更耗散，方以佛手散加人参、枣仁、麦冬、竹茹、朱砂、熟地治之。产后阳明感风，而大喘大汗，亦不治，用麦冬、人参、元参、桑叶、苏子，名补虚降火汤。若阳明症发狂亡阳，不救也。狂症多实热，产后则虚热，实热可泻，虚热不可泻，然正惟兼亡阳，虽实热仍属气虚，方用人参、桑叶、麦冬、元参、青蒿，名收阳汤，一贴汗止，二贴狂定，不得服三贴，盖此止可救亡阳急症，不可据以治产后。二贴后，即单用人参、麦冬、当归、川芎、五味，调理自安。产后忽感少阴症，仲景法用参术温之，吾以为倘不应，宜加附子、甘草治之。凡感少阴之邪者，神效，若少阴证三四日至六七日，忽然手足蜷卧，息高气喘，恶心腹痛，不救，此盖少阴感寒邪，而在内之真阳逼越于上焦，上假热而下真寒也，方用人参、麦冬、肉桂、白术、吴萸，微冷顿服，名平喘祛寒散。若半月后将至满月，亦患前症，又当用人参、茯苓、附子、白术、当归、熟地、山萸、麦冬、牛膝，名护产汤。若少阴证肾水上泛，呕吐下利，真阳飞越，亦死症，以产后肾火衰微，为寒所祛，水亦随寒而趋也，方用人参、白术、熟地、山萸、茯苓、附子、肉桂、车前，名补火引水汤。若产妇手足青，一身黑，不救。此阴寒最重，而毒气之最酷者，原无回生之法，姑以人参、白术、当归、附子、肉桂，大剂与之，如青黑退，庶有生机，否则仍死，名开青散黑汤。若但足纯青，心下痛，加较上症少轻，而寒毒之攻心则一，亦致死，以前方投之，往往多效。盖此症由下而上，一散其下寒，而上寒即解，所以易于奏功。至产后四五日，忽感风寒发厥，乃阳气既虚，而阴血又耗，外感寒邪以成之者也，方用人参、附子煎服，名转厥安产方。产后厥阴感邪，呕吐，两胁胀满者，必便血，不治，方用当归、麦冬各一两，川芎五钱，三七末一钱，名平肝救血汤。若厥阴证下利厥逆，躁不得卧，或厥不止，俱是死症，方用人参、当归、荆芥，名参归汤。

产后用药

孙思邈曰：妇人草蓐中伤风，四肢苦烦热，头疼，与小柴胡；头疼，但烦，三物黄芩汤。产后虚羸，发寒热，饮食少，腹胀等疾，增损柴胡汤。

张从正曰：产后之疾，皆是败血恶物，发作寒热，脐腹撮痛，乳汁枯涸，食饮少减。医者不察，便谓气血俱虚，便用温热之剂，养血补虚，止作寒治，举世皆然，竟传黑神散之属，能治产后一十八症，非徒不愈，而经脉涸闭，前后淋闭，呕吐咳嗽，凡百热症生矣。若此误死，不可胜计，曷若四物汤与凉膈散，停对下之，利数行恶物俱尽，后服淡甘之剂自愈。又大产之后，心火未降，肾水未升，如黑神散补之，轻则危，甚则死。又备急丸，以巴豆、干姜、大黄，三味蜜丸，亦是下药，止可施于平素粗劣之人，若产后胀闷用之，不死则危。

李杲曰：妇人分娩及半产漏下，昏冒不省，瞑目无知，盖因血暴亡，心神无所养。心与包络者，君火相火也，得血则安，亡血则危，火上炽故令人昏冒。火胜其肺，瞑目不省，是阴血暴去，不能镇抚也。世医多用滑石、甘草、石膏之类，乃辛甘大寒，能泻气中之热，今血亏泻气，是阴亏泻阳，使二者俱伤，反为不足虚劳之病也，惟当补其血而升降之，则得血而养，神不昏矣。血暴下，是秋冬之令大旺，今举而升之以助其阳，则目张，神不昏迷矣，其可误用寒凉哉。

朱震亨曰：或曰初产之妇，好血已亏，瘀血尚留，黑神散非要药软？余曰：初产之妇，好血未必亏，瘀血未必积，脏腑未必寒，何以药为？饮食起居，勤加调护，何病之有？诚有汗血，体怯而寒，与之数贴，亦自简便，或有他病，当求病起何因，病在何经，气病治气，血病治血，寒者温之，热者清之，凝者行之，虚者补之，药多者止之，何用妄制药方，致令无病生病？彼黑神散者，用干姜、当归之温热，黑豆之甘，熟地之微寒，以补血之虚，佐炒蒲黄之苦，以防出血之多，芍药之酸寒，有收有散，以为四物之助，官桂大辛热以行滞气，推凝血，和以甘草之缓，其为取用，似乎精密，然驱逐与补益，似难同方施治，设有性急者，形瘦者，本有怒火者，夏月坐蓐者，时属火令，姜桂皆为禁药。至于将护之法，尤为悖理，肉汁发阴经之火，易成内伤之病，胡为羊鸡浓汁作糜，而又常服当归丸，当归建中汤，四顺理中丸，虽是滋补，悉犯桂、附、干姜借热之剂，脏腑无寒，何处消受？若夫儿之初生，母腹烦冤，便啖鸡子，且吃火盐，不思鸡子难化，火盐发热，辗转为病，医者不识，每指他病，率尔用药，宁不误人？余每见产妇之无疾者，必教以却去黑神散，与夫鸡子火盐诸般肉食，且与白粥将理，间以些少石首鲞煮令甘淡食之，至半月后方与少肉。彼富贵之家，骄恣之妇，卒有白带，头风，气痛，膈满，痰逆，口干，经水不调，发脱体热，皆是阳胜阴虚之病，安知非此等谬妄启之耶？若五积散之治产后余血作痛，以苍术为君，麻黄为臣，厚朴、枳壳为佐，虽有芍药、当归之补血，仅及苍术三分之一，且其方中言妇人血气不调，必腹撮痛，闭而不行，并宜服之，何不思产后之妇，有何寒耶？血气未充，似难发汗，借曰推陈致新，药性辛温，岂可妄用麻黄之散，附以苍术、枳壳，虚而又虚，祸不旋踵此段专辨黑神散之非，名论也。

楼英曰：续命汤、大豆紫汤、举卿古拜散，太阳厥阴药也，邪实脉浮弦有力者固宜，产后血气大虚之人，不宜轻发其表，但用防风当归散治之为妙。

虞抟曰：产后禁用酸寒，能伐生生之气也。先哲制四物，以芎归之温，佐以芍地之寒，是以寒温适中，为妇人诸疾之妙剂也。或用于产后，必取白芍，以酒重复制炒，去其酸寒之毒，但存生血活血之能，胡为其不可也。

薛己曰：腹痛发热，或胀满不食，水道滞涩，产后多有此症，薏苡仁汤药品和平，其功且速。

产后要论

《医宗金鉴》曰：产后发热之故，非止一端，或饮食太过，或外感风寒，或瘀血停留，或亡血阴虚，或产后劳乏，或三日乳蒸，当详其有余不足，或攻或补，或用凉药正治，或用温药反治，要在临症细细参考也。凡产后头疼恶寒而发热者，属外感，不当作伤寒治，惟宜用四物加柴胡、葱白服之；若阴血暴亡，孤阳无附，而外感发热者，急进参附汤，迟则必大汗大喘，是阳欲亡，虽药必无救矣。产后咳嗽，若感冒风寒，用旋覆花汤，即荆芥穗、前胡、麻黄、杏仁、半夏、茯苓、赤芍、五味子、甘草、旋覆、姜、枣也。若因阴虚火炎，上烁肺金而嗽者，宜六味丸加麦冬、五味子，名麦味地黄汤，滋其化源。若因瘀血上冲入肺而嗽者，宜佛手散加桃仁、红花、川贝、延胡索，以破其瘀，其嗽自愈。凡一应伤胎，子死腹中者，须当急下，勿使上奔心胸，然必验其舌青面赤，肚腹胀大，腹冷如冰，久之口中有秽气出者，方可议下。然犹必审其人之虚实寒热，随宜而施治之。

产后当知

《保产要录》曰：

——产后忌大喜大怒，未可便上床伸足侧卧，令血不行，宜用衣服靠住，曲膝仰卧，以手从心下轻轻按摩至脐，日五七次，则恶血尽下，次日乃止。不问有无病痛，宜以益母草煎汤搀和童便，日服数次，可免血疾及弱虚。童便须临时取用，亦须用清秀不吃韭蒜者。

——乳汁乃血气所成，产后不可多食盐，盐止血少乳，且发嗽。夏月忌贪凉用扇，食冷物，当风睡。夏月房中贮水一二缸解热气，冬月加火一二盆取暖气。一儿生三日，相传洗三，如冬寒切不可洗，恐洗时风入脐中，脐风由此而起，即初生亦戒浴，保全真元。

——儿生下时，欲断脐带，必以蕲艾为燃，香油浸湿，熏洗脐带，至焦方断，其束脐须用软帛厚棉裹束，日间视之，勿令儿尿湿脐，此预防脐风第一要紧事。

——儿生次日三日，即看口中上腭，如有白泡子，即以银挖耳轻轻刮破，将泡内白粒取出，勿令落入喉中，仍以京墨搽之，如次日不取，则泡老难刮，误事。又有马牙在牙根处，亦须挑破取出，以墨搽之。

——子初生下，母即昏晕不省者，此时即有药不能入口，迟则又不能救，其法即用柔软旧衣，谨闭产户，以知事女子，曲膝抵住，勿令下面泄气，又一人一手挽住头发，一手扪住鼻口，勿令上面气泄，俟稍转，方用茶汤接气。如再晕，速换湿衣，照前为之。

——母血衣不可日晒，儿湿衣不可夜露，夜有鸟粪，能生毒疮。

——满月之期，一月为小满月，两月为大满月，此两月内不暴怒，少劳碌，禁淫欲，终身无病，且多生子。

——临月不可洗头濯足，恐致难产。以上各条并保儿之法亦详在内

治产后病方

四物汤 治妇人胎产诸疾，多用此加减。

川芎　当归　白芍　熟地等分，水煎

产后闷乱，加茯神、远志各五钱。产后败血筑心，加地骨皮。产后潮热，加白术、北柴胡、甘草、丹皮、地骨皮；烦热，加黄芩；汗多，加浮麦。产后腹痛，血块攻肠，加大艾、没药、好酒。产后病眼，加细辛、羌活、荆芥、菊花、甘草、木贼、草决明、石决明。产后浮肿，气急腹大，喉中水鸡声，加丹皮、荆芥、白术、桑皮、杏仁、半夏、薄荷、生姜、马兜铃、大腹皮、赤小豆、葱白。产后不语失音，加生诃子、人参、沙参、百药煎蜜。产后欲推陈致新，补血海，治诸疾，加生姜。产后血块不散，亡血过多，恶露不止，加茱萸。阳

脏人少用茱萸，阴脏人多用。妇人产后，每日可一二服。产后痫风，加乳香、龙骨、茱萸、木香、肉桂、苍术、丹皮、白薇、人参、甘草、泽兰、茴香。产后被惊，气滞种种，积滞败血，一月内恶物微少，败血作病，或胀或疼，胸膈胀闷，或发寒热，四肢疼痛，加延胡索、没药、白芷，等分为细末，淡醋汤或童便调下。产后血风乘虚发作，或产后伤风，头痛发热，百骨节痛，四物料共一两，加荆芥穗、天麻、香附、石膏、藿香各一分，每三钱煎服。产后发热头痛，加石膏一两，甘草五钱。产后虚惫，发热烦闷，加生地。产后腹胀，加枳壳、肉桂。产后恶露不尽或不行，腹痛不止，加桃仁、苏木、牛膝。产后寒热往来，加柴胡、麦门冬。

人参鳖甲散 蓐劳。

人参 当归 茯苓 肉桂 白芍 熟地 桃仁 麦冬 甘草 桑寄生各五钱 川断三钱 牛膝钱半 鳖甲一两 黄芪一两

猪腰一对，去膜，水二碗，加姜三枣二，煮一碗，入药二钱，葱白一段，乌梅半个，荆芥一钱。

白茯苓散 治蓐劳，头目四肢疼痛，寒热如疟。

茯苓一两 当归 川芎 熟地 白芍 黄芪 人参 肉桂各五钱

先以水三盏，入猪腰一对，姜三枣二，煎二盏，入药末半两，煎一盏服。

加味佛手散 治产后血虚劳倦，盗汗，多困少力，咳嗽有痰。

当归 川芎 蜜黄芪各一两 柴胡 前胡各钱半

每咀片五钱，加桃柳枝各三寸，乌梅、枣各一枚，姜一片煎。有痰去乌梅。

补虚汤 治蓐劳。

人参 黄芪 肉桂 炙甘草 川芎 当归 白芍 姜 枣

逐血补心汤 治产后失音不语者。心肺二窍，为血所侵，又感作风故也。

当归钱半 生地 桔梗 紫苏叶 前胡 茯苓 防风 黄连 胆星 红花 葛根各钱 人参 薄荷 升麻各七分 半夏一钱二分 甘草一钱 姜三片

凉血散 治产后血热。

黄芩 赤芍 荆芥 川芎 麦冬 花粉各二钱 甘草一钱

调经汤 治产后面目、四肢浮肿。

当归 桂枝 赤芍各一钱 麝香五厘 琥珀另研 没药另研，各二分 炙甘草 细辛各三分

香连散 治产后下痢。

木香　黄连

当归黄芪汤　治产后失血。

当归三钱　黄芪二钱　白芍一钱　加姜

和解四物汤　治产后发寒热。

四物汤加柴胡　黄芩　人参　半夏　甘草　姜　枣

必效四物汤　治产后衄血。

四物汤加蒲黄

补骨四物汤　治产后腿痛。

四物汤加川乌　茜草　菖蒲

通润四物汤　治产后液枯，大便秘。

四物汤加火麻仁

立应四物汤　治血晕。

四物汤加五灵脂不拘多少，半生半炒

末服。

磨块四物汤　治恶露不止。

四物汤加延胡索　桃仁　肉桂　熟大黄

愈风四物汤　治产后头风。

四物汤加荆芥　细辛　麻黄　防风　甘草

泻肝四物汤　治风热壅盛。

四物汤加秦艽　连翘　防己　龙胆草

逐邪四物汤　治产后四肢麻痹。

四物汤加白附子　羌活　独活　薄荷　白芷

止渴四物汤　治产后液枯，火盛消渴。

四物汤加知母　黄柏　茯苓　黄芪

黄连四物汤　治产后大便秘结。

四物汤加黄连

加减四物汤　治产后头痛，血虚、痰癖、寒热皆能令头痛。

川芎　当归　羌活　防风　香附炒　白芷　甘草各一两　苍术一两五六钱
石膏二两半　细辛一两半

每粗末一两，水煎，不拘时热服。

如有汗，气虚头痛也，加白芍二两、肉桂两半、生姜。痰癖头痛，加半夏三两、茯苓一两、生姜。热厥头痛，加白芷三两、石膏二两、知母一两。寒厥头痛，加天麻三两、附子一两半、生姜三片，煎。

增损四物汤 治产后亡血，荣卫虚损，乍寒乍热。

川芎 当归 白芍 人参 干姜 甘草等分

宣气汤 治产后浮肿，由于水气者。

白术 郁李仁 葶苈 桑皮 炙草 赤苓 陈皮 川芎 当归 白芍 生地

人参当归散 治产后去血过多，阴虚内热。

人参 当归 熟地 麦冬 白芍 肉桂 加姜 竹叶

大圣汤 治产后风痿多汗。

川芎 黄芪 当归 木香 人参 甘草 茯苓 麦冬 加川乌

血风汤 治风痿。

秦艽 羌活 白术 地黄 茯苓各一钱 白芍 黄芪各一钱半 川芎一钱二分
白芷 半夏各八分

益荣汤 治产后血亏，心失所养而怔忡。

紫石英 当归 黄芪 枣仁 远志 茯神 木香 人参 白芍 柏子仁 甘草

茯苓汤 治产后心虚。

人参 甘草 山药 当归 茯苓 桂心 麦冬 远志 大枣 生姜

举卿古拜散 治产后中风不语，手足挛搐。

荆芥穗一味，为末。

小续命汤 治产后汗多变痉，口噤项强，或摇头马嘶，不时举发，气息如绝。又治产后中风，身体缓急，或顽痹不仁，或口眼歪斜，牙关急紧，角弓反张。

防风一钱 麻黄 黄芩 芍药 人参 川芎 肉桂心 防己各七分 炮附子
杏仁各五分 炙草四分

中风有热，去附减桂半。中风有汗，去麻黄加葛根。中风骨节烦疼，去附子加白芍。中风精神恍惚，加茯神、远志。中风烦心多凉，加犀角。中风呕逆腹胀，加人参、半夏。中风脏寒下痢，去防、芩，加附、术。中风烦闷，大便涩，去附加芍，入竹沥。盛夏、初春，去芩。风痉有汗，去麻黄。

大豆紫汤 治产后风虚，五缓六急，手足顽麻，气血不调等症。

独活两半 马料豆半升 酒三升

先用酒浸独活，煎至一二沸，别炒豆令极热，焦烟出，以酒沃之，每服一二合许，得少汗则愈，日夜数服，一以去风，一以消血结。如妊妇折伤，胎死腹中，服此即瘥。

一方无独活，只以豆炒焦，淋酒服。

知母汤 治产后烦闷。

酒知母二钱　酒黄芩一钱　赤芍一钱二分　桂心八分

调经散 治血气虚损，阴虚发热，或瘀血停滞，以致心神烦躁，言语谵妄，如见鬼神。

琥珀另研　没药　桂心各钱　酒浸归　赤芍各一两　细辛二钱半　麝香少许

每细末五分，姜汁酒各少许调服。

妙香散 治产后心神颠倒，语言错乱，如见鬼神状。

山药　茯苓　茯神　黄芪　远志各一两　人参　甘草　桔梗各五钱　朱砂三钱　木香二钱半　麝香一钱

每末二钱，酒服。

一方用生地、当归煎汤服，立效。

黄龙汤 治产后发热不止。兼治伤热入胞中，寒热如疟，及病后劳复，余热不解。

柴胡四钱八分　人参　黄芪　甘草各一钱八分

水煎服。无汗口渴，加葛根。有汗口渴，加花粉、白术。头疼不止，加川芎、白芷。心烦不卧，加茯苓、麦冬。呕吐，加茯苓、半夏。胸膈满痛，加枳壳、香附、川芎。大便秘，加大黄五分。不利，加一钱。脉浮大有力，大热大渴，本方合人参白虎汤去枣、姜。

君苓汤 治产后泄泻。

人参　白术　茯苓　甘草　泽泻　猪苓

延胡索汤 治产后瘀血心疼。

延胡索　当归　白芍　厚朴　川楝子　蓬术　京三棱　木香　槟榔各一钱　桔梗一钱二分　黄芩八分　甘草七分

二母散 治产后咳嗽。

知母　贝母　人参　茯苓各一钱　桃仁四十九粒　杏仁四十九粒，各去皮尖

参苏饮 治产后感风咳嗽。

人参　苏叶　半夏　葛根　前胡　桔梗　枳壳　陈皮　茯苓　甘草　木香　姜　枣

高良姜散 治产后心腹痛甚。

高良姜　当归　草蔻仁

木瓜散　治转筋。

木瓜钱半　吴萸　茴香各一钱　苏叶五分　甘草三分

白薇汤　治产后郁冒。

白薇　当归各三钱　人参钱半　甘草七分

钩藤汤　治产后发痉，口噤背强。

钩藤钩　茯神　当归　人参各一钱　桔梗一钱半　桑寄生五分

烦热，加石膏。

趁痛散　治产后气弱血滞，经脉拘挛疼痛。

当归　白术　牛膝　黄芪　生姜　肉桂　薤白　独活　桑寄生

如神汤　治产后瘀血，遍身作痛，腰痛。

当归　延胡索　桂心等分

水煎服。

夺命散　治产后败血冲心，胸满上喘，命在须臾。亦治产后血晕，血入心经，语言颠倒，健忘失志及产后百病。

血竭　没药等分

每末二钱，童便酒各半盏，煎一二沸调下。

固血汤　治喘急。

四物汤加黄柏　桑皮　楮白皮

苏木汤　治气喘。

苏木　人参　麦冬

润肺汤　治痰喘。

人参　厚朴　半夏　官桂　杏仁　川芎　当归　白芍　生地

秦艽汤　治产后头痛。

秦艽　石膏各一钱　炙草　川芎　当归　白芍　羌活　独活　防风　黄芩
白术　熟地　茯苓各五分　生地六分　白芷七分　细辛三分

冬加姜，春夏加知母。

乌金散　治产后淋沥。

当归五钱　百草霜　干面各一两　天麻　木香各二钱半　金墨煅，二钱

祐元汤　治同上。

甘草　滑石　瞿麦　车前子　木通　川芎　当归　白芍　生地

牡蛎散 治产后久淋不止。

牡蛎 龙骨_{各二钱} 川芎 生地 茯苓 当归 人参 艾叶 地榆_{各一钱，炙}
甘草_{五分}

参术膏 治产时误损尿胞，以致小便不禁。

人参 白术_{等分}

煎膏，每三匙，汤下。

抵圣汤 治产后呕吐。

赤芍 半夏 泽兰 陈皮 人参_{各一钱}

桔梗半夏汤 治产后胃气不和。

桔梗 陈皮_{各二钱} 半夏_{八分} 姜_{三片}

和胃汤 治干呕。

丁香 半夏 枳实 白蔻仁 麦芽 川芎 当归 白芍 地黄 姜 枣

犀角地黄汤 治产后衄血。

犀角 丹皮 白芍_{各一钱} 生地_{四钱}

石斛牛膝汤 治产后腿痛。

石斛 牛膝 木瓜 白芍 枣仁 生地 杞子 茯苓 黄柏 甘草 车前子

泽兰汤 治产后出血太多，肝虚火炎。

龙齿 茯神 生地 当归 牛膝 远志 枣仁 泽兰

石斛散 治产后血虚惊悸。

人参 枣仁 茯神 远志 白芍 石斛 麦冬 炙草 五味子

桂圆汤下。

熟地黄汤 治产后虚渴等症。

人参_{四钱} 花粉_{六钱} 炙草_{一钱} 麦冬_{二钱} 熟地_{五钱} 姜 枣

木通散 治产后小便不通。

木通 滑石 葵子 槟榔 枳壳 甘草

延胡索散 治产后儿枕腹痛。

延胡索 当归_{各一两} 赤芍_{五钱} 肉桂_{三钱} 琥珀_{另研} 炒蒲黄_{各二钱半} 红
花_{二钱}

每末二钱，食前童便、酒服。

楂苏汤 治同上。

山楂_{一两} 苏木_{三钱}

归尾泽兰汤　治同上，并恶露不下。

归尾　泽兰　牛膝　红花　延胡索　桃仁各一钱

血竭破棺丹　治血晕。

血竭　乳香　箭头巴豆

研为丸，冷酒下。

当归血竭丸　治恶露停结。

当归　血竭　蓬术　五灵脂

醋糊丸，酒下。

孤凤散　治产后不语。

明矾研末一钱，热水下。

五灵脂汤　治产后闪伤。

归尾　陈皮　白术各一钱　川芎　白芍　茯苓　人参各八分　炙草三分　五灵脂五分　加砂仁

代赭石丸　治同上。

丹皮　炮姜　发灰　酒白芍　醋煅　代赭石　醋地榆　酒生地

小柴胡汤　治产后郁冒，便难，呕不能食，汗多病痉，及草蓐露风，四肢烦热、头疼等症。

人参　黄芩　生姜　甘草各三两　柴胡半斤　半夏半斤　大枣十二枚

水一斗二升，煮六升，去渣再熬三升，温服一升，日三。

芍药汤　治产后虚热头痛及腹中拘急。

白芍　熟地　牡蛎各五钱　桂心三钱

日三服。

三物黄芩汤　治妇人在蓐得风，四肢烦热，头不痛。

黄芩　苦参各二钱　生地四钱

煎，适口温服，日二服，多吐下虫，分量加增至一二倍亦可。

济危上丹　治产后去血过多，气无所主，以致唇青肉冷，汗出，目瞑神昏，命在须臾，此虚极生风也，急服此丹，若以风药治之则误矣。

乳香　五灵脂　硫黄　元精石另研极细　阿胶蛤粉炒　生卷柏　桑寄生　去白陈皮等分

先将上四味末和，入金石器内微炒，勿令焦，再研极细，再入余药末和匀生地汁丸。每二十丸，食前温酒下。

防风当归散 治产后痓。

防风　当归　川芎　生地各一两

每咀片一两，水煎。

增损柴胡汤 治产后感异症，手足搐搦，涎潮昏闷。

柴胡三钱　黄芩一钱二分　人参　炙草　半夏各钱半　知母一钱　石膏二钱
黄芪二钱半

咀片，分二服，加姜三枣二，不拘时。

秦艽汤 增损柴胡汤症已去，次服此方，去其风邪。

秦艽　白芍　柴胡各一钱七分　黄芩　防风各一钱二分　炙草一钱三分　人参
半夏各一钱

咀片，分二贴，加姜三片煎，食远服。

三分散 治产后日久，虚劳发热。

四物汤加白术　茯苓　黄芪各一钱　柴胡　人参各钱半　黄芩　半夏　甘草
各五分　姜三　枣二

食前服。

胃关煎 治产后肾气虚寒，泻利腹痛。

熟地三五钱或一两　炙草一二钱　山药　白扁豆炒，各二钱　炒焦干姜一二三钱
泡吴萸五七分　白术一二三钱

食远温服。

排气饮 治产后气逆食滞，胀痛等症。

陈皮　藿香　枳壳各钱半　厚朴一钱　泽泻　乌药　香附各二钱　木香七分至
一钱

热服。

大和中饮 治同上。

陈皮一二钱　山栀　麦芽各二钱　枳实一钱　砂仁五分　厚朴　泽泻各钱半

食远温服。

大岩蜜汤 治素有宿寒，因产大虚，寒搏于血，血凝不散，上冲心之络脉，
故作心痛。

酒当归　熟地　吴萸炒　白芍炒　干姜炒　独活　桂心　小草各一钱　细辛
甘草各五分

一方熟地换生地。

紫金丹　治产后冲胀，胸中有物，状如噎气。

代赭石　磋砺石等分

醋糊丸。每二三十丸，酒下，胸中痛，当归汤下。久服，治血癖。

又方　治同上。

代赭石一两　桃仁泥炒，三钱　大黄五钱

薄荷汤打糊丸。

七圣丸　治产后风气壅盛，面目四肢浮肿，涕唾稠黏，咽干口燥，心胁胀满，大便秘，小便赤，睡卧不宁。

酒蒸大黄　川芎　桂心　槟榔　木香各五钱　郁李仁　羌活各一钱

蜜丸，每十五丸，食后汤下。山岚瘴地最宜服。量虚实加减。如浮肿，又头痛昏冒，加川芎、羌活，谓风多也；如只浮肿，但用本方。

通瘀饮　治产后恶露不通，心慌昏沉，寒热交攻者。

归尾　大黄各三钱　白术　木通各一钱　红花五分　桃仁泥三十粒

水一碗，酒一小盏，煎三沸，入桃仁再煎一沸，温服。

牛角腮丸　治恶血不绝，崩血不可禁，腹中绞痛，气息急。

发灰一两　阿胶二两　代赭石　干姜三两　生地四两　马蹄壳烧，一个　牛角腮酥炙，五两

蜜丸。

加味四物汤　治产后血崩如豆汁，紫黑过多者。

四物汤加蒲黄　阿胶　蓟根　白芷

加味四物汤　治产后月余，经血淋沥不止，此陷下者必举之也。

四物汤加升麻　白芷各一钱　血余灰另入，五分

千金方　治恶血不尽，或经月及半年者。

升麻三两　清酒五升

煮取二升，分二服。

没药丸　治恶露方行，而忽然断绝，骤作寒热，腹脐百脉皆痛如锥刺非常，此由冷热不调，或思虑动作，气所壅遏，血蓄经络。

当归一两　白芍　桂心各五钱　桃仁炒　没药研，各二钱半　虻虫去翅足，炒水蛭炒焦，各二十枚

醋糊丸，梧子大。淡醋汤下三丸。

产后调理方　产后服此，永无疾病。

香附一斤，醋、童便各浸三日，将艾叶同煮干，取出，打为饼，晒干为细末　归身酒炒熟地各四两　川芎三两

酒糊丸，汤下。

产后主方　治同上。

当归　白术　丹皮各一钱　益母草三钱　川芎八分　红花七分　陈皮五分　甘草三分

有瘀腹痛，加延胡索八分。痛甚，加肉桂三分，楂炭一钱。身热汗出，加黄芪一钱。但身热，加茯苓三钱。汗出神虚，加人参一钱。心虚胆怯，加远志、枣仁各一钱。腰痛，加牛膝、杜仲、川断各一钱。风寒发热，及停食恶心，或泄泻减食，宜另斟酌。

断产方附　神效，不伤人。

四物汤各五钱，加芸薹子二钱。

经行后，空心温服。

又方　治同上。

蚕子故纸，方圆一尺，烧为末，经后酒服，终身不孕。

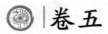 卷五

带下

带下之因有四。一因气虚，脾精不能上升而下陷也；一因胃中湿热及痰流注于带脉，溢于膀胱，故下浊液也；一因伤于五脏，故下五色之带也；一因风寒入于胞门，或中经脉，流传脏腑而下也。

然有赤白之分者何也？赤者属血属热，热入小肠而成；若实热郁结，则为赤白兼下，白者属气属寒，寒入大肠而成；因血少复亡其阳，故白滑之物下流，亦有湿痰流注下焦，或肝肾阴淫之湿，或缘惊恐而木乘土位，浊液下流，或色欲太甚，肾经亏损之故。或产多之妇，伤血伤液，皆能成带下之疾，宜概用莲须、杜仲、续断之辈。大抵属痰与热者居多，以湿热下注而化痰也，宜投止涩升提之品；寒者十无一二，宜投鹿角胶温涩之品。然总要健脾燥湿，升提胃气，佐以补涩，如茯苓、白术、柴胡、川芎之类。总之妇人多郁，郁则伤肝，肝伤则脾受克，湿土下陷，脾精不守，不能输为营血，而白物下流，宜开郁补脾。若色如浓泔臭秽者，湿热甚也，宜二术、芩、柏、半夏、车前，佐以升提。下如鸡子白状，脾肾虚也，腰脚酸疼，面目浮肿，必脾肾双补，宜归脾丸、八味丸。妇人又多忧思恚怒，伤损心脾，肺脏之火时发，血走不归经，而患赤白带下，白是脾虚。盖肝气郁则脾受伤，脾伤则湿胜，皆由风木郁于地中使然耳，宜开提肝气，助补脾元，宜补中益气汤加茯苓、枣仁、山药、苍术、黄柏、麦冬，或六味丸加杜仲、牡蛎、牛膝、海螵蛸。若阴虚火盛，则以滋阴清火为要，宜六味丸加五味子、杞子、黄柏、车前、菟丝子。昔人云，崩中日久，变为白带，漏下多时，骨水枯竭，何谓也？盖崩久气血虚脱，故白滑之物，下流不止也，必大补之。赤带多因心火，时炽不已，久而阴血渐虚，中气渐损，而下赤矣，必养心和肝，缓中凉血清气之品。若赤带久不止，必血虚矣，宜胶艾四物汤加麦冬、杏仁、牡蛎。带下之因，不外乎此，其详更有可述者，如白带腥臭，多悲不乐，阳气虚衰者，大寒也，宜桂附汤。脉息沉微，赤白带下，腹中痛，阴中亦痛，经来愆期，子宫虚冷，不能成孕者，寒甚也，宜元戎六合汤。白带

久不止，脐腹冷痛，阴中亦痛，经水不止，或因崩后，脉弱无力而酸疼，由于虚也，宜东垣固真丸。产后去血多，经水不调，白带如倾，淋沥臭秽，亦由虚也，宜卫生汤。内热脉数，赤白带下不止，由于热也，宜杞子、生地。内火盛，阴虚烦热而赤白带下，或七情所伤，脉数而带下，亦由于热也，宜二黄三白丸、白芷散，或益母草末酒服。肥人白带，阴户痛，身黄皮缓体重，阴中如水，湿也，宜升麻燥湿汤。湿而挟热，大便或泄或闭，小便塞，脉涩而气盛，湿热也，宜十枣汤。下身畏冷，带下如鸡子白，脾肾虚惫也，宜补骨脂丸加肉桂。漏血久冷，赤白带下，月水不调，面黄肢弱，经水或多或少，如栀子汁，如屋漏水，血虚而寒也，宜血虚带下方。白带淫水不绝，精神虚损也，宜八珍汤加升麻、南星、半夏、陈皮、香附。血气不调，湿热白带，四肢倦怠，五心烦热，痰郁嘈杂也，宜解带散。脉数而白带不止，七情所伤也，宜侧柏樗皮丸。女人癥瘕疝癖，腹胀胸满，赤白带下，久患血气虚弱，痿黄无力，乃由寒湿也，宜大圣万安散。赤白带下不止，燥热烦渴，由湿热郁于下焦之分也，宜宣明导水丸。劳役过度，饮食不节，损伤脾胃，以致阳气下陷，白带久不止也，宜补中益气汤。时时带下，由胃虚有痰，饮食减少，中气不和也，宜六君子汤。健忘怔忡，惊悸不寐，怠惰体困，不思饮食，时常白带不止，由思虑过伤心脾也，宜归脾汤。脐下冷，撮痛，阴冷大寒，而白带时下也，宜延胡苦楝汤。劳伤血脉，胞络受寒，小便白浊，日夜无度，脐腹疼痛，腰膝无力也，宜内金鹿茸丸。癞疝，白带下注，脚气，腰以下冷，尿数，与白带长流而不禁固，肌瘦身重，面白，目无见，行步敧侧，腿膝枯细，大便闭，心下痞闷，懊㦉，饮食不下，背寒，此上中下三阳真气俱竭也，故哕呕不止，为胃寒已极，脉沉紧而涩，按之空虚，为阴寒已竭，宜酒煮当归丸。老年白带白淫不止，日久淋沥，皆气多血少，虚寒力衰也，宜老年白带方、十全大补汤加益智仁。室女带下纯白，冲任虚寒也，宜白敛丸。寡妇师尼室女，郁火盛炽，阴户或痒或痛，而成赤淋，乃血热也，宜泻膀胱之火，宜赤淋丸。其或白淋，则气虚也，宜乌金丸、乌艾丸。如是以治带病，宁有或遗哉。

脉法

《脉经》曰：诊妇人漏血，下赤白，日下血数升，脉急疾者死，迟者生。又曰：诊妇人漏下赤白不止，脉小虚滑者生，大紧实数者死。又曰：妇人带下脉浮，恶寒者不治。又曰：妇人带下，六极之病，脉浮则为肠鸣腹满，紧则为腹中痛，数则为阴中痒痛生疮，弦则阴中掣痛。

李梴曰：肾脉浮迟，主患带浊。

带下原由症治

孙思邈曰：诸方说三十六疾者，十二癥、九痛、七害、五伤、三痼不通是也。何谓十二癥？是所下之物，一曰状如膏；二曰如黑血；三曰如紫汁；四曰如赤肉；五曰如脓痂；六曰如豆汁；七曰如葵羹；八曰如凝血；九曰如清血，血似水；十曰如米泔；十一曰如月浣，乍前乍却；十二曰经度不应期也。何谓九痛？一曰阴中伤痛，二曰阴中淋沥痛，三曰小便即痛，四曰寒冷痛，五曰经来腹中痛，六曰气满痛，七曰汁出阴中如有虫啮痛，八曰胁下分痛，九曰腰胯痛。何谓七害？一曰窍孔痛不利，二曰中寒热痛，三曰小腹急坚痛，四曰脏不仁，五曰子门不端引背痛，六曰月浣乍多乍少，七曰害吐。何谓五伤？一曰两腹支满痛，二曰心痛引胁，三曰气结不通，四曰邪思泄利，五曰前后痼寒。何谓三痼？一曰羸瘦不生肌肤，二曰绝产乳，三曰经水闭塞。病有异同，方亦不一。又曰三十六种疾，皆由子脏冷热，劳损而下起于阴内也。

陈自明曰：带下有五因，经行产后，邪入胞门，传于脏腑而致之。若伤足厥阴肝经，色如青泥；伤手少阴心经，色如红津；伤手太阴肺经，形如鼻涕；伤足太阴脾经，色如烂瓜；伤足少阴肾经，黑如衃血。人有带脉横于腰间，如束带之状，病生于此，故名为带。

东垣云：血崩久则亡阳，故白滑之物下流，未必全拘于带脉，亦有湿痰流注下焦。或肾肝阴淫之湿胜，或因惊恐而木乘土位，或思慕为筋痿，戴人以六脉滑大有力，用宣导之法，此泻其实也；东垣以脉微细沉紧，或洪大而虚，用补阳调经，乃兼责其虚也；丹溪用海石、南星、椿皮之类，乃治其湿痰也。窃谓前症皆当壮脾胃升阳气为主，佐以各经见症之药。色青属肝，小柴胡加山栀、防风；湿热壅滞，小便赤涩，龙胆泻肝汤；肝血不足，或燥热风热，六味丸；色赤属心，小柴胡加山栀、当归，思虑过伤，妙香散；色白属肺，补中益气汤加山栀；色黄属脾，六君子加山栀、柴胡，不应，归脾汤；色黑属肾，六味丸。气血俱虚，八珍汤；气血下陷，补中益气汤；湿痰流注，前汤加茯苓、半夏、苍术、黄柏；气虚痰饮下注，四七汤送六味丸。不可拘肥多痰、瘦多火，而以燥湿泻火药轻治之。

张从正曰：《圣惠方》以带下由风冷，《巢氏内篇》又以为寒则多白，热则多赤，二家之说皆非也。盖以冲、任、督三脉皆统于篡户，循阴气行廷孔溺孔之端，以带脉束之。因诸经上下往来遗热于带脉之间，热者血也，血积多日不流，火则从金之化而为白，乘少腹间冤热，白物滑溢，随溲而下，绵绵不绝。或有痛者，则因壅碍而成痛也。

《内经》曰：少腹冤热，溲出白液。冤者屈带也，病非本经，为他经冤抑而成此疾也。犹之赤白痢，赤者新积属心火，白者旧积从肺金，故赤白痢不可曲分寒热。又如痈疽，始赤血，次溃白脓，又岂为寒哉。且赤白痢者，是邪热传于大肠，下广肠，出赤白也；带下者，传于小肠，入胞经，下赤白也。据此二症，皆可同治湿法以治之，先以导水丸、禹功散泻讫，次以淡剂降心火，益肾水，下小溲，分水道，则自愈。然有此法，又不可偏执，更宜详其虚实而用之。《内经》惟肠澼便血，血温身热者死。赤白带下，白液白物，蛊病肾消，皆不能死，人有死者，药之过也。室女同。

戴思恭曰：赤白带下，皆因七情内伤，或下元虚冷，感非一端。大率下白带多，间有赤者，并宜顺气散吞震灵丹，仍佐艾附丸，或米饮调沙参末。带下不止成尫羸者，四物加煅牡蛎五分，吞固真丸，多服取效。有带疾愈后，一二月或再发，半年一发，先血而后下带，来不可遏，停蓄未几，又复倾泻，此名漏带，最难治者也。下截之血，小腹主之，有因血虚而虚热陷下小肠，致小便涩痛，色白如泔，或成砂粒，不可作淋治，用冷剂，宜四物五苓各半贴和煎。

李梴曰：瘦人多热，脉数，外症潮热，乃阴虚火盛也，芩柏樗皮丸不止，用地骨皮一两，生地五两，酒十盏，煎三盏分三服。肥人多湿，身黄脉缓，阴户如冰或痛，白带，升阳燥湿汤；湿痰流下，渗入膀胱，二陈加二术、升、柴；因日久淋沥不已，或崩中暴下，或产后去血过多，以致阴亏阳竭，荣气不升，经脉凝注，卫气下陷，精气累滞于下焦，蕴积而成，白滑如涕，下流腥臭者，黄芪建中汤去桂加当归煎，吞苦楝丸；始因亡血，复亡其阳，阳气虚极，带下腥臭，多悲不乐，附桂汤，常用酒煮当归丸；风邪入胞门，或中经脉，流传脏腑，俱宜胃风汤，或单地榆散；平时阴阳过多，及产后亡血下虚，风邪乘虚入于胞络，暖宫丸加姜、附、吴萸；孕妇带下，全是湿热，芩术樗皮丸；室女经水初下，一时惊悸，或浴以冷水，或当风取凉，故经水止而即患带下，琥珀朱砂丸；又有白淫一症，如白精之状，不可误作白带，过服热药。

王肯堂曰：有湿痰而弱不禁攻者，燥之，热湿宜凉燥，寒湿宜温燥，带下久而枯涸者濡之，常以四物料蜜丸服，以此疗年高妇人白带良验，为润剂也。有脉微食少，及久病曾经攻下者，俱非虚，治有热用凉补，无热用温补。有因肠间败脓，淋露不已，腥秽殊甚，遂至脐腹更增冷痛，卒无已期者，治须排脓为先，白芷一两，单叶红蜀葵根二两，白芍。枯矾各五钱，蜡丸，空心及饭前，米汤下十九或十五丸，候脓尽，仍别以补药补之。

吴崑曰：白芷性香而升举，黄荆实性辛而利气，瓦楞子性燥而胜湿，炒焦则火可生土，土可防水，煅粉则燥可胜湿，湿胜则无以下注而白带止，此古人于此三物，有单用一物以止之也。又曰：葵花禀草木之阴，涵天地之阳，故能润燥升阳，使营卫上行，不复陷于带脉之下而为带下，故以之治带病也。又曰：妇人无病容，单下白带者，责之湿热下注；妇人久病赤白，并责之气血下陷，多成瘵也。又曰：气陷下焦，则白带；血陷下焦，则赤带。必涩药止之，将未尽之带留而不去，以利药下之，则既损其中，又伤其下，皆非治也。《千金》用白马毛散，以白马则得乾之刚，可以利气，毛得血余，可固血，气利则白愈，血固则赤止。以此意也，龟鳖牡蛎，外刚内柔，离之象也，去其柔而用其刚，故可以化癥。而赤白之成带者，无复中留，可使营卫之行不复陷下，营不陷则无赤，卫不陷则无白。武之望曰：白淫，谓曰物淫如白精之状，又有日夜津流如清米泔，或如黏胶者，谓之白崩，与白淫大同，多忧思过度所致，用平补镇心丹；思伤脾胃者，四七汤下白丸子；痞闷少食者，沉香降气汤；劳伤肾气，心肾不交者，金锁正元丹。

治带下病方

胶艾四物汤　治妇人赤带。

四物汤加阿胶　艾叶

桂附汤　治白带腥臭，多悲不乐，大寒。

肉桂一钱　附子二钱　黄柏　知母各五分

如食少常饱，有时似腹胀，加白芍五分；不思饮食，加五味二十粒；烦恼，面上麻木如虫行，乃胃中元气极虚，加黄芪二钱、人参七分、炙草三分、升麻五分，此方乃补阳气。极虚用知柏为引，用又升降阴阳药也。

元戎六合汤　又名《元戎》四物汤。治赤白带下，脉沉微腹痛，或阴中痛。

四物汤各一钱　加肉桂　附子各五分

一方：四物加茴香、肉桂。

东垣固真丸　治白带大下不止，脐腹寒痛如冰，阴中亦然，目溜火，齿恶热。

白石脂煅　柴胡各一钱　酒煮龙骨飞，二钱　酒洗当归三钱　干姜炮，四钱

酒黄柏　白芍各五分

糊丸。每三十丸，空心沸汤下，少顷，以粥压之是不令热药犯胃，忌生冷硬物。

卫生汤　治带下由于热者。

白芍　当归　黄芪三钱　甘草一钱

二黄三白汤　治带下由于热者。

酒扁柏　川连　黄柏各五钱　醋香附　白石脂　白术　白芍各一两　椿白皮二两

白芷散　治赤白带下。

白芷一两　海螵蛸三钱　胎发煅，一钱

每末，二钱，酒下。

补骨脂丸　治老人久带。

补骨脂　杜仲　醋牡蛎　五味子各三两　车前子二两　艾叶一两

老年白带方　治同上。

黄柏　五味　杜仲各四钱　萸肉五钱　补骨脂　牡蛎煅，各三钱　醋香附八钱　砂仁　川椒　川芎　茯苓　车前子各二钱　醋炒艾叶一钱　醋化阿胶五钱　白芍六钱

鹿角胶丸，盐汤下。

血虚带下方　治带下由于血虚者。

四君四物二汤加陈皮　杜仲　黄芪　香附　砂仁　黄柏　知母

蜜丸。

乌金丸　治赤白带下。

乌头　乌附　莪术　艾叶

共用醋煮烂，捣如泥；再以熟地、当归各四两，白芍、川芎各二两，为末，和前药，泥丸，淡醋汤下。

乌艾丸　治同上。

乌药二两半　艾叶六两　香附四两

将艾浸醋中十数日，再将香附后一日晒干，共为末，醋糊丸，酒下。

赤淋丸　治赤淋。

茯苓　生地　知母　黄柏　续断　杜仲　丹参　甘草　白芍

白马毛散　治带下赤白。

白马毛二两　龟甲四两　牡蛎一两十八铢　鳖甲十八铢

为末，空心酒下方寸匕，日三，加至匕半。如下白，取白马者；下赤，取赤马者。

小柴胡汤　治肝胆经症寒热往来，晡热潮热，默默不欲饮食，或怒火，口苦耳聋，咳嗽发热，胁下作痛，甚者不能展侧，两胁闷痞，或泄利，或吐酸食苦水，皆主之。治带下亦间用此加减。

柴胡二钱　黄芩一钱　人参　半夏各七分　甘草五分

归脾汤　治脾经失血，少寐，发热盗汗，或思虑伤脾，不能摄血，以致妄行，或忧思伤脾，血虚发热，或肢体作痛，大便不调，或经候不准，带下，晡热内热。

人参　白术　黄芪　茯苓　当归　龙眼　枣仁　远志各一钱　木香　甘草各五分　姜　枣

龙胆泻肝汤　治肝经湿热，两拗肿痛，或腹中疼痛，或小便涩滞等症，用此加减，治带下。

龙胆草　泽泻各一钱　酒生地　车前子　木通　酒当归　山栀　黄芩　甘草各五分

妙香散　治心气不足，精神恍惚，虚烦少睡盗汗等症，亦用此加减治带下。

人参　甘草炒　桔梗各五钱　姜汁炒山药　茯苓　远志　茯神　黄芪各一两　朱砂另研，三钱　麝香另研，二钱　煨木香二钱半

每末二钱，温酒下。

四七汤　治七情郁结成痰，或如梅核梗于喉中，或中脘停痰气痞，或痰壅气喘，或痰饮呕逆恶心，亦治带下有痰者。

半夏钱半　苏叶　厚朴　茯苓各一钱

导水丸　治赤白带下，随宜酌用。

大黄　黄芩各二两　黑牵牛头末　滑石各四两

水泛丸，临卧水下。

禹功散　治同上。

黑牵牛头末四两　炒茴香一两　或加木香一两

每末一二钱，临卧姜汁下。

芩柏樗皮丸　治瘦人多热，致成带下。

黄芩　樗白皮　黄柏　川芎　滑石　海浮石　青黛　当归　白芍

醋糊丸。

芩术樗皮丸　治孕妇白带。

黄芩　白术各三钱　黄柏钱半　樗皮　白芍　山萸各二钱半　白芷　川连各二钱

酒湖丸，温酒下。

琥珀朱砂丸　治室女带下。

琥珀　木香　当归　没药各四钱　乳香一钱　麝香　朱砂各二分半

水丸芡子大，每一丸，温酒磨下。

胃风汤　治风邪传肾，带下黑如衃血。

人参　茯苓　川芎　当归　白术　白芍　肉桂各七分　粟米百粒

三补丸　治赤带，兼服此丸。

黄芩　黄连　黄柏等分

蜜丸，汤下。

震灵丹　一名紫金丹。治妇人血气不足，崩漏虚损，带下虚冷，胎脏无子。

乳香另研　五灵脂另研　没药另研并去砂石，各二两　朱砂飞，一两　禹余粮石醋泮捻得碎为度　代赭石同粮石制　紫石英　赤石脂

以上四味，并作小块，入锅内，盐泥固济，候干，用炭十斤煅通红，火尽为度，埋地二宿，出火毒，糯米粉打糊，丸如芡子大。每丸空心醋汤送下。如有孕，不可服。

苦楝丸　治赤白带。

苦楝碎，酒浸　茴香炒　当归等分

酒糊丸。每三五十丸，空心酒下。腰腿疼，四物四两，加羌活、防风各一两，煎汤送下。

酒煮当归丸　治癫痫白带下注，脚气，腰以下冷等症。

当归一两　茴香五钱　炮附子　良姜各七钱

上四味，剉如麻豆大，酒一升半，至酒尽为度，焙干，研细末。入炒黄盐、丁香各五钱，全蝎三钱，柴胡二钱，升麻根、木香各一钱，苦楝子、炙草各五分，延胡索酒炒，四钱。

酒煮，面糊丸。每二十丸，空心宿食消尽，淡醋汤下，忌油腻酒面生冷。

解带散　治湿热痰郁白带。

酒当归　醋香附各钱半　酒白芍　白术各钱二分　茯苓　苍术　陈皮　丹皮

各一钱　川芎　延胡索各八分　炙草四分　加姜二片

空心服。

侧柏樗皮丸　治七情所伤白带。

椿根皮二两　醋香附　白芍　白术各一两　侧柏叶　川连　黄柏炒，各五钱
白芷灰三钱

粥丸。

大圣万安散　治寒湿带下。

白术　木香　胡椒各二钱半　陈皮　黄芪　桑皮　木通各五钱　白牵牛炒取头
末，二两

每末二钱，临卧姜汤下，再饮姜汤数口催之，平明可行三五次，取下恶物，
以粥补之，服此药。忌食晕酒晚饭。

延胡苦楝汤　治大寒带下。

延胡索　苦楝子各二分　黄柏一分　附子　肉桂各三分　炙草五分　熟地一钱

白蔹丸　治室女带下。

鹿茸二两　白蔹　狗脊制去毛，各一两

醋艾煎汁，打糊丸。

内金鹿茸丸　治劳伤带浊。

鹿茸　黄芪　五味　鸡内金　肉苁蓉　远志　牡蛎　桑螵蛸　龙骨　附子等分

蜜丸。

金锁正元丹　治真气不足，呼吸短气，四肢倦怠，脚膝酸软，目暗耳鸣，
盗汗遗精，及妇人白浊白淫等症。

肉苁蓉　巴戟　胡芦巴各一斤　补骨脂十两　五倍子八两　茯苓六两　朱砂三
两　龙骨二两，另研

酒丸，每二十丸，盐汤。

崩漏

大凡女子自天癸既通而后，气血调和，则经水如期，不先不后，自无崩漏
之患。若劳动过极，以致脏腑亏伤，而冲任二脉亦虚，不能约束其经血，使之
如期而下。故或积久或不须积久，忽然暴下，若山之崩，如器之漏，故曰崩漏。
究其原，则有六大端，一由火热，二由虚寒，三由劳伤，四由气陷，五由血瘀，

六由虚弱。

何以见火热之所由也？或脾胃伤损，下陷于肾，与相火相合，湿热下迫，血色紫黑，臭如烂肉，中挟白带，则寒作于中，脉必弦细，中挟赤带，则全由热作，脉必洪数，其症兼腰脐下痛，两胁急缩，心烦闷，心下急，不眠，欲崩，先发寒热，平时临行经，亦发寒热，此必大补脾胃而升降气血，宜补中益气汤与凉血地黄汤相合加减用；或心气不足，心火大炽，旺于血脉之中，又脾胃失调，而心火乘之，肌肉颜色如常，此为心病，经水不时下，亦暴下不止，治必大补气血，脾胃少加，镇坠心火，以治其心，补阴泻阳，而崩自止矣，宜六味丸加黄连、麦冬；或肝经有热，血得热而下行，宜四物汤加柴胡、山栀、苍术；或风热郁于肝经，血得风而妄行，宜加味逍遥散；或怒动肝火，肝家血热而沸腾，宜小柴胡汤加山栀、丹皮、龙胆；或脾经郁热，血为热迫而不归经，宜归脾汤加柴胡、山栀、丹皮；或悲哀太过，损伤胞络，令血下注，宜四君子汤加柴胡、丹皮、山栀；或血为热伤，脉象虚洪，所下皆紫黑色，宜河间生地黄散；或血室有热，崩下不止，服温药不效，宜金华散；或天暑地热，阳来乘阴，经血沸溢，宜简易黄芩汤。以上皆火热所统之病也。

何以见虚寒之所由也？或心气不足，又劳役饮食不节，其脉两尺弦紧而洪，按之无力，其症脐下如冰，求厚衣被以御寒，白带白滑之物虽多，间下如屋漏水，下时有鲜血，不多，右尺脉时微洪，屋漏水多，暴下者，是急弦脉为寒多，而洪脉时见乃热少，合而言之，急弦者，北方寒水多也，洪脉时出者，命门包络之火也，黑物多，赤物少，合成屋漏水之状，宜丁香胶艾汤此条脉症与方本东垣；或经候过多，其色瘀黑，甚者崩下，呼吸少气，脐腹冷极，则汗出如雨，尺脉微小，由冲任虚衰，为风冷客乘胞中，气不能固，宜鹿茸丸，或气血劳伤，冲任脉虚，如经来非时，忽然崩下，或如豆汁，或成血片，或五色相杂，或赤白相兼，脐腹冷痛，经久未止，令人黄瘦口干，饮食减少，四肢无力，虚烦惊悸，宜伏龙肝散；或经血适下，过服寒凉之药等物，因愈崩漏，肚腹痞闷，饮食不入，发热烦躁，脉洪大而虚，由脾经气虚而发躁，缓治则不救，宜八珍汤加炮姜。以上皆虚寒所统之病也。

何以见劳伤之所由也？或因劳役，令脾胃虚弱，气短气逆，自汗不止，身热闷乱，恶见饮食，肢倦便泄，漏下不止，其色鲜明，宜当归芍药汤此条亦本东垣；或思虑伤脾，不能摄血，致令妄行，并健忘怔忡，惊悸不寐，且心脾伤痛，怠惰少食，宜归脾汤；或忧思郁结，劳伤心经，不能为血之主，遂令妄行，宜柏子仁汤；或缘卒然大怒，有伤肝脏，而血暴下，宜养血平肝散。以上皆劳伤所统之病也。

何以见气陷之所由也？或经漏不止，鲜血，项筋急，脑痛，脊骨强痛，不思饮食，宜柴胡调经汤；或露下恶血，月水不调，或暴崩不止，多下水浆之物，皆由饮食不节，或劳伤形体，或素有心气不足，因饮食劳倦怠息，致令心火乘脾，必怠隋嗜卧，四肢不收，困倦乏力，无气以动，气短上气，逆急上冲，其脉缓而弦急，按之洪大，得之脾土受邪也。脾主滋荣周身者也，心主血，血主脉，二者受邪，病皆在脉，脉者血之府也，脉者人之神也，心不主令，胞络代之，故曰：心之脉主属心系。心系者，胞络命门之脉也，主月事，皆由脾胃虚而心胞乘之，故漏下，血水不调也。况脾胃为血气阴阳之根蒂，当除湿去热益气，气上伸以胜其湿，又云：火郁则发之，宜调经升阳除湿汤此条亦本东垣；或冲任气虚，经脉不调，崩中漏下，宜断下汤。以上皆气陷所统之病也。

何以见血瘀之所由也？或血大至，纯下瘀血成腐，势不可止，甚则头目昏晕，四肢厥冷腹痛，宜胶艾汤；或血崩不止，昏迷不省，宜五灵脂散；或瘀积血崩，所下皆成五色，宜香附子散；或瘀积久而血崩，脐腹疗痛，宜立效散；或室女二七之期，天癸未至而后至，亦有卒然暴下，淋沥不止，有若崩漏者，其失血必多，宜加减四物汤。以上皆血瘀所统之病也。

何见虚弱之所由也？或崩中不止，结作血片，如鸡肝色，碎烂，宜小蓟根汤；或崩血无度，虚损赢瘦，宜鹿茸散；或诸虚不足，久不受孕，骨热形赢，而崩中带下，宜补宫丸；或带下漏血不止，及风寒冷热劳损冲任，崩中暴下，腰重里急，淋沥不断，宜芎劳汤。以上皆虚弱所统之病也。

就此六者，而分类推之，以究其原，崩漏之病，宁有遗哉。然其治之，亦必有道矣。方氏云：血属阴，静则循经荣内，动则错经妄行。凡人七情过极，则动五志之火，五志之火亢甚，则经血暴下，久而不止，谓之崩中，如风动木摇，火燃水沸之类。治崩次第，初用止血以塞其流，中用清热凉血以澄其源，末用补血以还其旧。若止塞流而不澄源，则滔天之热不可遏；若止澄源而不复旧，则孤子之阳无以立，故本末不遗，前后不紊，方可言治。方氏此论，乃治崩要法，医者深悉乎六者之由，而运之以塞流澄源复旧三法，则庶几其得之矣。

脉法

仲景曰： 寸口脉弦而大，弦则为减，大则为芤，减则为寒，芤则为虚，寒虚相搏，此名曰革，妇人则半产漏下，旋覆花汤主之。

《脉经》曰：问曰：五崩何等类？师曰：白崩者，形如涕；赤崩者，形如绛津；黄崩者，形如烂瓜；青崩者形如蓝色；黑崩者，形如衃血也。又曰：诊妇人下赤白，日下血数升，脉急疾者死，迟者生。妇人带下，脉浮、恶寒、漏下者不治。又曰：尺脉急而弦大，风邪入少阴之经，女子漏白下赤。又曰：漏血下赤白不止，脉小虚滑者生，大紧实数者死。

陈自明曰：寸脉微迟为寒在上焦，则吐血衄血；尺脉微迟，为寒在下焦，则崩血便血。大抵数小为顺，洪大为逆。大法当调补脾胃为主。又曰：尺寸脉虚者，漏血脉浮者，俱不治。

李梃曰：脉微弱为少气，女子崩中漏下，致面色焦枯；心脉独沉，主气郁下流；血崩去红，肾脉浮芤，肾虚也，女人则经漏；后部弹手，阴跷脉也，主里急。

崩漏原由症治

《素问》曰：阴虚阳搏谓之崩。又曰：少阳司天，初之气，风胜乃摇，候乃大湿，其病血崩。

陈自明曰：妇人血崩而心痛甚，名曰杀血心痛，由心脾血虚也，若小产去血过多而心痛甚者亦然，用乌贼骨炒为末，醋汤调下妙，失笑散亦妙。

严用和曰：妇人平居，经脉调适，冲任二脉，互相涵养，阴阳二气不相偏胜，则月事时下。若将理失宜，喜怒劳役，过度伤肝，肝为血库，伤之则不能藏血于宫，宫不能传血于海，所以崩漏。漏下者，淋沥不断，病之轻者也；崩中者，忽然暴下，乃漏症之甚者也。倘久不止，面黄肌瘦，虚烦口干，脐腹冷痛，吐逆不食，四肢虚困，甚则为胀为肿者不治。

李杲曰：妇人脾胃虚损，致命门脉沉细而数疾，或沉弦而洪大有力，寸关脉亦然，皆由脾胃亏，下隔于肾，与相火收合，温热下迫，经漏不上，其色紫黑而臭。中有白带者，脉必弦细，寒作于中。中有赤带者，其脉洪数疾，其热明矣，必腰痛，或脐下痛。临经欲行，先见寒热往来，两胁急缩，兼见脾胃症，如四肢困热，心烦不卧，心下急，宜以大补气血之药，举养脾胃，微加镇坠心火之药治其心，补阴泻阳，经自止矣。又曰：妇人血崩，是肾水阴虚，不能镇守包络相火，故血走而崩也，凉血地黄汤。

朱震亨曰：东垣治法，洵不容易，但学者尤当寻思急则治标，用白芷汤调百草霜末，甚者用棕灰，后用四物加炒干姜调理。因劳用参芪带升补药，因寒用干姜，因热用黄芩，崩过多，先用五灵脂末一服，当分寒热，盖五灵脂能行能止。紫色成块者热也，四物加黄连之类。

李梴曰：崩漏之由，虚与热而已，治法多端，随症制宜。如经行犯房，劳役过度，气血俱虚，忽然暴下者，宜大补气血。气虚，四物加参、芪；血虚，四物加胶、艾、炒干姜；虚寒脐腹冷痛，伏龙肝散；膏粱厚味，致脾湿下流于胃，与相火合为湿热，迫经下漏者，解毒四物汤、四物坎离丸；饮食失节，火乘脾胃下陷，容颜似无病，而外见脾气困倦，烦热不卧者，宜补阴泻阳，升阳调经汤、升阳举经汤。子宫为四气相搏，血亦难停者，风搏，不换金正气散加川芎、官桂，四物加荆芥；寒搏，及老久崩，伏龙肝散加附子、鹿茸、阿胶蒲黄丸；暑搏，单芩心丸，或益元散加百草霜；湿搏，升阳除湿汤。悲哀甚而包络绝，包络绝而阳气内陷，发则心下崩，数溲血者，备金散、四制香附丸。

徐春甫曰：崩漏最为大病，年少之人，火炽血热，房事过多，经行交感，俱致斯疾，大都凉血固涩，升气益荣而可愈也。中年以上人，及高年寡妇，多是忧虑过度，气血俱虚，此为难治，必须大补气血，养脾升胃固血，庶保十之二三。若不早治，正如圮厦之难支也。盖血崩症，有因虚，有因热，虚则下陷，热则流溢，视其缓急标本治之，缓用四物加条芩、附子，急用神效丸。有因血脏虚冷，宜四物加黄芩、阿胶、参、芪。东垣谓崩带下久，有属于寒，不可一论。

王肯堂曰：冷者，脉紧细，手足寒，红而淡黑，或五色，当归建中汤加龙骨、血竭、附子，送下紫石英丸；热者脉洪，四肢温，心烦，口苦燥，血沸而成，黄芩汤、清心莲子饮，加竹沥、生地，甚者生地汁磨京墨、百草霜冷服；虚者胶艾汤加麦冬、鹿茸、龙骨、枣仁；实者腹中痛，四物加香附；心虚者，恍惚多梦，健忘，舌强盗汗，小便多而红，柏子仁汤、酸枣仁汤加龙骨、京墨、百草霜；若崩中，作麝香、当归、香者"者"疑为"附"之误；心气已散，急服灵砂、龙骨等。又曰：血者心之色也，血见黑即止，肾水制心火故也。又曰：凡血崩，脉沉弦而洪，或沉细而数，或崩而又兼久泻者，皆胃气下陷也，故以升举为要。

万全曰：崩中多因中气虚，不能收敛其血，加以积热在里，迫血妄行，故令暴崩，崩久不止，遂成下漏。治法，初病宜止血，四物调十灰散，以血止为度；次则清热，用凉血地黄汤，如血未尽，再吞十灰丸；血已尽止，里热尽除，然后补其虚，宜加味补中益气汤、地黄丸、参术大补丸，以平为度。

武之望曰：丹溪云：涩郁胸中，清气不升，故经脉壅遏而降下，非开涩不足以行气，非气升则血不能归隧道。此论血泄之义甚明。盖开胸膈浊涩则清气升，清气升则血归隧道不崩矣，故其症或腹满如孕，或脐腹疞痛，或血结成片，或血出则快，止则闷，或脐上动，其治法，宜开结痰，行滞气，消瘀血。余尝谓丹溪先生善治痰，观此另得一种见解，不益信哉。

鳌按：痰郁气遏，是崩漏中有此一症，非必定如是也。

治崩漏病方

补中益气汤 治脾胃虚损崩漏。

人参　黄芪　白术各一钱　炙草　当归　陈皮各七分　升麻　柴胡各三分

凉血地黄汤 治同上。又治血崩由肾水阴虚不能镇守包络相火，故血走而崩者。

生地　归尾各五分　黄连　黄柏　知母　藁本　川芎　升麻各二分　防风羌活　黄芩　细辛　荆芥　炙草　蔓荆子各二分　红花一分

归脾汤 治思虑伤脾，不能摄血，妄行崩漏。

人参　黄芪　白术　茯苓　当归　远志　圆眼　枣仁各二钱　木香　炙草各五分　姜三　枣一

加柴胡、山栀，名加味归脾汤。

河间生地黄散 治脉虚洪，血色紫黑。

生地　熟地　白芍　黄芪　天冬　杞子　柴胡　地骨皮

便血者，加地榆。

金华散 治血室有热而崩漏。

延胡索　瞿麦穗　当归　丹皮　干姜各一两　石膏二两　威灵仙　桂心各七钱　蒲黄五钱

每末三钱，水煎，空心温服，日二。

简易黄芩汤 治天暑地热，经血沸溢。

黄芩末三钱

用秤锤灯烧红淬酒中，名霹雳酒下。

丁香胶艾汤 治漏下屋漏水之状。

当归钱二分　白芍　熟地各三分　川芎　丁香各四分　艾叶一钱，后入　炒阿胶六分，后入

空心服，三服效。

鹿茸丸 治风冷客乘胞中崩漏。

鹿茸酥炙　赤石脂煅　禹余粮煅，各一两　炮附子　艾叶　柏叶各五钱　当归熟地　川断各二两

蜜丸，酒下。

伏龙肝散 治气血劳伤，冲任脉虚崩漏。

川芎三两 伏龙肝 赤石脂各一两 艾叶微炒 熟地黄各二两 麦冬两半 当归 干姜各七钱半 肉桂 甘草各五钱

每粗末四钱，加枣一枚煎。

当归芍药汤 治劳役伤脾胃崩漏。

黄芪钱半 白术 苍术 归身 白芍各一钱 熟地 陈皮各五分 生地 炙草各三分 柴胡二分

柏子仁汤 治劳伤心经崩漏。

柏子仁 香附 川芎 鹿茸 茯神 当归各钱半 川断二钱 阿胶 远志各一钱 炙草五分 姜三片

养血平肝散 治大怒血崩。

当归 白芍 香附各二钱 醋青皮 柴胡 川芎 生地各八分 甘草五分

柴胡调经汤 治漏下鲜血。

羌活 独活 升麻 藁本各五分 苍术一钱 柴胡七分 葛根 当归 炙草各三分 红花少许

稍热服，取微汗，立止。

调经升阳除湿汤 治漏下恶血。

黄芪 苍术 羌活各钱半 防风 藁本 柴胡 升麻 炙草各一钱 当归 独活各五分

空心服，少时，以早膳押之。

五灵脂散 治血崩昏迷。

五灵脂炒热

温酒下末一钱。

香附子散 治崩下五色。

香附末，每二钱，米饮下。

断下汤 治冲任气虚崩漏，及经不调，并三十六种带病。

人参 熟地 醋艾叶各一两 乌贼骨灰 酒当归各二两 阿胶 川芎各七钱 炮干姜五钱

立效散 治血崩脐腹痛。

香附三两 当归一两 赤芍 良姜 五灵脂各五钱

每末三钱，酒一盏，童便少许煎。

加减四物汤　治室女下血。

四物汤四钱加　香附钱半　姜五片

如血色鲜，去熟地，加生地。

小蓟根汤　去阳伤于阴漏血。

小蓟茎叶捣汁　生地捣汁，各一盏　白术五钱

入水一盏，煎半，温服。

鹿茸散　治虚羸漏下。

鹿茸一两　龙骨　鳖甲　熟地　白芍　白石脂　续断　乌贼骨各二两　肉苁蓉两半

每末二钱，食前，米汤下。

补宫丸　治诸虚不足崩漏。

白薇　牡蛎　白芍　鹿角霜　山药　白术　白芷　茯苓　乌贼骨等分

糊丸。

芎䒷汤　治四气劳损冲任下血。

川芎　吴茱萸　黄芪　白芍　生地　炙草各二两　当归　干姜各一两

水一斗，煮三升，分三服。若经后有赤白不止者，去生地、吴萸，加人参、杜仲各二两。

伏龙肝散　治崩中下赤白，或如豆汁。

伏龙肝如弹子大，七枚　生姜五两　生地剉，四升　甘草　艾叶　赤石脂　桂心各二两

水一斗，煮三升，分四服，日三夜一。

四物坎离丸　治脾湿下流于肾，与相火合为湿热，迫经下漏，紫黑臭腐。

生地两半　酒浸熟地捣膏　当归身二两　酒白芍两半　酒黄柏　知母各一两　槐子　侧柏叶各一两，同炒　连翘六钱

蜜丸。

升阳举经汤　治饮食劳倦，暴崩不止，或下水浆，怠情嗜卧，四肢困倦，及带下脱漏。

肉桂　川芎　红花各五分　细辛六分　人参　熟地各一钱　附子　独活　甘草各钱半　羌活　藁本　防风各二钱　白术　当归　黄芪　柴胡各三钱　桃仁十枚

咀片，分作四贴煎。夏月不用桂。

不换金正气散　治风冷血崩。

厚朴　陈皮　藿香　半夏　苍术各一钱　甘草五分　姜三片　枣一枚

升阳除湿汤　治湿盛血崩。

苍术一分　升麻　柴胡　防风　神曲　泽泻　猪苓各五分　陈皮　甘草　麦芽各三分　姜　枣

平补镇心丹　治白崩。

茯苓　茯神　五味　车前子　肉桂　麦冬各两二钱半　远志肉　山药　天冬　熟地各两半　枣仁二钱半　龙齿二两半　人参　朱砂各五钱

蜜丸。每三十丸，米饮下。

解毒四物汤　一名温清饮。治崩漏面黄腹痛。

四物汤各一钱　加黄芩　黄连　黄柏　山栀　生地各一钱

此四物汤与黄连解毒汤合剂也。

备金散　治血崩不止。

香附四两　归尾两二钱　五灵脂炒，一两

每末三四五钱，空心醋汤调。

地黄丸　治足三阴亏损，经行数日不止，及带下无子。

熟地　山萸　芜荑仁　白芍微炒　代赭石各一两　僵蚕炒　炮干姜　厚朴各三钱

蜜丸。酒下，日三。

附录前人效方

五灰散　治下血不止成血崩。

莲蓬壳　百草霜　黄绢　血余　棕皮以上共烧存性　山栀　蒲黄炒　血竭　京墨

每细末一二钱，调服。

十灰散　治下血不止。

锦片　木贼　棕皮　柏叶　干漆　艾叶　当归　血余　鲫鱼鳞　鲤鱼鳞

以上各烧存性，等分研末，入麝香少许，每末二钱，空心酒下。

十灰丸　治崩漏不止。

绵灰　黄绢灰　马尾灰　艾叶灰　藕节灰　莲房灰　油须灰　赤松皮灰　棕灰　蒲黄灰等分

醋煮米糊丸。每五七十丸至百丸，空心米饮下。